ESTIMULAÇÃO COGNITIVA PARA IDOSOS –

Ênfase em Memória

2ª Ediçao

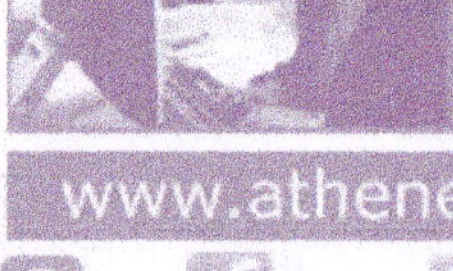

ESTIMULAÇÃO COGNITIVA PARA IDOSOS – Ênfase em Memória

2ª Ediçao

EDITORES

Franklin Santana Santos

Médico Geriatra, Doutor em Medicina pela Faculdade de Medicina da Universidade de São Paulo e Pós-Doutor em Psicogeriatria pelo Instituto Karolinska, Suécia. Coordenador do Serviço de Cuidados Paliativos do Instituto do Câncer Dr. Arnaldo Vieira de Carvalho, Presidente da Associação Brasileira de Tanatologia-Tânatos e Diretor do Instituto de Saúde e Educação Pinus Longæva.

Thaís Bento Lima da Silva

Gerontóloga, pela Universidade de São Paulo, Pós-graduada em Neurociências, pela Faculdade de Medicina do ABC, Mestre em Neurologia Cognitiva e do Comportamento, pela Faculdade de Medicina da Universidade de São Paulo, Presidente da Associação Brasileira de Gerontologia, gestão 2011-2013; 2013-2015.

Evany Bettine de Almeida

Gerontóloga pela Universidade de São Paulo, Pesquisadora em Ritmos Biológicos em Idosos, no Grupo de Multidisciplinar de Desenvolvimento e Ritmos Biológicos da EACH/USP, Pós-graduanda em Reabilitação Neuropsicológica pelo HC-FMUSP, Vice-Presidente da Associação Brasileira de Gerontologia, gestão 2011-2013; 2013-2015.

Eduardo Moreira de Oliveira

Gerontólogo pela Universidade de São Paulo. Pós-graduado em Neurociências pela Faculdade de Medicina do ABC. Membro Diretor da Associação Brasileira de Gerontologia, gestão 2011-2013.

Atheneu

EDITORA ATHENEU

São Paulo	—	*Rua Avanhandava, 126 – 8º andar* *Tel.: (11)2858-8750* *E-mail: atheneu@atheneu.com.br*
Rio de Janeiro	—	*Rua Bambina, 74* *Tel.: (21)3094-1295* *E-mail: atheneu@atheneu.com.br*

Capa: Equipe Atheneu
Produção Gráfica: Fernando Palermo

Dados Internacionais de Catalogação na Publicação (CIP)
(Câmara Brasileira do Livro, SP, Brasil)

Santos, Franklin Santana
Estimulação cognitiva para idosos : ênfase em memória / Franklin Santana Santos...[et al.]. -- 2. ed. -- Rio de Janeiro : Editora Atheneu, 2018.

Outros autores: Thaís Bento Lima-Silva, Evany Bettine de Almeida, Eduardo Moreira de Oliveira
ISBN 978-85-388-0843-5

1. Cérebro - Estimulçao 2. Estimulação neural 3. Memória - Fatores etários 4. Memória em idosos I. Lima-Silva, Thaís Bento. II. Almeida, Evany Bettine de. III. Oliveira, Eduardo Moreira de. IV. Título.

CDD-618-8
13-07105 NLM-WM-110

SANTOS, FS
Estimulação Cognitiva para Idosos – Ênfase em Memória – 2ª Edição

Autores

Anderson Amaral

Educador Físico. Discente em Terapia Ocupacional IFRJ. Especialista em Gerontologia UnATI/UERJ. Especialista em Neurociências e Longevidade IPUB/UFRJ. Brinquedista ABBri. Secretário da ABRAz/RJ. Professor da Disciplina de Gerontomotricidade do Curso de Especialização em Psicomotricidade e AVM. Professor de Estimulação Cognitiva e Motora do Hospital Universitário Gaffree e Guinle/UNIRIO. Grupo Renascer. Pesquisador do Laboratório de Avaliação e Saúde (LAVS), UFRJ.

Antonio Eduardo Damin

Médico Neurologista, pela Universidade de São Paulo, Doutor em Neurologia Cognitiva e Comportamental, pela Faculdade de Medicina da Universidade de São Paulo, Membro do Grupo de Neurologia Cognitiva e Comportamental e do Centro de Referência em Distúrbios Cognitivos do Hospital das Clínicas da Faculdade de Medicina da Universidade de São Paulo.

Breno Satler de Oliveira Diniz

Psiquiatra, Doutor em Ciências Médicas pelo Departamento de Psiquiatria da Faculdade de Medicina da Universidade de São Paulo, Pós-doutor em Psiquiatria Geriátrica e Neurociências pelo Departamento de Psiquiatria da Universidade de Pittsburgh, Pesquisador associado do Western Psychiatric Institute & Clinic, University of Pittsburgh Medical Center (WPIC, UPMC).

Débora Lee Vianna Paulo

Bacharel em Gerontologia pela Universidade de São Paulo e Mestranda em Gerontologia: área de concentração Cognição no Envelhecimento, pelas Faculdades de Ciências Médicas da Universidade Estadual de Campinas.

Eduardo Moreira de Oliveira

Gerontólogo. Bacharel em Gerontologia pela Escola de Artes, Ciências e Humanidades da Universidade de São Paulo (EACH/USP). Pós-graduado em Neurociências pela Faculdade de Medicina do ABC.

Evany Bettine de Almeida

Gerontóloga. Bacharel em Gerontologia pela Escola de Artes, Ciências e Humanidades da Universidade de São Paulo (EACH/USP). Especialista em Estimulação Cognitiva em Idosos. Pós-graduanda em Reabilitação Neuropsicológica pela FMUSP.

Fabiana Roda

Terapeuta Ocupacional, pelo Centro Universitário São Camilo, Mestre em Gerontologia, pela Unicamp, Terapeuta em Reabilitação Cognitiva e de Memória.

Fábio Henrique de Gobbi Porto

Médico, pela Universidade Estadual de Londrina, Neurologista, pela Universidade Federal Fluminense, Neurologista Cognitivo e Comportamental, pela Universidade de São Paulo, Neurologista nos Hospitais Brigadeiro, Sírio-Libanês e Albert Einstein, Médico colaborador do Centro de Referência de Distúrbios Cognitivos (CEREDIC) e do Grupo de Neurologia Cognitiva e Comportamental (GNCC) do Hospital das Clínicas da Faculdade de Medicina da Universidade de São Paulo.

Franklin Santana Santos

Graduado em Medicina pela Universidade Federal da Bahia (1990), Residência Médica em Geriatria e Gerontologia pelo HC da FMUSP (1995), Título de Especialista pela SBGG (1995), Doutorado em Medicina (Emergências Clínicas) pela Universidade de São Paulo (2000) e Pós-doutorado em Psicogeriatria pelo Instituto Karolinska, na Suécia (2004), Formação Complementar em Saúde e Espiritualidade pela Duke University/EUA e Pós-graduação Lato Sensu *em Bioética pela FMUSP. Atua, hoje, como diretor científico do Instituto de Saúde e Educação Pinus Longæva, coordenador dos cursos de Pós-Graduação* Lato Sensu *de Tanatologia, de Cuidados Paliativos, de Luto e de Geriatria e Gerontologia da Parceria do Instituto de Saúde e Educação Pinus Longaeva e a Universidade Santa Cecília, Coordenador do Serviço de Cuidados Paliativos do Instituto do Câncer Dr. Arnaldo Vieira de Carvalho, Presidente da Associação Brasileira de Tanatologia e editor dos livros: A Arte de Morrer – Visões Plurais Vol. I , II e III (Editora Comenius), Delirium – Uma Síndrome Mental Orgânica (Editora Atheneu), Cuidados Paliativos – Discutindo a Vida, a Morte e o Morrer (Editora Atheneu), Cuidados Paliativos – Diretrizes, Humanização e Alívio de Sintomas (Editora Atheneu), A Arte de Cuidar – Saúde, Espiritualidade e Educação (Editora Comenius) e Exploring Frontiers of the Brain-Mind Realtionship (Editora Springer).*

Gabriela da Silva Neves

Gerontóloga. Bacharel em Gerontologia pela Escola de Artes, Ciências e Humanidades da Universidade de São Paulo (EACH/USP). Pós-graduada em Administração Hospitalar, pelo Centro Universitário São Camilo.

Henrique Salmazo da Silva

Gerontólogo. Bacharel em Gerontologia pela Escola de Artes, Ciências e Humanidades da Universidade de São Paulo (EACH/USP). Mestre em Ciências pela Faculdade de Saúde Pública da USP. Doutorando em Neurociências e Cognição pela UFABC.

Luciana Cassimiro

Mestre em Neurologia pela Faculdade de Medicina da Universidade de São Paulo (USP). Especialista em Psicologia Hospitalar e Gerontologia pelo Hospital das Clínicas da Faculdade de Medicina da Universidade de São Paulo (HC-FMUSP). Especialista em Neuropsicologia pela Faculdade de Ciências Médicas da Santa Casa de São Paulo. Psicóloga do Instituto Paulista de Geriatria e Gerontologia – Secretaria de Estado da Saúde/SP. Pesquisadora Colaboradora do Grupo de Neurologia Cognitiva e do Comportamento e do Centro de Referência em Distúrbios Cognitivos do HC-FMUSP.

Mariana Kneese Flaks

Psicóloga, pela Pontifícia Universidade Católica, Especialista em Psicologia Hospitalar e Neuropsicologia, Doutora em Ciências pelo Instituto de Psiquiatria da Faculdade de Medicina da Universidade de São Paulo, Pós-doutora pelo Departamento de Psiquiatria da Universidade Federal de São Paulo (UNIFESP), Neuropsicóloga do Programa de Atendimento e Pesquisa em Violência da UNIFESP.

Mário Amore Cecchini

Psicólogo Clínico e Neuropsicólogo. Mestrando em Neurociências pelo Departamento de Neurologia da Faculdade de Medicina da Universidade de São Paulo (FMUSP). Especialista em Neuropsicologia pelo Instituto de Doenças Neurológicas de São Paulo. Professor na Universidade Paulista (Unip) e nas Pós-Graduações de Especialização em Neuropsicologia do Instituto de Doenças Neurológicas de São Paulo e do Núcleo de Estudos "Prof. Dr. Fernando Gomes Pinto". Colaborador e Pesquisador do Grupo de Neurologia Cognitiva e do Comportamento do Instituto de Neurologia (GNCC) e do Centro de Referência de Distúrbios Cognitivos (CEREDIC), Ambos do Hospital das Clínicas da FMUSP.

Mônica Sanches Yassuda

Psicóloga, pela Universidade de São Paulo. Mestrado e Doutorado em Psicologia do Desenvolvimento Humano pela Universidade da Flórida, EUA. Professora Livre-docente da Universidade de São Paulo. Docente do curso de Bacharelado em Gerontologia, da Universidade de São Paulo e orientadora do programa de pós-graduação da Universidade Estadual de Campinas (Unicamp).

Paula Schimidt Brum

Gerontóloga, pela Universidade de São Paulo, Mestre em Treino de memória para idosos, pela Faculdade de Medicina da Universidade de São Paulo, Terapeuta em Estimulação Cognitiva no Centro de Estimulação Cognitiva e Funcional do Instituto de Psiquiatria da Universidade de São Paulo, Avaliadora funcional do Laboratório de Neurociências (LIM 27).

Paulo Caramelli

Médico Neurologista, pela Universidade de São Paulo, Doutor em Neurologia, pela Faculdade de Medicina da Universidade de São Paulo e Universidade de Montréal no Canadá, Professor Adjunto do Departamento de Clínica Médica da Faculdade de Medicina da Universidade Federal de Minas Gerais, Coordenador do Grupo de Pesquisa em Neurologia Cognitiva e do Comportamento e do Serviço de Neurologia da Faculdade de Medicina da Universidade Federal de Minas Gerais, Orientador de Pós-graduação.

Priscilla Tiemi Kissaki

Gerontóloga, pela Universidade de São Paulo, Voluntária na rede de pesquisas sobre Fragilidade em Idosos Brasileiros (Rede FIBRA), Colaboradora da pesquisa: Educação Permanente: Benefícios da Universidade Aberta à Terceira Idade – EACH-USP.

Silvia Regina Borgheresi Calil

Nutricionista pelo Centro Universitário São Camilo. Especialização em Terapia Nutricional e Nutrição Clínica pelo GANEP. Especialista em Nutrição Clínica pela ASBRAN. Mestre pela Faculdade de Saúde Pública da Universidade de São Paulo (USP). Doutora pela Faculdade de Medicina da USP. Nutricionista do Instituto Paulista de Geriatria e Gerontologia José Ermírio de Moraes. Docente do Centro Universitário Nove de Julho. Nutricionista da Clínica Ônix/SP.

Thaís Bento Lima da Silva

Gerontóloga. Bacharel em Gerontologia pela Escola de Artes, Ciências e Humanidades da Universidade de São Paulo (EACH/USP). Pós-graduada em Neurociências pela Faculdade de Medicina do ABC. Mestre em Neurologia pela Faculdade de Medicina da USP.

Thiago Henrique Ferreira Vasconcellos

Professor do Centro Universitário de Patos de Minas (UNIPAM). Doutorando em Gerontologia pela Universidade Estadual de Campinas (UNICAMP). Mestre em Psicologia pela Universidade Federal de Minas Gerais (UFMG). Pesquisador Associado a Faculdade de Ciências Médicas da Unicamp e do Laboratório de Investigação da Arquitetura Cognitiva da UFMG.

Tiago Nascimento Ordonez

Gerontólogo, pela Universidade de São Paulo, Pesquisador do Núcleo de Pesquisas em Gerontologia Educacional da Universidade de São Paulo.

Viviane Amaral Carvalho

Psicóloga, pela Pontifícia Universidade Católica – MG, Neuropsicóloga, pela Universidade de São Paulo, Mestre em Ciências, pela Faculdade de Medicina da Universidade de São Paulo, Membro do Grupo de Pesquisa em Neurologia Cognitiva e do Comportamento da Faculdade de Medicina da Universidade Federal de Minas Gerais.

Prefácio

O envelhecimento da população mundial e brasileira tem colocado na ordem do dia os problemas que afetam de maneira significativa o bem-estar dos idosos. Não resta dúvida de que as dificuldades cognitivas constituem um desses problemas que preocupam mais da metade das pessoas com mais de 60 ou 65 anos. Preocupam os idosos e seus familiares, que muitas vezes buscam atendimento especializado para esclarecer dúvidas e aliviar esses sintomas.

A preocupação é legítima, pois os déficits cognitivos, os "esquecimentos", podem acontecer devido a inúmeros fatores, desde a simples percepção de alteração da memória com o envelhecimento até doenças graves, como a doença de Alzheimer. O profissional de saúde bem formado vai esclarecer o idoso e seus familiares qual seria a causa dessas dificuldades, e na primeira parte deste livro temos diversos capítulos abordando o envelhecimento cognitivo, assim como métodos e instrumentos para avaliar a cognição. Passada essa etapa, o idoso será orientado, ou não, dependendo da causa do déficit cognitivo a tomar alguma medicação. Entretanto, recebendo ou não um medicamento, o idoso se beneficiará muito se receber alguma modalidade de Estimulação Cognitiva, que é a enfoque principal desta obra editada por Franklin Santana Santos, Thaís Bento Lima-Silva, Evany Bettine de Almeida, e Eduardo Moreira de Oliveira, auxiliados por diversos colegas que trabalham nos principais centros de assistência, ensino e pesquisa do Brasil.

O conteúdo do livro é claro, atualizado, didático e voltado para pesquisadores e profissionais de saúde que atendem pacientes idosos. Sem dúvida, uma obra que tem tudo para ser considerada referência em uma área pouco divulgada, mas extremamente importante: a Estimulação Cognitiva.

Prof. Dr. Cássio Machado de Campos Bottino
Coordenador do Programa Terceira Idade (PROTER) –
Instituto de Psiquiatria IPq-HCFMUSP

Agradecimentos

À Profa. Dra. Mônica Yassuda, pela sua dedicação intensa, importância e contribuição nos estudos sobre treino cognitivo em idosos no Brasil. Por ser uma importante agente multiplicadora de profissionais capacitados a exercer atividades de estimulação cognitiva em indivíduos saudáveis ou com algum tipo de comprometimento cognitivo e por ter apoiado, assessorado e estimulado a construção do projeto deste livro.

Aos gerontólogos Henrique Salmazo-Silva e Paula Schimidt Brum, pela importante parceria em documentar estudos de treino cognitivo e técnicas mnemônicas em grupos particulares de idosos.

À gerontóloga Gabriela Neves, pela parceria e dedicação em adentrar no universo da estimulação cognitiva.

A todos profissionais que buscam investir em intervenções direcionadas ao envelhecimento cognitivo com o objetivo de melhorar a qualidade de vida de pacientes e cuidadores.

Aos colaboradores deste livro, pelo espírito de cooperação, competência, conhecimento e solidariedade, engrandecendo sobremaneira esta obra.

Aos alunos do curso (presencial e a distância) Estimulação Cognitiva em Idosos – Ênfase em Memória, oferecido em parceria entre a Associação Brasileira de Gerontologia e o Instituto de Saúde e Educação Pinus Longæva.

A todas as pessoas idosas, pois a redação deste livro teve como objetivo e foco documentar mudanças que ocorrem com o processo de envelhecimento e o que pode ser compensado no treinamento cognitivo, a fim de proporcionar uma vida saudável.

À Editora Atheneu, pela oportunidade concedida e pela inestimável contribuição que tem oferecido ao mundo acadêmico e à sociedade brasileira com a publicação desta e de tantas outras obras científicas há mais de 80 anos.

Os *Editores*

Apresentação

Nas últimas duas décadas as pesquisas têm gradualmente apontado que as mudanças não são iguais para as diferentes faixas etárias; ademais, apenas a idade cronológica usada como a variável independente não ajuda a explicar o processo de envelhecimento. As investigações avaliam a extensão que variáveis intervenientes, tais como fatores sociodemográficos, ambientais, psicossociais, biopsicológicos, ou de estilo de vida, estão associadas às alterações observadas com a idade.

Uma das alterações que mais chama a atenção em idosos com 60 anos ou mais é a cognitiva. É comum vermos idosos relatarem dificuldades para recordar fatos recentes, isto é, para fazer novas memorizações, entretanto, quando se trata de eventos ocorridos no passado, muitas vezes referentes à infância, se recordam bem. Estudos explicam que isso pode ocorrer devido à carga emocional que está associada a cada acontecimento. Possivelmente a pessoa se lembrará com facilidade dos eventos com forte apelo emocional.

Uma das hipóteses que tenta explicar o declínio cognitivo versa sobre a relação entre alterações neurológicas decorrentes do processo de envelhecimento e a cognição. Outras hipóteses referem-se ao estilo de vida do idoso que poderia influenciar sua cognição. Os idosos, com frequência, têm menor demanda ocupacional e podem ter suas redes sociais diminuídas, o que poderia gerar um estilo de vida pouco desafiador, chamados na Gerontologia de idosos "enpijamados". Outras hipóteses de natureza cognitiva supõem que o idoso tenha menor desempenho de memória devido às peculiaridades de seu funcionamento cognitivo global, como a diminuição na velocidade do processamento da informação e o menor uso de estratégias durante a memorização.

Neste contexto, intervenções que possam auxiliar na melhoria da qualidade de vida de adultos maduros e idosos se fazem necessárias, como as intervenções não farmacológicas. Como exemplo destaca-se a estimulação cognitiva que tem como intuito amenizar ou sanar dificuldades cognitivas, dependendo do grau de comprometimento em que o indivíduo estiver.

Objetivou-se, neste livro, destacar no decorrer dos capítulos estudos e intervenções que direcionem o profissional interessado em realizar um programa de estimulação cognitiva, com ênfase em memória. Tendo como base particularidades dos aspectos cognitivos do idoso, como a presença de queixas de memória, funcionamento das habilidades cognitivas, a importância do rastreio cognitivo para conhecimento do desempenho e presença de déficits. Nos capítulos iniciais deste livro são abordados aspectos gerais do envelhecimento cognitivo e sociodemográfico. Em seguida, são documentadas particularidades das habilidades cognitivas e o treino específico de alguma delas. Nos capítulos seguintes é ressaltada a importância dos instrumentos e baterias cognitivas para detectar possíveis déficits e comprometimento no idoso. E, por fim, destacam-se técnicas de treino cognitivo e programas que foram desenhados para populações particulares de idosos, como analfabetos, idosos hipertensos, diabéticos, com Doença de Alzheimer, com Comprometimento Cognitivo Leve, e planejamento das atividades individuais e grupais.

Desejamos a você, interessado no assunto, uma boa leitura!

Os Editores

Dedicatória

Aos nossos pais que nos amam, e que nos
ensinaram o respeito, a atenção e a admiração
à figura do idoso e continuam nos estimulando
na construção de um mundo melhor

A todos os idosos que fizeram, que fazem e que
farão parte da nossa jornada profissional

A todos os profissionais que se preocupam em
proporcionar ao idoso um envelhecimento
bem-sucedido, e que visam por meio da
avaliação e estimulação cognitiva promover
a sua saúde, independência e autonomia
por mais tempo em nossa sociedade.

Os Editores

Sumário

1

Envelhecimento demográfico e cognitivo e a funcionalidade da população brasileira

- THAÍS BENTO LIMA DA SILVA
- GABRIELA DA SILVA NEVES
- EVANY BETTINE DE ALMEIDA
- FRANKLIN SANTANA SANTOS

Introdução

O fenômeno do envelhecimento populacional e o aumento do número de idosos são os pilares de estudos multidisciplinares nas áreas da Geriatria e Gerontologia. Estas áreas do conhecimento abordam o envelhecimento humano em suas três vertentes: biológica, social e psicológica. Neste capítulo serão abordados aspectos demográficos, funcionais e cognitivos da população idosa.

A Organização Mundial da Saúde[1] mostrou que o contingente de idosos no final da década de 90 era de 66 milhões e estima, para 2050, um aumento significativo para 370 milhões de idosos[2]. Além do envelhecimento populacional, observa-se também uma expansão de idosos mais idosos (pessoas com 80 anos e mais), favorecendo o envelhecimento dentro dessa coorte etária[3]. Em nosso país a Pesquisa Nacional de Amostra por Domicílios (PNAD)[4] realizou uma estimativa do número de pessoas residentes por grupo etário, encontrando na população brasileira um número significativo de pessoas com 60 anos e mais, correspondendo a 11,3% da amostra investigada.

O Projeto SABE (Saúde, Bem-estar e Envelhecimento), conduzido no Brasil, foi coordenado pela Organização Pan-Americana da Saúde com o intuito de coletar informações sobre as condições de vida dos idosos residentes em áreas urbanas de metrópoles de sete países da América Latina e Caribe. Em nosso país contou com os idosos residentes no município de São Paulo. Este estudo incluiu a avaliação do estado funcional dos idosos[5].

Dados do SABE revelaram que 19,2% dos idosos apresentaram alguma dificuldade para a realização de atividades básicas de vida diária[6]. Esta autora utilizou a definição de atividades básicas de vida diária (ABVD) de Araoz na década de 1990, a qual define as ABVDs como as atividades que são realizadas diariamente e que estão diretamente relacionadas ao autocuidado, como alimentar-se, banhar-se, vestir-se, arrumar-se, mobilizar-se, manter controle sobre suas eliminações e deambular. Este estudo mostrou ainda que idosos em idade avançada (com 75 anos e mais) apresentaram maior grau de limitações funcionais, se comparados aos idosos mais jovens (com 60 a 75 anos). Por outro lado, nem todos os idosos podiam contar efetivamente com ajuda para a realização de algumas ABVDs; Duarte[6] observou que "em nenhuma das dificuldades apresentadas a ajuda aproximou-se de 100%".

Para Camargos, Perpétuo e Machado[7], essas informações são relevantes também para a duração potencial da incapacidade e o tempo que a população irá precisar para cuidados pessoais. Estas autoras compararam a incapacidade funcional com os anos de vida e o sexo, chegando à conclusão que, embora as mulheres tenham vantagem em quantidade de anos a serem vividos, a qualidade dos anos remanescentes fica comprometida pela dificuldade em desempenhar as atividades de vida diária[7].

Quando analisamos esses dados, percebemos sua importância para a Saúde Pública e para a necessidade de estarmos atentos para as fontes potenciais de suporte social, já que à medida que as pessoas envelhecem há um franco declínio de sua capacidade funcional, exigindo auxílios para as atividades cotidianas ofertadas pelas redes de suporte social daquele indivíduo.

Funcionalidade no processo de envelhecimento normal e patológico

Atualmente muitos idosos saudáveis têm consciência das limitações impostas pelo envelhecimento e são capazes de lançar mão de recursos pessoais para manter um controle ativo sobre a sua própria vida, a despeito da presença de doenças[1]. Os idosos ativos foram descritos por Perracini et al.[8], como aqueles que mantêm atividades preservadas e mantidas como importantes durante a velhice, priorizando aquelas que têm um significado para o crescimento pessoal.

Além disso, têm boa capacidade de adaptação a condições desfavoráveis e de otimização de competências, com boa funcionalidade física e psicossocial, compensando os comprometimentos inerentes à velhice[9].

Dentre os aspectos que estão relacionados a uma boa qualidade de vida na velhice, a boa funcionalidade é usada para descrever os vários perfis de idosos, conforme documentam Perracini, Fló e Guerra[10]. Perracini et al.[8] caracterizam os idosos frágeis como sendo os mais velhos, com várias comorbidades e limitações de atividades de vida diária. Clinicamente, apresentam alterações que traduzem uma maior vulnerabilidade biológica, como sarcopenia, perda de peso e diminuição da capacidade imunológica, dentre outras. Qualquer ruptura no equilíbrio adaptativo desses idosos, física, psicológica ou social, proporciona súbita aceleração do declínio da saúde e da capacidade funcional.

Para Camargos et al.[7] o que se almeja é acrescentar anos à vida para serem vividos com a melhor capacidade funcional e independência possível. Isso não significa, no entanto, ter bom desempenho e boa competência durante todo o curso de vida. Hoje em muitos países, espera-se viver cerca de 20 a 25 anos a mais após os 60 anos, o que impõe desafios para os próprios idosos, para as famílias e a comunidade, especialmente no que diz respeito à funcionalidade e à provisão de cuidados e serviços de suporte[11].

A proporção de idosos que apresentam comprometimento na capacidade funcional aumenta com o avançar da idade. Alguns autores apontam um declínio em torno de 12% ao ano após 45 anos[10]. Os fatores associados ao comprometimento da capacidade funcional em idosos são: idade avançada, gênero feminino, baixa renda, escolaridade, arranjo familiar multigeracional, hospitalização no último ano, visão ruim, declínio cognitivo, presença de depressão e de várias comorbidades, além de baixa frequência de contatos sociais e de prática de atividade física[9].

A funcionalidade tem sido destacada como um novo paradigma da saúde, particularmente um valor ideal associado à vida independente que possibilita melhor atenção à saúde do idoso[12]. A funcionalidade é um dos atributos fundamentais do envelhecimento humano, pois trata a interação entre as capacidades física e psicognitiva para realização de atividades no cotidiano e condições de saúde, interação essa mediada pelas habilidades e competências desenvolvidas ao longo do curso de vida[13].

Os extremos da funcionalidade, entendidos como diferentes níveis de desempenho e competência funcional, como aqueles presentes no envelhecimento bem-sucedido e no envelhecimento com fragilidade, estão associados a desfechos positivos e negativos. A funcionalidade relacionada ao envelhecimento bem-sucedido está associada a maiores níveis de satisfação e bem-estar subjetivo, maior senso de autoeficácia e controle pessoal, a maior rede de relações sociais, melhor saúde e independência física e mental, e a um envolvimento mais ativo com a vida, a despeito da presença de doenças crônicas[14].

No outro extremo, a funcionalidade relacionada à fragilidade está associada a maiores níveis de mortalidade e de comorbidades, pior saúde, maior dependência funcional, aumento do risco de institucionalização e maior prevalência de síndromes geriátricas, como quedas, imobilismo, insuficiência cognitiva e incontinência urinária[15].

Entre esses extremos de funcionalidade, vários níveis de desempenho podem estar presentes[16]. Essa complexa interação entre as várias dimensões no envelhecimento torna por vezes, difícil distinguir processos patológicos do envelhecimento normal. A funcionalidade representa um continuum de estados funcionais com vários graus possíveis de desempenho ou olhando sob o aspecto negativo, vários graus de comprometimento[12].

A capacidade funcional é documentada na literatura como a habilidade de executar atividades cotidianas em um padrão considerado normal de acordo com comportamentos socialmente construídos. Segundo a Classificação Internacional de Capacidade e Saúde (CIF) da Organização Mundial da Saúde[1], a capacidade funcional é a capacidade de executarmos uma tarefa ou ação, visando indicar o provável nível máximo de funcionalidade que a pessoa pode atingir em um dado domínio em determinado momento. Reflete a capacidade ajustada ao ambiente[17].

Lebrão e Duarte[5] documentam que a funcionalidade de um indivíduo pode ser descrita em termos de capacidade e incapacidade funcional, dependência e independência, e também em relação aos aspectos relacionados à autonomia. Neri[18] destaca que a capacidade funcional diz respeito à capacidade de manter as habilidades físicas e mentais necessárias para uma vida independente, valorizando-se autonomia e autodeterminação e complementa relatando que funcionalidade seria a capacidade de realizar algo com seus próprios meios.

As atividades de vida diária podem ser subdivididas em: Atividades Avançadas de Vida Diária (AAVDs), Atividades Instrumentais da Vida Diária (AIVDs), e Atividades Básicas da Vida Diária (ABVDs). As primeiras referem-se às atividades que a pessoa realiza na comunidade, como atividades laborais, atividades comunitárias, participação em cursos e associações. As AIVDs referem-se a atividades complexas que garantem a sobrevivência do indivíduo, como fazer compras, manejar o próprio dinheiro, controlar as medicações, preparar refeições, dentre outras. As ABVDs conforme já citado anteriormente dizem respeito ao autocuidado[19].

Estatísticas do Ministério da Saúde mostram que quase metade dos idosos brasileiros precisa de ajuda para realizar pelo menos uma das atividades necessárias à vida diária, entretanto apenas 7% são dependentes[20]. Estudos apontam que a prevalência de incapacidade para realizar AIVDs é maior quando comparada com prevalência para executar ABVDs e aumentam com o passar dos anos, para ambos os sexos[21].

A maioria dos idosos analisados no projeto SABE não apresentou dificuldades nas atividades básicas de vida diária (80,7%), e entre aqueles que apresentaram, a maioria tinha dificuldades em uma ou duas atividades básicas da vida diária (AVD). Possuir, pelo menos, uma incapacidade para as atividades básicas de vida diária, faz com que os indivíduos julguem sua saúde mais negativamente[22]. Esse dado revela o quão importante é para o idoso permanecer realizando suas AVDs, de maneira independente, para que possa apresentar uma boa qualidade de vida e bem-estar subjetivo, ou seja, avaliar sua situação atual como satisfatória.

Sabe-se que a grande maioria dos idosos não apresenta limitações que o impeçam de realizar as ABVDs, e que a probabilidade de limitação nestas aumenta com o aumento da idade[22]. Adicionalmente, o grau de dependência encontra-se associado ao risco de morbidade e mortalidade em idosos[23].

Quanto às AIVDs, estudos documentam que quatro delas, em particular, têm forte associação com desenvolvimento de demência com o passar dos anos, são elas: uso do telefone, uso dos meios de transporte, manejo de medicação e manejo das finanças[24]. Peres et al.[25] em estudo longitudinal com idosos com comprometimento cognitivo leve, que evoluíram para demência, observaram nos participantes pior desempenho para AIVDs, principalmente na capacidade de lidar com dinheiro.

Gauthier e Gauthier[26] pontuaram que já está bem estabelecido que o declínio funcional nas demências segue uma gradação, sendo as atividades de ordem complexa (AIVDs) primeiramente prejudicadas e com o avanço da doença, ocorre uma perda progressiva da autonomia em tarefas de autocuidado como vestir-se, comer e higiene pessoal (ABVDs).

Discutindo a importância da avaliação das AVDs e AIVDs, Carthery-Goulart et al.[27] destacam que em pacientes com demência, pode-se ressaltar vantagens como: a possibilidade de melhorar a acurácia diagnóstica, de avaliar o efeito de medicamentos em ensaios clínicos, auxiliando na determinação do prognóstico e avaliação e planejamento da necessidade de cuidados.

A avaliação do prejuízo funcional é necessária para estabelecer a gravidade da doença, pois os critérios diagnósticos, como os do DSM IV, requerem a caracterização de habilidades perdidas e mantidas. O estabelecimento de estágios pode ajudar a estimar a necessidade de suporte das famílias e, a nível populacional, estimar cuidados institucionais, políticas sociais e de serviços[27].

Um dos problemas das avaliações baseadas nos informantes é que os mesmos tendem a superestimar a incapacidade funcional e alguns deles podem não estar suficientemente informados para fazer a avaliação[27,28]. Além disso, seu estado psicológico interfere nas respostas. No entanto, estes instrumentos possibilitam obter informações sobre pacientes resistentes à avaliação, ou que não podem mais ser testados. Nesse contexto, a incapacidade nas AVDs e nas AIVDs tem um grande impacto sobre a qualidade de vida dos pacientes e de seus cuidadores, sendo um aspecto que prediz mais fortemente o uso de serviços de saúde e a institucionalização, mais do que outras medidas de gravidade[23].

Bressan et al.[28] destacam, nessa vertente, que o conceito de funcionalidade se reveste de grande importância uma vez que o diagnóstico de demência pressupõe a existência de comprometimento funcional. Documentam ainda que os instrumentos de avaliação do desempenho funcional apresentam algumas limitações, pois na maioria das vezes dependem do relato do cuidador, e estudos apontam que este pode ser diferente da avaliação direta com o paciente. Estes autores recrutaram 72 pacientes atendidos em ambulatório, com diferentes perfis de demência, e avaliaram funcionalidade entrevistando cuidadores com o Questionário de Atividades Funcionais de Pfeffer (PFAQ). Estes dados foram comparados ao desempenho objetivo do paciente em uma versão prática da Pfeffer, na qual o paciente era solicitado a realizar as atividades previstas no questionário. Os resultados indicaram diferenças significativas entre as informações fornecidas pelo cuidador e o desempenho do paciente, sugerindo que os cuidadores muitas vezes subestimam a capacidade funcional do paciente.

Em estudo de Laks et al.[29], com 870 idosos residentes na comunidade, utilizou-se o Miniexame do Estado Mental (MEEM) e o Questionário de Atividades Funcionais de Pfeffer (PFAQ). Os autores encontraram relação entre frequência de comprometimento cognitivo e funcional independente da escolaridade. Entretanto, idade e gênero mostraram-se fatores associados a comprometimento cognitivo e funcional. Sugeriu-se que o reconhecimento de comprometimento funcional pode ser mais fácil que o cognitivo por familiares e profissionais da saúde, apoiando na prática clínica o uso combinado de escalas funcionais e cognitivas para rastreamento de demência.

Pereira et al.[30], em estudo com 89 idosos atendidos em ambulatório de psicogeriatria, documentaram que o prejuízo funcional observado na amostra estudada esteve associado à magnitude do comprometimento cognitivo global, com associação com o escore total da bateria cognitiva *Cambridge Cognitive Examination* (CAMCOG) e principalmente com déficits executivos, avaliados pela EXIT-25. Sugeriu-se, em congruência com outros estudos, que disfunção executiva pode ser um dos fatores centrais para o prejuízo na realização das ABVDs e AIVDs.

Pereira et al.[31], estudando a mesma amostra com três grupos diagnósticos (controles normais, Comprometimento Cognitivo Leve e Doença de Alzheimer) quanto ao desempenho funcional, encontrou correlação significativa entre medidas objetivas, a *Direct Assessment of Functional Status* (DAFS-BR) e subjetivas, como o *Informant Questionnaire on Cognitive Decline on Elderly* (IQCODE). Entretanto, a correlação dentro de cada grupo diagnóstico não foi significativa. Este achado pode ser explicado pela possibilidade de existir maior desacordo entre avaliações subjetivas e objetivas da capacidade funcional em quadros iniciais de comprometimento cognitivo, quando os déficits são ainda sutis, e, na maioria das vezes, corrigidos pelos próprios pacientes.

Além da relevância clínica, da relação entre medidas objetivas e funcionalidade, diversos estudos sugerem associação importante entre as funções executivas (FE) e declínio funcional[31,32]. Lewis e Miller[33] investigaram a relação entre elas por meio da avaliação funcional e de quatro domínios executivos: memória operacional, planejamento, fluência verbal e flexibilidade. As análises de correlação mostraram que a memória operacional está mais fortemente associada com atividade funcional, porém o prejuízo no planejamento foi o mais relevante em predizer declínio funcional, tendo este domínio maior destaque na manutenção da habilidade funcional.

Envelhecimento cognitivo

O processo de envelhecimento engloba um declínio gradual nas funções cognitivas, que são dependentes de processos neurológicos que podem se alterar com a idade. Dentre esses declínios, destacam-se alguns aspectos da memória que são consideravelmente afetados pelo envelhecimento.

Há séculos convivemos com mitos e crenças relacionados à memória e à velhice, em função dos quais qualquer esquecimento relacionado à idade é visto como patológico[34]. Faz-se alusões aos esquecimentos dos idosos e às suas confusões mentais como sinais de patologia. Entretanto, muitas vezes seus esquecimentos são semelhantes aos apresentados pelos mais jovens, porém por se tratarem de indivíduos idosos, há uma interpretação errônea. Percebe-se isto quando pessoas mais jovens referem-se aos próprios conhecidos como "esclerosados", "demenciados" e "caducos".

Sabe-se, entretanto, que o envelhecimento normal e o patológico são processos gradativos. Os impactos sobre a memória não acontecem de maneira uniforme nem devastadora. Alguns aspectos da memória são mais afetados do que outros no processo de envelhecimento. Apesar do declínio em algumas funções da memória, a grande maioria das pessoas na terceira idade mantém habilidades cognitivas suficientes para permanecer independente até idades avançadas[35].

O desenvolvimento de dificuldades progressivas com a memória durante o processo de envelhecimento tem sido interpretado de diferentes formas ao longo dos anos. Bertolluci[36] apud Lasca[34] ressalta que uma parcela significativa de idosos apresenta alterações brandas e moderadas na memória no envelhecimento normal. Deguizajn[37] documentou um estudo populacional realizado na Finlândia por

Koivisto[38], cujos resultados demonstram prevalência de 40% de alterações leves e moderadas de memória relacionadas à idade entre sessenta e setenta e oito anos.

Lebrão e Duarte[39], através do Projeto SABE, realizado pela Faculdade de Saúde Pública da USP, organizaram um levantamento sobre as condições de saúde dos idosos no Município de São Paulo. Foram recrutados 2.143 idosos com idade igual ou superior a sessenta anos. Este estudo revelou que 11% da população nesta faixa etária apresentavam declínio cognitivo.

Alguns autores consideram que o declínio intelectual não faz parte do processo de envelhecimento normal, enquanto outros sugerem que a certo grau de declínio cognitivo seria esperado na velhice, como em "a mente se forma e amadurece junto com o corpo; cresce com ele e envelhece, quando o corpo sucumbe sob poderosa força do tempo, o intelecto tropeça, a língua balbucia, a inteligência perde o ritmo; tudo é querer e fracassar ao mesmo tempo"[40].

Almeida[40] ressalta que Alois Alzheimer, ao descrever a doença que hoje recebe seu nome, sugeriu que o quadro demencial por ele observado representava uma forma de "envelhecimento acelerado". De fato, há várias evidências de que o desempenho intelectual do idoso apresenta discreta deterioração em tarefas que exigem maior velocidade e flexibilidade no processamento das informações. Entretanto, acredita-se hoje que a deterioração intelectual característica da doença de Alzheimer (DA) não é uma consequência natural do processo de envelhecimento[40].

Com o passar do tempo, a memória pode sofrer algum comprometimento em relação a fases anteriores da vida, particularmente a memória operacional e a episódica.

Recentemente estudos ressaltam que os efeitos do envelhecimento sobre a cognição apresentam-se com grande variabilidade. Há fatores que modulam os efeitos do envelhecimento sobre a memória, tais como a composição genética, nível educacional, nível socioeconômico, estilo de vida (ausência de tabagismo, atividades físicas frequentes), boa acuidade visual e auditiva, e relações sociais.

Neri[41] relatou que em um estudo longitudinal feito com pessoas acima de sessenta anos, observou-se que nenhum dos participantes do estudo evidenciou um declínio generalizado em todas as habilidades cognitivas examinadas. Constatou-se que o declínio desencadeado pelo envelhecimento incidiu, especialmente, nas tarefas que exigiam rapidez, atenção, concentração e raciocínio indutivo.

Estudos cognitivos e gerontológicos documentam que o déficit cognitivo em idosos consiste em lentidão leve e generalizada, perda de precisão, quando estes são comparados com pessoas mais jovens, e pode ser medido por testes objetivos que se relacionam a situações do cotidiano[42].

Erven e Janczura[43] documentam que o desempenho de memória dos idosos é fortemente influenciado pelas demandas da tarefa e pelo contexto no qual ele acontece. Por exemplo, na tarefa de reabastecer a dispensa, os idosos têm que verificar os produtos em falta, enquanto decidem sobre o cardápio do dia, respondem a perguntas de alguém ou calculam quanto vão gastar. Estas tarefas concorrentes variam quanto à complexidade, podendo influenciar o momento em que vão às compras. Nesta circunstância de alta complexidade, sem a ajuda de mecanismos como pistas ou organização da informação, é provável que os idosos esqueçam mais itens da lista de compra do que indivíduos jovens.

Esta expectativa baseia-se em pesquisas cujos resultados mostraram que o desempenho da memória episódica em idosos é pior em tarefas de alta complexidade, que exigem preservação dos mecanismos de inibição, de supressão e de processamento da informação[44,45,46].

Quando se trata da memória semântica, subsistema que consiste de produtos verbais, como nomes de pessoas e lugares, vocabulários e outros assuntos que designamos como conhecimento, sabe-se que com o avançar da idade estas habilidades tendem a não se alterar significativamente. Yassuda[47] documenta que foram feitos testes em idosos para testar a memória para vocabulário, mostrando que essa habilidade é relativamente estável até idades bem avançadas.

Há de se considerar também que os estudos sugerem que, além dos déficits em codificar a informação, o envelhecimento normal compromete a função de recuperar a informação da armazenagem de longa duração. Uma maneira de demonstrar essas dificuldades seria através de reconhecimento de palavras lidas que não seriam evocadas espontaneamente.

Evocação seria definida como a habilidade de recuperar espontaneamente uma informação: o nome da primeira professora; ou quais as palavras foram mostradas em uma lista de trinta itens. O reconhecimento seria a habilidade de identificar uma dada parte da informação em um conjunto maior de dados: "Qual é o nome de sua primeira professora, Marina ou Zélia?" ou, "reconheça as 30 palavras que foram mostradas dentro desta lista de sessenta palavras". Evocação e reconhecimento envolvem lembranças conscientes e exigem atenção; as diferenças relacionadas à idade devem estar (e estão) presentes em tais tarefas, entretanto são de maior magnitude em tarefas de evocação livre[48].

As mudanças cognitivas relacionadas ao envelhecimento normal foram acompanhadas por Argimon e Stein[42]. Os seus achados mostraram que pessoas idosas normais mantêm desempenho cognitivo estável quando medidos de forma longitudinal por avaliação clínica cuidadosa e testagem cognitiva repetitiva. Essa estabilidade tende a ser mantida na ausência de doença demencial.

Outros fatores não cognitivos influenciam o desempenho de memória, podendo atuar de forma isolada ou concomitante: baixa motivação, problemas sensoriais, baixa autoestima e baixa autoeficácia percebida, pouca familiaridade ou ansiedade com relação à situação de teste, fadiga e depressão.

Yassuda et al.[48] ressaltam que inúmeras hipóteses que foram elaboradas nas últimas décadas com o intuito de explicar o declínio de desempenho dos idosos em tarefas relacionadas à memória. Uma delas, conhecida como a hipótese do desuso, aponta que o estilo de vida do idoso pode não favorecer para o bom funcionamento da memória.

Em função do afastamento do mundo do trabalho e das mudanças nos papéis sociais, os idosos podem se afastar da estimulação cognitiva necessária, o que levaria ao desuso das habilidades de memória. Outras hipóteses sugerem que o idoso tem um estilo cognitivo menos eficiente, pois tende a usar menos as estratégias de memorização, tem dificuldade de inibir o processamento das informações irrelevantes e tem menor controle sobre sua atenção.

A hipótese mais recente e aceita entre os pesquisadores refere-se à ideia de que o desempenho dos idosos em tarefas de memória pode ser afetado pelas alterações particulares na metamemória do idoso, como as crenças negativas sobre sua própria memória[48]. Segundo Bandura[49], idosos podem apresentar prejuízo no senso de autoeficácia em relação à memória, por causa de estereótipos negativos, segundo os quais todos os idosos têm problemas de memória.

A investigação sobre essas queixas é feita por meio de entrevista com familiares e com os próprios idosos, aplicando-se testes como o Questionário de Queixa Subjetiva de Memória Short-Care[50] que consiste em nove perguntas do tipo: "O (A) Sr.(a) tem dificuldade de memória?" – com três possibilidades de respostas: "Não, Um pouco e Muito". Para Tobiansky et al.[50] a presença de queixa de memória é constatada quando a pontuação é maior que três questões afirmativas.

Considerações finais

Estudos epidemiológicos brasileiros documentam que aproximadamente 7% dos idosos preenchem critérios para demência[51] e 16% apresentam algum grau de deterioração cognitiva e/ou funcional[52]. Estes estudos indicam que o declínio cognitivo, assim como incapacidade funcional constituem-se importantes problemas de saúde pública, considerando-se a dependência e o ônus familiar que acarretam. Estes dados reforçam a relevância das intervenções cognitivas.

Além da busca por maiores conhecimentos sobre o envelhecimento cognitivo e funcionalidade, na prática, a estimulação cognitiva justifica-se pela necessidade de desenvolvermos intervenções eficazes que possam contribuir para o enfrentamento dos desafios da velhice. Programas de otimização cognitiva podem contribuir significativamente para o bem-estar do idoso e de suas famílias, visto que contribuem para manutenção da sua autonomia.

Bibliografia

1. OMS - Organização Mundial da Saúde. Envelhecimento ativo: uma política de saúde/ World Health Organization. Organização Pan-Americana da Saúde: Brasília, 60-70, 2002.
2. Carvalho JAM, Garcia RA. O envelhecimento da população brasileira: um enfoque demográfico. Caderno de Saúde Pública 19(3):725-33, 2003.
3. Costa MFFL, Guerra HL, Barreto SM, Guimarães RM. Diagnóstico da situação de saúde da população idosa Brasileira: um estudo da mortalidade e das internações hospitalares públicas. Informe Epidemiológico do SUS 9(1):23-41, 2000.
4. PNAD – Pesquisa Nacional de Amostra por Domicílio, 2009. Disponível na Internet: http://www.ibge.gov.br/home/estatistica/populacao/trabalhoerendimento/pnad2009/default.shtm (02 Fev. 2010)
5. Lebrão R, Laurenti ML. Saúde, Bem-estar e Envelhecimento: o estudo SABE no município de São Paulo. Rev Bra Epidemiol 8(2):142-7, 2005.
6. Duarte YAO. Desempenho funcional e demandas assistenciais. In: Saúde, Bem-estar e Envelhecimento – O Projeto SABE no município de São Paulo: Uma abordagem inicial. Organização Pan-Americana da Saúde: Brasília, 2003.
7. Camargos MCS, Perpétuo IHO, Machado CJ. Expectativa de vida com incapacidade funcional em idosos em São Paulo. Brasil. Rev Panam Salud Publica 17(5/6):379-86, 2005.

8. Perracini MR. Quedas são problemas de saúde pública entre idosos. Folha de São Paulo: São Paulo, C8 – C8, 2006.

9. Neri AL. Palavras- chaves em Gerontologia. Alínea: Campinas, 2005.

10. Perracini MR, Fló C, Guerra RO. Funcionalidade e envelhecimento. In: Funcionalidade e envelhecimento. Guanabara Koogan: Rio de Janeiro, 3-22, 2009.

11. Kalache A, Veras RP, Ramos LR. O envelhecimento da população mundial: um desafio novo. Revista de Saúde Pública / Journal of Public Health 21(3):200-10, 1987.

12. Ramos LR. Fatores determinantes do envelhecimento saudável em idosos residentes em centro urbano: Projeto Epidoso, São Paulo. Cadernos de Saúde Pública 19(3):793-8, 2003.

13. Neri AL. Qualidade de vida na velhice: enfoque multidisciplinar. Alínea: Campinas, 2007.

14. Guimarães RM. Health Capital, life course and ageing. Gerontology 53:96-101, 2007.

15. Beland F, Zunzunegui MV. Lasalud y lãs incapacidades funcionales. Elaboración de um modelo causal. Rev Gerontol 5:259-73, 1995.

16. Perracini MR, Neri AL. Tarefas de cuidar: com a palavra, mulheres cuidadoras de idosos de alta dependência. In: Cuidar de idosos no contexto da família: Questões psicológicas e sociais. Alínea: Campinas, 135-63, 2002.

17. Guccione JM, McCulloch AD. Mechanics of active contraction in cardiac muscle: Part I – Constitutive relations for fiber estressethat describe deactivation. J Biomech Eng 115(1):72-81, 1993.

18. Neri AL. Envelhecimento Cognitivo. In: Tratado de Geriatria e Gerontologia. Guanabra Koogan: Rio de Janeiro, 1236-44, 2006.

19. Pavarini NCI, Neri AL. Compreendendo dependência, independência e autonomia no contexto domiciliar: conceitos, atitudes e comportamentos. In: Atendimento domiciliar: um enfoque gerontológico. Atheneu: São Paulo, 69-82, 2000.

20. Brasil. Ministério da Saúde - Instituto Brasileiro de Geografia e Estatística. Anuário estatístico de saúde do Brasil. Ministério da Saúde: Brasília, 2002.

21. Youssef RM. Comprehensive health assessment of senior citizens in Al-Karak governorate Jordan. East Mediterr Health J 11(3):334-48, 2005.

22. Lebrão ML, Duarte YAO. Desafios de um estudo longitudinal: o Projeto SABE. Saúde Coletiva 24:166-7, 2008.

23. Ramos LR, Simões, EJ, Albert M. Dependence on daily living and cognitive impairment strongly predicted mortality among elderly residents in Brazil: a two-year follow-up. Journal of the American Geriatrics Society 49:1168-75, 2001.

24. Barberger-Gateau P, Dartigues JF, Letenneus L. Four instrumental activities of daily living score as a predicton of one-year incident dementia. Age ageing 22:457-63, 1993.

25. Peres K, Helmer C, Amvieva H, Orgogozo JM, Rouch I, Dartigues JF, Barberguer-Gateau P. Natural history of decline in instrumental activities of daily living performance over the 10 years preceding the clinical diagnosis of dementia: a prospective population based--study. J Am Geriatr Soc 56(1):37-44, 2008.

26. Gauthier L, Gautier S. Assessment of functional changes in Alzheimer's disease. Neuroepidemiology 9:183-8, 1990.

27. Carthery-Goulart MT, Areza-Fegyveres R, Schultz RR, Okamoto I, Bertolucci PHF, Nitrini R. Adaptação transcultural da escala de avaliação de incapacidade em demência (Disability Assessment for Dementia--DAD). Arq. Neuro-Psiquiatr 65(3b), 2007.

28. Bressan LA, Vale FAC, Speciali JG. The daily life of patients with dementia, a comparative study between the information provided by the care giver and direct patient assessment. Dementia & Neuropsychologia 3:288-95, 2007.

29. Laks J, Batista EMR, Lima-Guilherme ER, Contino ALB, Faria MEV, Rodrigues CS, Paula E, Engelhardt E. Prevalence of cognitive and functional impairment in community dwelling elderly, importance of evaluating activities of daily living. Arq Neuropsiquiatr 63(2-A):207-12, 2005.

30. Pereira FS, Yassuda MS, Oliveira AM, Forlenza OV. Executive dysfunction correlates with impaired functional status in older adults with varying degrees of cognitive impairment. International Psychogeriatrics 20:1104-15, 2008.

31. Pereira FS, Yassuda MS, Oliveira AM, Diniz B, Radanovic M, Talib L, Gattaz W F, Forlenza OV. Profiles of functional deficits in mild cognitive impairment and dementia: benefits from objective measurement. Journal of the International Neuropsychological Society 16:297-305, 2010.

32. Royall DR, Lauterbach EC, Kaufer D, Malloy P, Coburn KL, Black KJ. Committee on Research of the American Neuropsychiatric Association. The cognitive correlates of functional status: a review from the Committee on Research of the American Neuropsychiatric Association. J Neuropsychiatry Clin Neurosci 19(3):249-65, 2007.

33. Lewis MS, Miller LS. Executive control functioning and functional ability in older adults. Clin Neuropsychol 21(2):274-85, 2007.

34. Lasca VB. Treinamento de memória no envelhecimento normal: Um programa aplicado a idosos. Dissertação de Mestrado. Faculdade de Educação. Universidade Estadual de Campinas: Campinas, 2003.

35. Yassuda MS. Memória e Envelhecimento Saudável. In: Tratado de geriatria e gerontologia. Guanabra Koogan: Rio de Janeiro, 1245-51, 2006.

36. Bertolluci PHF. Avaliação da memória. In: Neuropsiquiatria geriátrica. 1ed. Atheneu: São Paulo, 507-16, 2000.

37. Degenszajn J, Caramelli P, Caixeta L, Nitrini R. Encoding process in delayed recall impairment and rate of forgetting in Alzheimer's disease. Arq Neuropsiquiatr 59(2-A):171-4, 2001.

38. Koivisto M. On functional brain asymmetries in perceptual priming. Brain Cogn 29(1):36-53, 1995.

39. Lebrão ML, Duarte YAO. O projeto SABE no município de São Paulo: uma abordagem inicial. OPAS/OM: Brasília, 2003.

40. Almeida OP. Queixas de problemas com a memória e o diagnóstico de demência. Arquivos de Neuro-Psiquiatria 56(3):412-8,1998.

41. Neri AL. Envelhecimento Cognitivo. In: Tratado de Geriatria e Gerontologia. Guanabra Koogan: Rio de Janeiro, 1236-44, 2006.

42. Argimon IL, Stein LM. Habilidades Cognitivas em Indivíduos muito Idosos: Um Estudo Longitudinal. Cadernos de Saúde Pública 1:64-72, 2005.

43. Erven TJCG, Van E, Janczura A. Memória dos Idosos em Tarefas Complexas. Psicologia, Teoria e Pesquisa 20(1):59-68, 2004.

44. Brébion G, Ehrlich MF, Tardieu H. Working memory in older subjects: Dealing with ongoing and stored information in language comprehension. Psychological Research 58(3):225-32, 1995.

45. Glick M, Craik F, Morris R. Task complexity and age differences in working memory. Memory and Cognition 16(4):353-61,1998.

46. Salthouse TA, Babcock RL. Decomposing adult age differences in working memory. Developmental Psycology 27(5):763-76, 1991.

47. Yassuda MS. Memória e envelhecimento saudável In: Tratado de Geriatria e Gerontologia. Guanabra Koogan: Rio de Janeiro, 109:914-20, 2002.

48. Yassuda MS, Lasca VB, Neri AL. Meta-memória e autoeficácia: Um estudo de Validação de Instrumentos de Pesquisa sobre Memória e Envelhecimento. Psicologia: Reflexão e Crítica 18(1):78-90, 2005.

49. Bandura A. A evolução da teoria social cognitiva. In: Teoria Social Cognitiva – Conceitos Básicos. 15-42, 2008.

50. Tobiansky R et al. The gospeal oak study stage IV: the clinical relevance of subjective memory impairment in older people. Psychological Medicine 25:779-86, 1995.

51. Bottino CM, Azevedo Djr, Tatsch M, Hotatian SR, Moscoso MA, Folquito J, Scalco SZ, Bazzarella MC, Lopes MA, Litroc J. Estimate of dementia prevalence in a community sample from São Paulo. Dementia Geriatric Cong Disord 26(4):291-9, 2008.

52. Hotatian SR, Lopes MA, Azevedo D, Tatsch M, Bazarella MC, Bustamante SE, Litvoc S, Bottino CM. Prevalence of cognitive and functional impairment in a community sample from São Paulo. Dementia Geriatric Cogn Disord 25(2):135-43, 2008.

2

Saúde cognitiva e promoção do envelhecimento cognitivo bem-sucedido

- HENRIQUE SALMAZO DA SILVA
- THAÍS BENTO LIMA DA SILVA

Introdução

A manutenção das habilidades cognitivas constitui um dos fatores associados à saúde e à qualidade de vida no envelhecimento, aliando-se aos domínios de desempenho físico e social[1]. Estudos mostram que idosos que apresentam resultados da avaliação cognitiva acima da média normalmente observada mantém níveis satisfatórios de autonomia, independência e participação comunitária[2,3]. Em revisão conduzida por Deep et al.[4] o elevado desempenho cognitivo é o domínio mais utilizado nas operacionalizações de envelhecimento bem-sucedido, sendo conceituado por envelhecimento cognitivo bem-sucedido.

De acordo com o Centers for Disease Control e Alzheimer Association[5] o funcionamento cognitivo saudável inclui domínios como linguagem, pensamento, memória, funções executivas (capacidade de planejar, coordenar e executar tarefas), julgamento, atenção, percepção, capacidade de lembrar habilidades (p.ex.: dirigir) e a capacidade de manter objetivos na vida. Partindo dessa definição conceitual, a saúde cognitiva refere-se a capacidade de manter as habilidades cognitivas, funcionais e a rede de contatos sociais ativos, solicitando a capacidade de lidar com as perdas associadas ao processo de envelhecimento[6,7].

O envelhecimento cognitivo, por sua vez, seria determinado pelo nível de desempenho alcançado na idade adulta jovem e por um gradual declínio que se intensifica na sexta e sétima décadas de vida[8]. Estudos de coorte indicam que a variabilidade de desempenho seria maior em razão das diferenças socioeducacionais, neurofisiológicas e ambientais acumuladas ao longo do tempo, o que caracteriza o envelhecimento cognitivo como um processo multideterminado, multicausal, complexo e dinâmico[1,9].

Pesquisadores e estudiosos na área do envelhecimento se empenham em mapear os fatores associados ao melhor desempenho para propor ações de prevenção e promoção da saúde, investigando populações de idosos saudáveis sem demência ou declínio cognitivo na linha de base. Embora o recorte seja epidemiológico, nem sempre os estudos podem ser generalizados, envolvendo limitações relativas ao pequeno espaço de observação entre exposição e efeito; ao efeito da seletividade dos estudos longitudinais; ao provável efeito da causalidade reserva – a variável examinada influencia e é influenciada pelo desfecho: melhor desempenho; e a diminuição do impacto das variáveis investigadas durante a velhice, fase do ciclo de vida que acumula um conjunto de exposições associadas ao estilo de vida, saúde e condição socioeconômica que já modularam os diferentes graus de desenvolvimento na infância e a vida adulta[1,8]. O objetivo desse capítulo é discutir a relação entre fatores sociodemográficos, de estilo de vida e saúde com o envelhecimento cognitivo bem sucedido, destacando os estudos populacionais e os achados sobre a manutenção da cognição na velhice.

Condições sociodemográficas: escolaridade, renda, idade, sexo e efeito de coorte

A escolaridade é a que parece exercer maior influência no funcionamento cognitivo, associando-se ao desenvolvimento neuronal e a variáveis sociodemográficas, de estilo de vida e relacionadas às condições de vida e saúde das pessoas idosas[10,11]. Idosos com maior escolaridade e melhor renda apresentaram melhor desempenho cognitivo, o que ter sido facilitado por oportunidades sociais acumuladas ao longo do tempo[12].

Outros estudos, no entanto, observaram que escolaridade e renda não explicaram as diferenças de desempenho durante as avaliações de seguimento[12,13,14]. As condições socioeconômicas e de saúde nos primeiros anos de vida seriam determinantes do desempenho alcançado no início da vida adulta, com menor influência no desempenho observado ao longo da vida adulta e da velhice[8,15,16,17]. Turrel et al.[17] observaram que as disparidades econômicas e sociais parecem ser cumulativas ao longo do curso de vida; idosos que referiram condição econômica ruim na infância e que na vida adulta apresentaram melhores condições sociais apresentaram melhor desempenho em relação aos idosos que não ascenderam durante a vida.

Outros fatores, como idade e sexo, explicariam parcela da variabilidade de desempenho na velhice por reunirem uma variedade de influências socioculturais e biológicas, influenciando as condições de vida e de saúde de idosos que compartilham espaços geopolíticos e culturais[18].

A variação do desempenho associada à idade é acompanhada por mudanças neurofisiológicas e estruturais que incluem o rompimento das fibras mielínicas de diferentes regiões corticais, diminuição da massa cerebral branca e cinzenta, alterações nos neurotransmissores e na fisiologia das conexões sinápticas[19]. Tais alterações estão associadas com a redução do funcionamento cognitivo global e da velocidade de processamento, diminuição de desempenho em tarefas que envolvem a atenção seletiva (seleção de um tipo de informação mediante a exclusão de outras), atenção dividida (seleção de duas ou mais fontes de informação concorrentes), e diminuição da eficiência da codificação e resgate das informações (em especial para as tarefas de evocação livre, memória episódica e operacional).

A influência do gênero na cognição é menos explorada do que a influência da idade e da escolaridade[20]. Estudos comparativos documentaram que os homens tendem a apresentar melhor desempenho em tarefas visuoespaciais e as mulheres em provas de memória episódica e velocidade de processamento[21,22]. Em estudos populacionais a associação entre gênero e cognição é controversa, pois parte dos achados é explicada pelas diferenças associadas ao estilo de vida e saúde[23,24] e a outra parte por diferenças socioculturais.

Intervenções associadas ao estilo de vida: atividades sociais, físicas e ingestão de álcool

O estilo de vida engloba a forma pela qual uma pessoa ou um grupo de pessoas vivenciam o mundo e, em consequência, se comportam e fazem escolhas. Segundo Rowe e Kahn (1998) 2/3 (dois terços) da saúde na velhice pode ser determinada pelo estilo de vida adotado ao longo do curso de vida. A ênfase dos estudos centra-se em investigar a contribuição do estilo de vida na cognição, englobando as redes sociais, a participação em atividades físicas, alimentação e a ingestão de bebidas alcóolicas em baixas e moderadas doses.

O engajamento social tem sido investigado pelos estudos como a participação em atividades que propiciam a interação social, trocas, intercâmbio de informações e apoio emocional e instrumental. Apesar das diferentes definições adotadas, idosos que permanecem socialmente ativos tenderiam a utilizar recursos cognitivos para a resolução de problemas e tenderiam a se beneficiar emocionalmente das interações sociais, apresentando menores níveis de sintomas depressivos[1,25]. Desai et al.[26] propõem que o engajamento em atividades cognitivamente desafiadoras maximiza o potencial de plasticidade do cérebro adulto. A plasticidade refere-se à capacidade e ao potencial de mudança do cérebro com a experiência. Contextos de aprendizagem se relacionam aos processos de sinaptogênese e com a longevidade dos neurônios recém-nascidos[26].

Bosma et al.[27] ressaltam que a associação entre atividades e cognição pode ser recíproca. Os autores observaram que adultos de meia idade e idosos com melhor desempenho foram mais propensos a aumentar o repertório de atividades do que as pessoas com pior desempenho. A priori, o não engajamento em atividades pode estar associado à menor função cognitiva, limitações funcionais, condições socioeconômicas, sintomas depressivos e a um sinal pré-clínico de declínio em indivíduos classificados como saudáveis nas avaliações de rastreio cognitivo[28].

A atividade física, por sua vez, tem sido destacada pelo CDC (*Centers for Disease Control*) como um dos fatores associados à manutenção das funções cognitivas na velhice. A atividade física se associa a diminuição de fatores de risco cardiovasculares e ao aumento de processos relacionados a neurogênese e angiogênese, favorecendo a plasticidade do cérebro adulto e a manutenção do desempenho cognitivo em idades avançadas. Esses processos seriam subsidiados pelo efeito da secreção de fatores neurotróficos, como o BNDF *(Brain-Derived Neurotrophic Factor)* e o IGF1 *(Insuline-Like Growth Factor-1)*[29]. É importante destacar que, apesar do efeito protetor da atividade física sobre a cognição, existe grande variabilidade dos estudos quanto ao tipo de atividade física considerada (caminhada, atividade moderada e vigorosa), frequência (dias, horas, METs) e ao tempo de exposição durante a vida adulta e na velhice.

Outra variável que tem merecido destaque na literatura é a ingestão modesta de álcool. Alguns estudos de coorte destacam que a ingestão de pequenas doses de álcool pode estar relacionada à redução de danos a massa encefálica branca, à diminuição de infartos cerebrovasculares subclínicos, à redução da atividade associada ao fibrinogênio e ao aumento dos níveis de colesterol HDL *(High-density protein)* e da sensibilidade da insulina, processos que beneficiam o sistema cardiovascular e as funções cognitivas na velhice[30,31].

Apesar do possível efeito benéfico do ponto de vista fisiológico, existe pouco consenso na literatura sobre as doses ideais de álcool e sobre o tipo de bebida mais benéfica. Em comparação às demais, o vinho destaca-se por suas propriedades antioxidantes[30]. Em grandes quantidades, no entanto, o álcool possui atividade neurotóxica e gera problemas sociais e de saúde, incluindo violência, enfraquecimento de vínculos familiares, suicídio, acidentes de trânsito, aumento da incidência de quedas, cirrose e pancreatite, entre outros. Estudos indicam que a mortalidade e a limitação funcional associada ao consumo excessivo de álcool superam aquelas associadas ao tabagismo, constituindo-se atualmente em um problema de saúde pública.

No âmbito da promoção da saúde cognitiva deve-se avaliar a relação entre custo-benefício da ingestão de álcool, pois existem poucas evidências a respeito da relação entre álcool e cognição. No estudo de Corley et al.[30], embora o consumo moderado de álcool (> 2 unidades por dia) tenha se associado com melhores desempenhos em provas de memória e desempenho verbal, houve redução da força de associação após ajuste segundo condição socioeconômica, sexo e desempenho cognitivo na infância. Por essa razão os dados que versam sobre o impacto do álcool na cognição devem ser vistos com cautela.

Condições de saúde e cognição: funcionalidade e doenças crônicas

Alguns estudos sugerem que o declínio da função cognitiva pode ser produto de mudanças fisiopatológicas associadas às doenças crônicas não transmissíveis, frequentemente observadas entre as pessoas idosas, mas que se diferenciam da trajetória de declínio observada no envelhecimento[32]. A presença de comorbidades seria mais frequentemente observada entre as pessoas idosas com pior desempenho cognitivo destacando hipertensão, diabetes, acidente vascular encefálico (AVE) e dislipidemia devido à possibilidade de ocorrência de danos cerebrovasculares e consequente redução da eficiência das funções cognitivas na vida adulta e na velhice[33,34]. Uma das limitações desses estudos é a ausência de dados sobre o tempo de exposição às doenças crônicas e o controle e monitoramento de seus efeitos adversos. A priori, os estudos destacam efeitos negativos das doenças crônicas sobre a cognição.

A variabilidade no desempenho em testes de desempenho cognitivo global e de funções executivas apresenta, também, associação com o desempenho funcional apresentado pelo idoso[35]. Metade da variância no desempenho em tarefas cotidianas pode ser atribuída ao desempenho cognitivo, o que sugere que essas atividades recrutam domínios relativos a resolução de problemas, planejamento e execução de tarefas cognitivas complexas.

Entre as tarefas cotidianas, as atividades instrumentais solicitam recursos cognitivos mais sofisticados e, por essa razão, constituem um bom indicador do desempenho cognitivo na velhice. Requerem domínios de memória, atenção, velocidade de raciocínio, planejamento e funções executivas, motricidade, locomoção; interesse, propósito e interação social[36]. Segundo Pérez et al.[37] as dificuldades nas AIVDs – Atividades Instrumentais de Vida Diária constituem um bom indicador do funcionamento cognitivo. Os autores observaram que os idosos sem declínio cognitivo e com dificuldades nas AIVD na linha de base apresentaram maiores chances de desenvolver demência ao longo de dez anos de seguimento.

Em estudo sobre os fatores associados ao desempenho, Fillenbaum et al.[38] observaram que as atividades de vida diária (básicas e instrumentais) explicaram 23% da variabilidade no teste e 10,4% após ajustes segundo idade, sexo, escolaridade, raça e doenças crônicas. As atividades básicas, por se relacionarem a habilidades psicomotoras e cognitivas básicas, associam-se a padrões mais baixos de desempenho cognitivo e por essa razão apresentam menor força de associação com o melhor desempenho do que as atividades instrumentais[36].

Estudos sobre envelhecimento cognitivo bem-sucedido

Embora os pesquisadores já tenham mapeado a influência isolada das variáveis sociais e de saúde, pouco se sabe sobre o perfil dos idosos ao elevado desempenho e sobre a relação entre as variáveis e esse desfecho. Barnes et al.[2] ao avaliar mulheres idosas norte-americanas com um intervalo de 15 anos, identificaram que a chance de manter um nível de desempenho cognitivo global satisfatório foi de 40% entre os que não referiram dificuldades nas AIVD e 20% maior entre os que apresentavam com redes sociais continentes. Essas exposições foram avaliadas na linha de base e as associações ajustadas segundo idade, escolaridade, hábitos de saúde (ingestão de álcool e consumo de cigarros), doenças crônicas (hipertensão e diabetes), sintomas depressivos, desempenho inicial e local de estudo.

Yaffe et al.[39] observaram que as características associadas com elevado desempenho na velhice foram idade (pertencer a faixas etárias mais jovens) e a prática de exercício moderado ou vigoroso semanal. O exercício de trabalho formal ou voluntário, residir em domicílios multipessoais e ausência do gene APOE alelo 4 se aproximaram da significância estatística ($p > 0,10$). Albert el al., em uma coorte de idosos com 70 a 79 anos com elevado desempenho em testes cognitivos e funcionais, encontraram que após a escolaridade, a probabilidade de manter elevado desempenho cognitivo foi observada entre os fisicamente ativos, com boa saúde pulmonar e com elevados níveis de autoeficácia.

Lindenberger e Baltes, com o objetivo de mapear os idosos com condições psicológicas satisfatórias, conduziram estudo com análise de cluster para observar grupos de diferentes perfis de desempenho cognitivo, emocional, engajamento com a vida e associados aos traços de personalidade. Os autores encontraram que os idosos com melhor desempenho cognitivo e nas demais provas apresentaram maior engajamento em atividades sociais e lúdicas e elevada escolaridade. Lindenberger e Baltes[40] encontraram que idade, capacidade sensorial (acuidade visual e auditiva) e funcional explicaram grande parcela da variabilidade de desempenho em diferentes provas cognitivas quando comparadas a variáveis como renda, prestígio ocupacional e classe social. Esses resultados confirmam que o desempenho cognitivo na velhice é um processo multideterminado e multicausal, produto de diferentes variáveis associadas ao estilo de vida e às condições de vida e saúde dos idosos ao longo do curso de vida.

Ao pesquisar os fatores associados ao melhor desempenho cognitivo em idosos do município de São Paulo, investigados pelo Estudo SABE, observou-se que os idosos com melhor desempenho no MEEM – Miniexame do Estado Mental eram mais jovens e a sua maioria referiu morar com alguém no domicílio e possuir um companheiro(a). Aproximadamente metade desse grupo referiu que os rendimentos eram suficientes para cobrir as necessidades diárias. Esses idosos apresentaram menor prevalência de dificuldades nas ABVD e AIVD e elevado nível de participação nas atividades investigadas. No modelo de regressão logística final os idosos com maiores chances de apresentar melhor desempenho referiram ausência de dificuldades nas AIVD, consumo álcool (sem abuso), autopercepção de que os rendimentos são suficientes para cobrir as necessidades diárias, contato social ativo com familiares e amigos e idade mais jovem. Esse estudo está em consonância com os estudos internacionais, indicando que após o ajuste da escolaridade, a funcionalidade, saúde e a participação social são condições associadas ao bom desempenho cognitivo na velhice. Silva, (2011). Fatores associados ao melhor desempenho cognitivo global em idosos do município de São Paulo, Estudo SABE. Dissertação de Mestrado. Faculdade de Saúde Pública da Universidade de São Paulo. São Paulo.

Considerações finais

A participação social, possuir melhor saúde, funcionalidade e independência parecem ser os elementos chaves para a promoção do envelhecimento cognitivo bem sucedido e para a saúde cognitiva na velhice. Os dados apresentados pelos estudos parecem confirmar o modelo teórico de envelhecimento bem-sucedido proposto por Rowe e Kahn[10], no qual melhor desempenho cognitivo está associado à ausência de incapacidades, doenças crônicas e ao maior engajamento com a vida, mensurado por maior perfil de participação em atividades sociais, comunitárias e produtivas. Esses fatores precisam ser examinados em populações idosas e durante o curso de vida, propiciando com que estudiosos e profissionais possam propor intervenções associadas à saúde, participação social e estilo de vida que auxiliem a maximizar as funções cognitivas e funcionais na vida adulta e na velhice. Políticas públicas devem ser delineadas oferecendo a oportunidade as pessoas de optar por estilos de vida saudáveis, maximizando a plasticidade cognitiva ao longo do curso de vida.

Bibliografia

1. Hertzog C, Kramer AF, Wilson RS, Lindenberger U. Enrichment effects on adult cognitive development. Can the functional capacity of older adults be preserved and enhanced? Psychological Science in the Public Interest 9(1):1-65, 2009.

2. Barnes DE, Cauley JE, Lui LY, Fink HA, McCulloch C et al. Women who maintain optimal cognitive function into old age. Journal of the American Geriatrics Society 55:259-64, 2007.

3. Yaffe K, Lindquist K, Vittinghoff E, Barnes D et al. The effect of maintaining cognition on risk of disability and death. Journal of the American Geriatrics Society 58(5):889-94, 2010.

4. Deep C, Vahia IV, Jeste D. Successful aging: Focus on cognitive and emotional health. Annual Review of Clinical Psychology 6:527-50, 2010.

5. Centers for Disease Control and Prevention and the Alzheimer's Association. The Healthy Brain Initiative: A national public health road map to maintaining cognitive health. Chicago: Alzheimer´s Association, 2007.

6. Anderson LA, McConnell, SR. Cognitive health: An emerging public health issue. Alzheimer´s & Dementia 3:70-3, 2007.

7. Hendrie HC, Albert MS, Butters MA, Gao S et al. The NIH Cognitive and Emotional Health Project: Report of the Critical Evaluation Study Committee. Alzheimer's & Dementia 2(1):12–32, 2006.

8. Schaie KW. Developmental influences on adult intelligence: The Seatle Longitudinal Study. New York: Oxford University Press, 2005.

9. Willis SL, Schaie KW. Cognitive trajectories in midlife and cognitive functioning in old age. In: Middle adulthood: A lifespan perspective Thousand. Oaks: Sage, 243-76, 2005.

10. Rowe JW & Kahn R. Successful aging. New York: Pantheon Books, 1998.

11. Stern Y. What is cognitive reserve? Theory and research application of the reserve concept. Journal of the International Neuropsychological Society 8(3):448–60, 2002.

12. Karlamangla AS, Miller-Martinez D, Aneshensel CS, Seeman TE et al. Trajectories of cognitive function in late life in the United Sates: Demographic and socioeconomic predictors. American Journal of Epidemiology 170(3):331-42, 2009.

13. Muniz-Terrera G, Matthews F, Dening T, Huppert FA et al. Education and trajectories of cognitive decline over 9 years in very old people: methods and risk analisis. Age and Ageing 38:277-82, 2009.

14. Wilson RS, Hebert LE, Scherr PA, Barnes LL et al. Educational attainment and cognitive decline in old age. Neurology 72(5):460-5, 2009.

15. Everson-Rose SA, Mendes De Leon CF, Bienias JL, Wilson RS, Evans DA. Early life conditions and cognitive functioning in later life. American Journal of Epidemiology 158(11):1083-9, 2003.

16. Fors S, Lennartsson C, Lundberg O. Childhood living conditions, socioeconomic posítion in adulthood, and cognition in later life: Exploring the associations. Journal of Gerontology 64(6):750-7, 2009.

17. Turrell G, Lynch JW, Kaplan GA, Everson SA, Helkala EL. Socioeconomic posítion across the lifecourse and cognitive function in late middle age. Journal of Gerontology 57(1):43-51, 2002.

18. Neri AL. Qualidade de vida na velhice e subjetividade. In: Qualidade de vida na velhice: Enfoque multidisciplinar. Campinas: Editora Alínea, 13-59, 2007.

19. Bishop NA, Lu T, Yankner BA. Neural mechanisms of ageing and cognitive decline. Nature 464:529-35, 2010.

20. Rosseli M, Tappen R, Williams C, Salvatierra J. The relation of education and gender on the attention items of the Mini Mental State Examination in Spanish speaking Hispanic elders. Archives of Clinical Neuropsychology 27(7):677-86, 2006.

21. Gerstof D, Herlitz A, Smith J. Stability of sex differences in cognition in advanced old age: The role of education and attrition. Journal of Gerontology 61(4):245-9, 2006.

22. Proust-Lima C, Amieva H, Letenneur L, Orgogozo JM et al. Gender and education impact on brain aging: A general cognitive factor approach. Psychology and Aging 23(3):608-20, 2008.

23. Moraes C, Pinto Jr JA, Lopes MA, Bottino CMC. Impact of sociodemographic and health variables on mini-mental state examination in a community-based sample of older people. European Archives of Psychiatry, Clinical and Neuroscience 2010 (ahead to print).

24. Scazufca M, Almeida OP, Vallada HP, Taase WA, Menezes PR. Limitations of the Mini-mental State Examination for screening dementia in a community with low socioeconomic status: Results from Sao Paulo Ageing & Health Study. European Journal of Psychiatry, Clinical and Neuroscience, 2008.

25. Holtzman RE, Rebok GW, Saczynski JS, Kouzis AC et al. Social network characteristics and cognition in middle-aged and older adults. Journal of Gerontology 59(6):278-84, 2004.

26. Desai AK, Grossberg GT, Chibnall JT. Healthy brain aging: A road map. Clinical Geriatric Medicine 26:1-16, 2010.

27. Bosma H, Van BMP, Ponds RW, Jelicic M, Houx P et al. Engaged lifestyle and cognitive function in middle and old-aged, non-demented persons: a reciprocal association? Zeitschrift für Gerontologie und Geriatrie 35(6):575-81, 2002.

28. Williams JW, Plassman BL, Burke J, Holsinger T, Benjamin S. Preventing Alzheimer´s Disease and Cognitive Decline. Evidence Report, Tecnology Assessment, Agency for Healthcare Research and Quality, 2010.

29. Etgen T, Sander D, Huntgeburth U, Poppert H et al. Physical activity and incident cognitive impairment in elderly persons: the INVADE Study. Archives of Internal Medicine 170(2):186-93, 2010.

30. Corley J, Jia X, Brett CE, Gow AJ et al. Alcohol intake and cognitive abilities in old age: The Lothian birth cohort 1936 study. Neuropsychology 25(2):166-75, 2011.

31. Solfrizzi V et al. Alcohol consumption, mild cognitive impairment and progression to dementia. Neurology 68(21):1790-9, 2007.

32. Bäckman L, Small BJ, Wahlin A, Larsson M. Cognitive functioning in very old age. The Handbook of Aging and Cognition. 2º ed. London: Lawrance Erlbaum Associated Publishers, 499-558, 2000.

33. Bäckman L, Jones S, Small BJ, Agüero-Torres H, Fratiglioni L. Rate of cognitive decline in preclinical Alzheimer's Disease: The role of comorbidity. Journal of Gerontology 58(4):228-36, 2003.

34. Middleton LE, Yaffe K. Promising strategies for the prevention of dementia. Archives of Neurology 66(10):1210-5, 2009.

35. Borson S. Cognition, aging and disabilities: Conceptual issues. Physical Medicine Rehabilitation of Clinics of North America 21(2):375-82, 2010.

36. Willis SL, Schaie KW. Practical intelligence in later adulthood. In: Practical Intelligence: Origins of competence in the everyday world. New York: Cambridge University Press, 236-68, 1986.

37. Pérez K et al. Natural history of decline in instrumental activities of daily living performance over the 10 years preceding the clinical diagnosis of dementia: A prospective population-based study. Journal of the American Geriatrics Society 56(1):37-44, 2008.

38. Fillenbaum GG, Hughes DC, Heyman A, George LK, Blazer DG. Relationhip of health and demographic characteristics to Mini-Mental State Examination score among community residents. Psychological Medicine 18:719-26, 1988.

39. Yaffe K, Fiocco AJ, Lindquist K, Vittinghoff E, Simonsick EM et al. Predictors of maintaining cognitive function in older adults: The Health ABC Study. Neurology 72(23):2029-35, 2009.

40. Lindenberger U, Baltes PB. Intellectual functioning in old and very old age: Cross-sectional results from the Berlin Aging Study. Psychology and Aging 12(3):410-32, 1997.

41. Albert, Marilyn S.; Jones, Kenneth; Savage, Cary R.; Berkman, Lisa; Seeman, Teresa; Blazer, Dan; Rowe, John W. Predictors of cognitive change in older persons: MacArthur studies of successful aging. Psychology and Aging, 10(4):578-89, 1995.

3

Envelhecimento cognitivo

• BRENO SATLER DE OLIVEIRA DINIZ

O envelhecimento populacional é um fenômeno demográfico mundial. No Brasil, estima-se que os idosos perfaçam atualmente 9% da população geral; em 2020, a proporção desta faixa populacional será de 15% e em 2050, de 23%[1]. Do ponto de vista biológico, o envelhecimento se associa a uma série de mudanças e adaptações fisiológicas que, apesar de apresentar uma mudança em relação a um padrão anterior de funcionamento, não representam necessariamente alterações patológicas[2]. A melhor compreensão destes fenômenos **é necessária** para permitir a identificação mais precisa das enfermidades que ocorrem em idosos e para o desenvolvimento de estratégias de tratamento para estas enfermidades.

Alterações cognitivas associadas ao envelhecimento

O sujeito idoso apresenta uma série de queixas e alterações cognitivas que são normais durante o processo de envelhecimento. Vários fatores podem influenciar a capacidade cognitiva de um sujeito e certamente vai ter impacto positivo ou negativo no processo de envelhecimento cognitivo. Dentre estes fatores, se destacam a idade, o nível de escolaridade, qual era o tipo de trabalho ao longo da vida, o estado geral de saúde, uso de medicamentos, a manutenção de atividades mentais estimulantes, a prática regular de atividade física, participação em atividades sociais e recreativas[3]. Além disto, o processo de envelhecimento cognitivo normal apresenta uma grande variabilidade interindividual e, portanto, as queixas e o desempenho cognitivo de cada idoso devem ser avaliados de modo crítico e individualizados.

O idoso tende a se queixar mais sobre problemas e dificuldades de memória. Porém, uma grande parte destes idosos apresenta desempenho normal ou dentro do esperado em testes de memória e em outros domínios cognitivos, sendo considerados como queixadores subjetivos de memória ("*subjective memory complainers*")[4]. Vários fatores estão relacionados às queixas subjetivas de dificuldade de memória, como sintomas depressivos leves, ansiedade, alterações neurossensoriais, necessidade de manter o mesmo nível de desempenho de quando era mais jovem, doenças clínicas[5].

Entretanto, o idoso pode apresentar algumas alterações quantitativas que são identificadas durante uma avaliação cognitiva mais detalhada. A principal alteração cognitiva que se observa no idoso é a redução da velocidade de processamento de informa**ções e a maior dificuldade de manipular informações simultâneas e mudar o foco atencional**[6]. Estas alterações são normais e têm consequências em todo o funcionamento cognitivo do idoso. Ele passa a necessitar de mais tempo para reter informações, muitas vezes é necessário maior número de repetições para que retenha uma informação nova. O idoso tem mais dificuldade de manipular várias informações simultaneamente, sendo, portanto, necessário que ele se atenha a uma tarefa de cada vez.

No entanto, outros aspectos da cognição permanecem inalterados e tendem a melhorar com o envelhecimento. O principal exemplo é a linguagem, em o que o idoso ativo tende a melhor e aumentar a sua capacidade de expressão e de vocabulário. A capacidade de resolução de problemas do idoso permanece inalterada, assim como a sua capacidade de lidar com finanças e de gerenciar os principais aspectos de sua vida pessoal. Isto é, o idoso, mesmo apresentando alterações cognitivas sutis, mantem a sua capacidade funcional intacta.

Alterações cognitivas patológicas

O limite entre o envelhecimento cognitivo normal e as alterações patológicas dos processos cognitivos é uma área de intenso debate na literatura. Várias classificações foram propostas para diferenciar o envelhecimento normal e o patológico. Porém, não há um consenso na literatura sobre quais são os melhores critérios e classificações que definem este estágio transicional e sobre quais são as melhores formas e estratégias de avaliação destes quadros[7] (Tabela 3.1). Desta maneira, a transição entre o envelhecimento cognitivo normal e patológico deve ser vista de modo dimensional, sem fronteiras nítidas e bem delimitadas entre estes estados.

Atualmente, o termo "Comprometimento Cognitivo Leve" (CCL, do inglês *Mild Cognitive Impairment*) tem sido o mais usado na literatura para definir o estado de transição entre o envelhecimento normal e os quadros demenciais. Em sua formulação original, o conceito de CCL dava ênfase excessiva sobre os déficits de memória episódica recente sobre os outros domínios cognitivos. Nas revisões subsequentes destas classificações, prejuízos em outros domínios cognitivos e associações de déficits em múltiplos domínios cognitivos foram incluídos nos seus critérios diagnósticos, ampliando a abrangência e o escopo desta classificação[8-10] (Tabela 3.2).

Um aspecto importante do conceito de CCL é a necessidade da ausência de prejuízo funcional em atividades de vida diária decorrentes das dificuldades e queixas cognitivas apresentadas pelo paciente. A avaliação **da capacidade** de realizar atividades diárias (AVDs) é parte fundamental da avaliação do impacto das queixas e alterações cognitivas no idoso. As atividades básicas de vida diária (ABVDs) incluem atividades com menor demanda cognitiva, de mais fácil execução e geralmente associadas **à** capacidade de autocuidado. Exemplos de ABVDs **são** se alimentar, se vestir, cuidar da higiene pessoal. Já as atividades instrumentais de vida diária (AIVDs) incluem atividades mais complexas e de maior demanda cognitiva. Exemplos de AIVDs **são cozinhar, cuidar dos afazeres domésticos, fazer compras, cuidar de assuntos** financeiros e administrar adequadamente sua medicação, etc. A evidência de que um idoso esteja apresentando dificuldades persistentes em realizar AIVDs e que estas dificuldades sejam secundárias as suas queixas e dificuldades cognitivas pode ser um sinal inicial do surgimento de um quadro demencial[11].

Tabela 3.2 – Critérios operacionais para o diagnóstico de comprometimento cognitivo leve (CCL)

- Queixa de declínio cognitivo, preferencialmente corroborado por informante.
- Evidência, em avaliação objetiva, de déficit de memória e /ou outro domínio cognitivo ajustado pela idade e escolaridade do paciente.
- Sem evidência de prejuízo funcional.
- Funcionamento intelectual globalmente reservado.
- Ausência de evidência de demência.

Tabela 3.1 – Classificações e critérios para a distinção entre o envelhecimento cognitivo normal e o patológico

Classificação	Critério
Queixa subjetiva de memória	Queixas de memória na ausência de prejuízo no desempenho cognitivo em uma avaliação objetiva.
Esquecimento benigno da senescência	Dificuldade de se lembrar de fatos pouco relevantes e partes das experiências do passado; uso adequado de estratégias compensatórias.
Comprometimento de memoria associado a idade	Declínio gradual da memoria (abaixo do esperado para jovens saudáveis); preservação dos outros domínios cognitivos; funcionamento intelectual preservado.
Declínio cognitivo associado à idade	Declínio (abaixo do esperado para idosos pareados por idade e escolaridade) em memoria, aprendizado, linguagem, atenção, pensamento, habilidade visuoespacial. Duração mínima de seis meses confirmada por informante.
Comprometimento cognitivo sem demência	Prejuízo cognitivo, mas sem evidência de demência de acordo com os critérios do DSM-IV; prejuízo cognitivo pode ser em um ou múltiplos domínios cognitivos. Quadro pode ser secundário a múltiplas etiologias.
Comprometimento cognitivo leve	Queixa subjetiva de declínio cognitivo com prejuízo cognitivo objetivo ajustado para idade e escolaridade. Funcionamento intelectual globalmente preservado e preservação da capacidade funcional.

Idosos diagnosticados como CCL apresentam um maior risco de desenvolver quadros demenciais, principalmente a doença de Alzheimer (DA). Em geral, estes pacientes progridem para quadros demenciais em uma taxa de cerca de 10% ao ano[8]. Porém, esta taxa de progressão é variável e depende de uma série de fatores como a idade do paciente (quanto mais idoso, maior o risco), o nível de escolaridade (quanto menor a escolaridade, menor o risco), a intensidade dos déficits cognitivos na avaliação inicial, dentre outros[12,13]. Cabe ressaltar que o diagnóstico de CCL não indica que o idoso irá invariavelmente desenvolver um quadro demencial no futuro. Muitos idosos classificados como CCL não apresentam evidência de deterioração cognitiva mesmo após longos períodos de acompanhamento (p.ex.: cinco anos). Além disto, alguns idosos em avaliações subsequentes podem apresentar melhora do seu desempenho cognitivo em níveis compatíveis com a normalidade[14-16]. Portanto, apesar da importância de se identificar os pacientes com CCL, este diagnóstico não indica necessariamente que os idosos vão progredir para um quadro demencial no futuro, sendo necessária a monitorização cuidadosa da evolução dos déficits cognitivos e funcionais nestes pacientes.

Avaliação cognitiva na rotina clínica

A avaliação cognitiva deve ser parte fundamental da avaliação de pacientes idosos. Os principais objetivos da avaliação cognitiva são a confirmação de queixas sobre dificuldades cognitivas, a identificação de pacientes sob maior risco de desenvolver quadros demenciais, o estabelecimento de um ponto inicial de desempenho cognitivo para comparação com avaliação subsequente (p.ex.: durante o acompanhamento longitudinal de um paciente, para a avaliação da eficácia de uma intervenção), diagnóstico diferencial de diferentes quadros que cursam com alterações cognitivas (p.ex.: diferentes síndromes demenciais). A avaliação cognitiva pode ser em três grandes níveis de complexidade. Em um grau menor de complexidade temos o uso de instrumentos de rastreio cognitivo (p.ex. o Miniexame do Estado Mental); em um nível intermediário, temos as baterias cognitivas breves, como o Teste Cognitivo de Cambridge (CAMCOG); e em um grau maior de complexidade, as bateria de avaliação neuropsicológica[17-19] (Tabela 3.3).

Nesta seção, revisaremos os principais instrumentos de rastreio, baterias breves e escalas de avaliação funcional usadas no nosso meio e as suas principais aplicações.

Miniexame do Estado Mental (MEEM): o MEEM é um dos testes de rastreio mais utilizados em nosso meio. Ele avalia de maneira concisa diversos domínios cognitivos: orientação temporoespacial, atenção, capacidade de **cálculo, memória de curto prazo, linguagem, praxia e habilidade visuo**construcional. A sua pontuação varia de 0 a 30 pontos (quanto maior o escore, melhor o desempenho do teste). Ele apresenta boa sensibilidade e especificidade para a identificação de casos de demência, sendo menos sensível e específico para a identificação de déficits menos graves, como nos pacientes com CCL. Uma limitação importante do MEEM é que a sua pontuação é altamente influenciada pelo nível de escolaridade do paciente, sendo necess**ário o ajuste dos seus pontos de corte. Em nosso meio há várias propostas de ajuste do ponto de corte no MEEM para o diagnóstico de demência de acordo com a escolaridade do paciente** (Tabela 3.4).

Teste do Desenho do Relógio (TDR): o TDR também é amplamente usado em nosso meio como instrumento de rastreio cognitivo. Ele avalia os seguintes domínios cognitivos: habilidade visuoconstrucional, função executiva, memória. Há várias formas de se realizar e diferentes algoritmos para pontuar este tes-

Tabela 3.3 – Testes e escalas de avaliação cognitiva e funcional mais usadas em nosso meio

Teste de rastreio cognitivo	Baterias cognitivas	Escalas de avaliação funcional
• Miniexame do Estado Mental • Teste do desenho do relógio • Fluência verbal (categoria semântica e fonética) • IQCODE • Teste cognitivo de Montreal	• CAMCOG • ADAS-COG • Bateria cognitiva breve • Escala de Demência de Mattis	• Escala de avaliação funcional de Pfeffer • Escala de ABVDs de Katz • Escala de avaliação funcional de Lawton • IQCODE • DAFS

CAMCOG: teste cognitivo de Cambridge; ADAS-Cog: *Alzheimer's disease assessment scale-cognitive domain*; IQCODE: *Informant Questionnaire of Cognitive Decline in the Elderly*; DAFS: *Direct Assessment of Fuctional Status*. Tabela 4 – Propostas de pontos de corte no Miniexame do Estado Mental em nosso meio.

Tabela 3.4 - Propostas de pontos de corte no Miniexame do Estado Mental em nosso meio

Estudo	Pontos de corte	Sensibilidade	Especificidade
Bertolucci et al. 1994	Analfabetos: <13 < 8 anos de escolaridade: < 18 > 8 anos de escolaridade: < 26	82% 75% 80%	97% 96% 95%
Almeida, 1998	Analfabetos: <19 Alfabetizados: < 23	80% 84%	71% 60%
Lourenço e Veras, 2006	Analfabetos: <19 Alfabetizados: < 25	73% 75%	74% 70%
Kochmann et al. 2010	Analfabetos: <21 1 a 8 anos de escolaridade: <22 9 a 11 anos de escolaridade: <23 > 11 anos de escolaridade: < 24	93% 87% 86% 81%	82% 82% 87% 87%

te, por exemplo, a pontuação de Sunderland e a de Schulmam. Apesar de permitir uma maior flexibilidade em relação à aplicação do teste, isto torna mais difícil a comparação dos resultados neste teste.

Fluência verbal (FV): teste de simples e rápida execução, sendo muito usado em nosso meio. Em geral, pede-se ao paciente que fale o maior número de palavras (de acordo com uma categoria semântica ou fonêmica) em um minuto. Pode ser dividido em dois grandes subgrupos: FV semântica (categorias: animais, frutas, itens de supermercado) e FV fonêmica (palavras iniciadas por uma letra específica; em geral se usa as letras FAS). Este teste de rastreio avalia principalmente os domínios cognitivos da linguagem e de função executiva.

IQCODE: este é uma escala de avaliação feita com um informante e que avalia de modo sucinto a percepção do informante sobre o desempenho cognitivo atual de um paciente em relação ao passado (usualmente o período usado é de 10 anos).

Teste Cognitivo de Cambridge (CAMCOG): o CAMCOG é uma bateria cognitiva que avalia vários domínios cognitivos: memória, linguagem, atenção, cálculo, orientação temporoespacial, praxia, capacidade de abstração e percepção visual. Seu escore varia de 0 a 107 pontos (quanto maior o escore, melhor o desempenho do teste) e pode-se extrair a pontuação para o MEEM, FV e TDR a partir das suas questões. O tempo de aplicação varia entre 20 a 30 minutos e é necessário treinamento específico para a sua aplicação, correção e interpretação dos resultados. Portanto, este instrumento não é apropriado para rastreio cognitivo e geralmente é usado para uma avaliação cognitiva mais detalhada em clínicas especializadas.

ADAS-Cog: o ADAS-cog é a principal bateria de avaliação cognitiva usada nos ensaios clínicos para avaliar a eficácia de tratamento para os quadros demenciais. Porém, dada a sua complexidade é menos usada na rotina de avaliação clínica dos pacientes com queixas cognitivas.

Bateria Cognitiva Breve: esta é uma bateria desenvolvida e validada por pesquisadores nacionais e composta por diferentes testes cognitivos, como o MEEM, FV, TDR, teste do spam de dígitos (ordem direta e indireta), e testes para avaliação da capacidade de aprendizado e memória episódica recente.

Escala Funcional de Katz: Esta é uma escala de avaliação funcional que avalia seis itens de atividades básicas de vida diária: capacidade para se alimentar, se vestir, autocuidado e higiene, tomar banho, controle esfincteriano e capacidade de locomoção. Em geral, a capacidade de realizar ABVDs está preservada até estágios moderados dos quadros demenciais e a perda da capacidade de realizar ABVDs **é** indicador de progressão para fases mais avançadas dos quadros demenciais.

Questionário de Avaliação Funcional de Pfeffer: É uma escala de 11 questões aplicada ao acompanhante ou cuidador da pessoa idosa discorrendo sobre a capacidade desse em desempenhar determinadas funções. A pontuação máxima é igual a 33 pontos, sendo escores maiores que seis sugestivos de dependência funcional.

Outros testes cognitivos e escalas funcionais usados com menor frequência em nosso meio são a Escala de Demência de Mattis, a bateria de avaliação de CERAD, Escala Funcional de Lawton, a Escala Funcional de Bayer.

Conclusão

Alterações cognitivas são comuns no idoso, porém não indicam necessariamente um estado patológico ou uma condição de necessite de intervenção específica. No entanto, estes pacientes apresentam risco aumentado de quadros demenciais e, portanto, queixas de alterações cognitivas devem ser avaliadas cuidadosamente. Os limites entre as alterações cognitivas normais e patológicas associadas ao envelhecimento não são claros em muitas situações, sendo necessário o acompanhamento longitudinal com reavaliações seriadas para se afastar a possibilidade de quadros demenciais.

Bibliografia

1. http://www.un.org/esa/population/publications/worldageing19502050/ countriesorareas.htm (acessado em 23/02/2012)

2. Hayflick L. How and why we age. Exp Gerontol. 1998;33(7-8):639-53.

3. Daffner KR. Promoting successful cognitive aging: a comprehensive review. *J Alzheimers Dis.* 2010;19(4):1101-1122.

4. Abdulrab K, Heun R. Subjective Memory Impairment. A review of its definitions indicates the need for a comprehensive set of standardised and validated criteria. *Eur Psychiatry.* 2008;23(5):321-330.

5. Reid LM, Maclullich AM. Subjective memory complaints and cognitive impairment in older people. *Dement Geriatr Cogn Disord.* 2006;22(5-6):471-485.

6. Zec RF. The neuropsychology of aging. *Exp Gerontol.* 1995;30(3-4):431-442.

7. Stephan B, Matthews F, McKeith I, Bond J, Brayne C. Early Cognitive Change in the General Population: How Do Different Definitions Work? *J Am Geriatr Soc.* 2007;55(10):1534-1540.

8. Petersen RC, Smith GE, Waring SC, Ivnik RJ, Tangalos EG, Kokmen E. Mild cognitive impairment: clinical characterization and outcome. *Arch Neurol.* 1999;56(3):303-308.

9. Winblad B, Palmer K, Kivipelto M, et al. Mild cognitive impairment–beyond controversies, towards a consensus: report of the International Working Group on Mild Cognitive Impairment. *J Int Medicine.* 2004;256:240-246.

10. Albert MS, DeKosky ST, Dickson D, et al. The diagnosis of mild cognitive impairment due to Alzheimer's disease: recommendations from the National Institute on Aging-Alzheimer's Association workgroups on diagnostic guidelines for Alzheimer's disease. *Alzheimers Dement.* 2011;7(3):270-279.

11. Pereira FS, Yassuda MS, Oliveira AM, Diniz BS, Radanovic M, Talib LL, Gattaz WF, Forlenza OV. Profiles of functional deficits in mild cognitive impairment and dementia: benefits from objective measurement. J Int Neuropsychol Soc. 2010;16(2):297-305.

12. Artero S, Ancelin ML, Portet F, et al. Risk profiles for mild cognitive impairment and progression to dementia are gender specific. *J Neurol Neurosurg Psychiatry.* 2008;79(9):979-984.

13. Gauthier S, Reisberg B, Zaudig M, et al. Mild cognitive impairment. *Lancet.* 2006;367(9518):1262-1270.

14. Forlenza OV, Diniz BS, Talib LL, Radanovic M, Yassuda MS, Ojopi EB, Gattaz WF. Clinical and biological predictors of Alzheimer's disease in patients with amnestic mild cognitive impairment. Rev Bras Psiquiatr. 2010;32(3):216-22.

15. Forlenza OV, Diniz BS, Nunes PV, Memória CM, Yassuda MS, Gattaz WF. Diagnostic transítions in mild cognitive impairment subtypes. Int Psychogeriatr. 2009;21(6):1088-95.

16. Diniz BS, Nunes PV, Yassuda MS, Forlenza OV. Diagnosis of mild cognitive impairment revisited after one year. Preliminary results of a prospective study. Dement Geriatr Cogn Disord. 2009;27(3):224-31.

17. Nitrini R, Caramelli P, Bottino CM, Damasceno BP, Brucki SM, Anghinah R;Academia Brasileira de Neurologia. [Diagnosis of Alzheimer's disease in Brazil: diagnostic criteria and auxiliary tests. Recommendations of the Scientific Department of Cognitive Neurology and Aging of the Brazilian Academy of Neurology]. Arq Neuropsiquiatr. 2005;63(3A):713-9.

18. Frota NAF, Nitrini R, Damasceno BP, et al. Criteria for the diagnosis of Alzheimer's disease: Recommendations of the Scientific Department of Cognitive Neurology and Aging of the Brazilian Academy of Neurology. Dement. Neuropsychol. 2011;5(3):146-152

19. Chaves MLF, Godinho CC, Porto CS. Cognitive, functional and behavioral assessment: Alzheimer's disease. Dement. Neuropsychol. 2011;5(3):153-166.

4

Neurobiologia da memória e envelhecimento

- EDUARDO MOREIRA DE OLIVEIRA
- PRISCILLA TIEMI KISSAKI
- TIAGO NASCIMENTO ORDONEZ
- THAÍS BENTO LIMA DA SILVA

Introdução

O envelhecimento populacional é um proeminente fenômeno mundial decorrente da diminuição da taxa de natalidade e o aumento da expectativa de vida[1,2], resultando na alteração da estrutura etária da população, com um aumento do número de indivíduos idosos (60 anos ou mais em países em desenvolvimento, como considera a Organização Mundial da Saúde) em relação aos demais grupos etários[3,4]. Dentre as alterações fisiológicas do processo de envelhecimento, está o declínio de algumas capacidades cognitivas e, dentre estas, a memória[5-8]. Segundo Izquierdo[9], a memória pode ser definida como a aquisição, armazenamento e evocação de informações que nos são apresentadas ao longo de todo o curso de vida. Assim sendo, o conjunto de nossas memórias determina em última instância, nossa personalidade e possui implicações sociais, visto que características culturais como crenças e costumes marcam a identidade de um povo com memórias que são comuns aos seus membros[9,10].

Além disso, a memória possui relação com nosso convívio social, como interação entre as pessoas e conhecimento de regras e leis, bem como fatos e acontecimentos; e possui fator importante do ponto de vista evolutivo, pois é essencial para a reprodução e sobrevivência como, por exemplo, lembrar onde procurar comida ou uma decisão de luta ou fuga iminente[11,12].

Eventos, como os anteriormente citados são, geralmente, carregados de emoções tanto positivas quanto negativas, os quais são resultados de alterações neuroquímicas e interações com memórias prévias, o que aumenta a probabilidade de armazenamento destas informações[12,13].

As "memórias", no plural, como define Lent[10], podem ser classificadas quanto ao tempo de retenção e quanto à sua natureza, com os respectivos tipos e subtipos. Assim sendo, quanto ao tempo de retenção, as memórias podem ser subdivididas em: *curtíssima duração* (dura poucos segundos), *curta duração* (duração de minutos)[14] e *longa duração* (dura dias ou anos). Com relação à natureza da memória, podemos classificá-las em: *explícita* (ou declarativa), *episódica* (possui referência temporal), *semântica* (envolve conceitos atemporais), *implícita* (ou não declarativa), *de representação perceptual* (representa imagens sem significado conhecido), *de procedimentos* (hábitos e regras), *associativa* (condicionamentos clássico e operante) e *não associativa* (habituação ou sensibilização do estímulo).

Embora a evocação de memórias necessite, obrigatoriamente, que aquelas informações tenham sido adquiridas em algum momento, somente sua aquisição não torna estas informações memórias. Isto só se dá quando a informação aprendida é arquivada[11] e posteriormente evocada[9]. Assim, temos a aprendizagem por aquisição de informações como o primeiro passo para a formação da memória.

A aquisição de informações pode ocorrer de diversas maneiras, seja por experiências vividas, estímulos captados por nosso sistema sensorial e somestésico, ou até mesmo por situações criadas em nossos pensamentos[11].

Enfim, qualquer estímulo que passe pelos sistemas neurais relacionados à memória é passível de ser selecionado para posteriormente ser consolidado. O processo de seleção das informações é importante para que os sistemas envolvidos na memória possam refinar, dentre toda a complexidade de informações que a eles chegam, quais são as mais relevantes com base no foco dado à informação, emoções envolvidas com ela, dentre outros sistemas de refinamento desconhecidos[11,14].

É difícil definir regiões ou circuitos cerebrais específicos relacionadas à memória, visto que estes são processos distribuídos por todo o cérebro, mas alguns circuitos possuem maior afinidade para algumas etapas do processo de formação de memórias[11,13].

O hipocampo, estrutura localizada bilateralmente no lobo temporal medial, possui função de consolidação das informações que nele chegam, transferindo-as para regiões corticais adequadas ou por armazenamento temporário de cópias de engramas corticais em interação com outras regiões da formação hipocampal, em especial o córtex entorrinal, por sua ligação com os cornos de Ammon e o Giro Denteado do hipocampo. Segundo Cassini[15], há evidências de que, com o passar do tempo, ocorre diminuição da atividade hipocampal em resposta à evocação de memórias remotas. Em contrapartida, ocorre um aumento de atividade cortical. Isto sugere que a memória, de maneira progressiva, dinâmica e plástica, torna-se independente do hipocampo e mais dependente de regiões corticais, processo este chamado de Consolidação Sistêmica ou Reorganização da Memória[15,16].

As regiões CA1 e CA3 do hipocampo, bem como o giro denteado, desempenham papel importante na contextualização de memórias aversivas[18]. O giro denteado parece estar envolvido na separação entre memórias espaciais semelhantes; a região CA3 parece ser importante nos processos de armazenamento das memórias associativas e sua evocação, e a região CA1 parece estar relacionada ao reconhecimento de novidades no contexto e com processos de evocação de informações, e contribui para os aspectos temporais da memória[17-19].

Ademais, regiões como os giros temporais médios e inferiores possuem papel importante na memória por serem sedes dos *léxicons* linguísticos, o que nos possibilita descrever diferentes objetos e situações do dia a dia. Juntamente com isso, a região posterior do córtex parietal armazena informações relativas ao espaço no qual estamos inseridos, trabalhando juntamente com o córtex pré-frontal medial que nos orienta com relação à distância entre os locais[11].

Ainda não há clareza quanto à atuação dos núcleos subcorticais como os núcleos diencefálicos, núcleos septais do prosencéfalo basal e corpos mamilares do hipotálamo, nos processos de memória, embora danos nestes últimos possam resultar em prejuízos na memória episódica de ratos[20]. No entanto, a íntima relação que estes núcleos apresentam com o hipocampo, seja pelas conexões por meio das fibras do fórnix ou projeções colinérgicas, indica participação destas estruturas na consolidação da memória, ou como coadjuvantes para isto[11].

Embora as estruturas cerebrais supracitadas desempenhem principalmente o papel de armazenamento das informações, outras estruturas são de extrema importância para que todo este processo ocorra, e são as estruturas do chamado Sistema Límbico[21].

O Sistema Límbico, primariamente denominado "lobo de Broca" ou "Circuito de Papez"[21], trata-se de uma série de estruturas localizadas principalmente nos lobos temporais e inclui estruturas como hipotálamo, amígdala, núcleos da base, área pré-frontal do córtex, cerebelo, septo e núcleo Accumbens. No entanto, esta é apenas uma das definições de "sistema límbico", visto que ainda não há um consenso na literatura acerca das regiões envolvidas na circuitaria emocional da modulação de memórias[22,23].

Estas estruturas estão intimamente relacionadas com as emoções que serão agregadas às informações recebidas, nas chamadas "vias de recompensa" e "circuito do medo"[24]. A importância das emoções nos processos de memória se dá em decorrência de que eventos atrelados a reações emocionais fortes, possuem maiores chances de serem armazenados com apenas uma exposição aos fatos[11-13,25,26].

Diversos trabalhos demonstram que a amígdala (Figura 4.1), localizada também no lobo temporal, possui papel importante nos condicionamentos por medo[27,28]. Segundo os autores, as informações

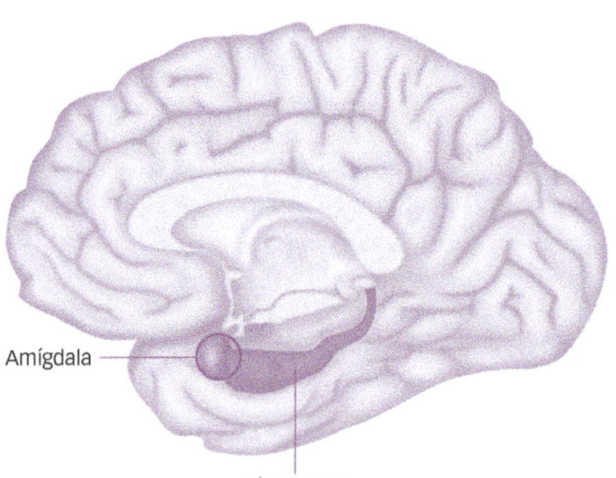

Figura 4.1 – A íntima relação entre a amígdala e o hipocampo.

oriundas do córtex cerebral e hipotálamo adentram o complexo amigdaloide pelo núcleo basolateral e são encaminhadas ao núcleo central da amígdala e em seguida distribuídas para regiões do tronco cerebral e hipotálamo que arquitetam o comportamento de defesa[29,30].

Como a ativação da via do medo possui papel relevante para a sobrevivência do organismo, a formação e armazenamento destas informações podem levar à potenciação de longa duração (LTP - do inglês, *long-term potentiation*) na amígdala[31,32]. A LTP pode ser definida como o aumento de respostas pós-sinápticas durante um longo período, após uma breve estimulação repetitiva de aferentes pré-sinápticos, em que as modificações sinápticas resultantes são mantidas por um longo período após a transcrição de genes e síntese de proteínas, resultando em aumento na eficácia da transmissão sináptica[33-35].

Se por um lado alguns autores apontam que a amígdala possui papel de formação da associação entre estímulo e resposta ao condicionamento do medo[36-38], por outro, há estudos que hipotetizam o papel modulador que a amígdala teria sobre a aquisição e armazenamento de informações em outras estruturas dependendo da integridade das conexões entre ela e o hipocampo[39-41].

O núcleo basolateral da amígdala pode influenciar a atividade hipocampal por meio de projeções diretas a esta estrutura, ou por meio do córtex entorrinal, estando envolvido não apenas nos processos de modulação da consolidação de longo prazo, mas também na aquisição e codificação de informações[41]. Os processos de consolidação de memórias podem ser regulados pela adrenalina circulante, noradrenalina, ACTH (Hormônio Adrenocorticotrófico), entre outros, atuando no complexo basolateral da amígdala[42].

Quevedo et al.[42] apontam que, em estudos com animais, observou-se que a amígdala pode regular os processos de plasticidade sináptica, importantes para a formação de memória em outras regiões cerebrais tais como o hipocampo.

Embora a amígdala e o hipocampo sejam sistemas de memória independentes, eles interagem conjuntamente quando a informação possui emoção agregada[43]. Outra região do sistema límbico que forma o substrato neural para a experiência emocional é o núcleo Accumbens[10]. Esta região compõe o prosencéfalo basal juntamente com porções ventrais do caudado e do putâmen, constituindo o estriado ventral[44,45].

Embora a influência do núcleo Accumbens sobre a formação de memória ainda esteja pouco estudado, alguns trabalhos apontam participação desta área tanto na memória espacial quanto na memória associativa por estímulo aversivo[46,47]. Ademais, este núcleo tem participação conhecida na chamada via de recompensa, estando associado a estímulos prazerosos. Esta estrutura do prosencéfalo basal recebe aferências dopaminérgicas da Área Tegmentar Ventral, e glutamatérgicas de regiões que incluem o córtex pré-frontal, amigdala, e hipocampo[48].

O núcleo Accumbens possui em sua estrutura uma região central denominada *núcleo* e outra periférica denominada *concha*. A região nuclear recebe aferências noradrenérgicas oriundas do Núcleo do Trato Solitário, e também aferências do hipocampo e amígdala, que processam as informações recém-adquiridas. As projeções oriundas do núcleo basolateral da amígdala fornecem componentes afetivos da experiência vivida, e as projeções provenientes da região do subículo ventral do hipocampo fornecem informações quanto às características contextuais do ambiente. A noradrenalina liberada pelas aferências do Núcleo do Trato Solitário na região *Shell* do núcleo Accumbens possui importante ação modulatória nos processos de formação de memória, regulando a atividade sináptica e facilitando os processos mnemônicos[49]. Ademais, o aumento dos níveis de noradrenalina pode levar a uma melhora no desempenho de memória, enquanto o bloqueio dos receptores noradrenérgicos pode levar ao efeito contrário, indicando papel importante da noradrenalina nos processos de memória emocional[50].

Tanto a amígdala quanto o núcleo Accumbens estão envolvidos no processamento emocional dado às informações. Junta-se a este grupo de estruturas o córtex pré-frontal, região esta mais envolvida na via de recompensa que, inclusive, recebe aferências do núcleo Accumbens. Segundo Haber & Knutson[51], humanos possuem maior atividade em determinadas áreas do córtex pré-frontal dependendo do tipo de recompensa.

Recompensas sensoriais ativam regiões mais posteriores do córtex orbitofrontal, enquanto recompensas abstratas tendem a ativar regiões mais anteriores. Ademais, recompensas tendem a ativar regiões mediais deste córtex, próximas ao giro reto, enquanto estímulos aversivos tendem a ativar regiões mais laterais do córtex orbitofrontal. Pesquisa realizada por Machizawa et al.[52] mostrou forte relação entre o giro frontal inferior esquerdo e a formação de memória de longa duração, bem como o córtex pré-frontal ventrolateral e a formação destas memórias em humanos.

Além das estruturas supracitadas, os sistemas de neurotransmissão possuem atuação direta ou indireta nos processos de memória. Como já citado, a noradrenalina possui papel importante na formação de memória emocional em estruturas do sistema límbico, interagindo com o cortisol durante este processo[50].

Outro neurotransmissor bastante envolvido com os processos de memória é a acetilcolina[53]. Grande parte das eferências colinérgicas partem do prosencéfalo basal, por neurônios do núcleo septal medial, banda diagonal, *substantia innominata* e núcleo basal de Meynert[54]. Esses neurônios projetam-se para o hipocampo, neocórtex, partes do córtex límbico e amígdala para atuar na modulação de processos envolvidos na cognição, e seus efeitos são mediados por receptores metabotrópicos muscarínicos e ionotrópicos nicotínicos. Diversos trabalhos mostraram a distribuição deste tipo de receptor no hipocampo e sua relação com a formação de memórias[55-57], e indução de LTP[58]. A acetilcolina também modula a liberação de glutamato em neurônios dopaminérgicos na área tegmentar ventral, o que modula a via de recompensa[59].

A LTP, importante para a formação da memória de longa duração, no hipocampo, envolve a ativação dos receptores AMPA [α-amino3-hydroxy5-methyl4-isoxazole propionic acid receptor] e NMDA [N-metil D-Aspartato] nas sinapses das células piramidais na região CA1 do hipocampo[35] e nos colaterais de Schaffer e fibras musgosas do mesmo[60].

Durante o processo inicial da LTP, a fosforilação dos receptores AMPA aumenta sua responsividade pelo glutamato, mas durante a fase de manutenção deste processo, novos receptores AMPA são levados à membrana pós-sináptica e, posteriormente, devido à ativação de outros mediadores e vias de sinalização, ocorrem alterações estruturais e aumento de contato sináptico (Figura 4.2)[35,53]. Este processo promove alterações na transmissão sináptica, com duração de longo prazo.

A formação de memórias é um processo lento e complexo, onde qualquer falha em um dos mecanismos resultará na não continuidade do processo, e consequente perda da informação. Para Rossato et al.[61], a duração das memórias de longa duração se difere entre as próprias memórias do indivíduo, e os mecanismos que proporcionam isso ainda são pouco conhecidos. Este autor, no entanto, aponta que o efeito da memória aversiva de longa duração de ratos desapareceu após injeção de um antagonista de receptor dopaminérgico (D1) no hipocampo dorsal, algumas horas após o estímulo aversivo. Entretanto, a injeção intra hipocampal de um antagonista D1 nas mesmas condições do experimento anterior resultou na manutenção da memória aversiva. Estes efeitos podem ter sido modulados pelo fator neurotrófico derivado do cérebro e regulados pela área tegmentar ventral, o que sugere que a duração destas memórias depende das conexões dopaminérgicas entre a Área Tegmentar Ventral e o hipocampo.

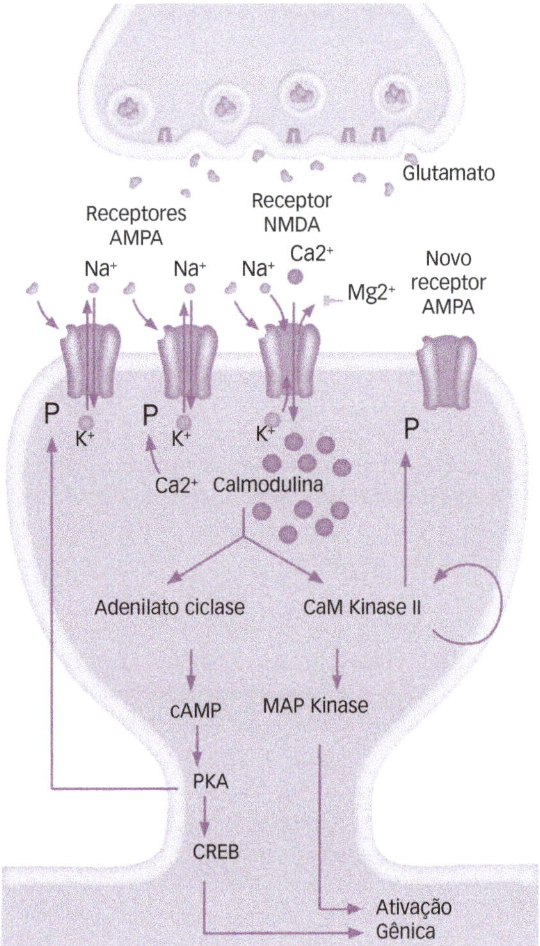

Figura 4.2 – Formação do LTP.

A dopamina é mais abundante no corpo estriado, sistema motor extrapiramidal, algumas regiões do sistema límbico e do hipotálamo[53]. Nas vias mesolímbicas e mesocorticais, os corpos celulares são encontrados no mesencéfalo e suas fibras se projetam para regiões do sistema límbico, em especial para o núcleo Accumbens[62] e amígdala e para o córtex pré-frontal[53] (Figura 4.3).

Ademais, segundo Vijayraghavan[63], a dopamina possui papel fundamental na modulação e desempenho da memória de trabalho, dada a vasta quantidade de receptores dopaminérgicos encontrados no córtex pré-frontal. Estudos comportamentais demonstram que o bloqueio destes receptores resulta em detrimentos da memória de trabalho. Corroborando, Cools et al.[64,65] sugerem que sujeitos com menor desempenho na tarefa de memória de trabalho apresentaram menor síntese de dopamina no estriado, enquanto indivíduos com desempenho elevado apresentaram maior síntese.

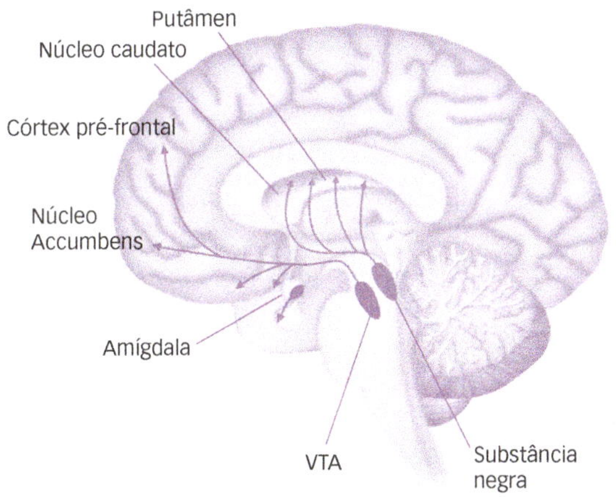

Figura 4.3 – Distribuição dopaminérgica no encéfalo.

A consolidação das memórias pode ocorrer em outras estruturas cerebrais, além do já conhecido hipocampo. Isto, pois, segundo Bermudez-Rattoni[66], evidências clínicas demonstraram que pacientes com lesão no hipocampo ou ablação do mesmo apresentavam grandes problemas de consolidação de memória declarativa, mas não em memória não declarativa. O núcleo Accumbens, juntamente com outras regiões do córtex, está envolvido na consolidação de memórias episódicas ou de reconhecimento; o estriado ventral possui importância para a consolidação de memória declarativa.

Todos estes processos de memória supracitados permanecem relativamente estáveis durante certo período de nossas vidas. Entretanto, ao longo do processo de envelhecimento, algumas alterações cognitivas podem ocorrer de maneira fisiológica.

A cognição, na espécie humana, pode ser entendida por habilidades como memória, atenção, aprendizado, cálculo, linguagem, além de modalidades perceptuais e funções executivas e motoras[67,68]. Assim sendo, a memória é uma das habilidades que declinam com o envelhecimento. Entretanto, os tipos de memória podem declinar de maneira diferente entre si. Segundo Yassuda[5], as memórias operacionais, episódicas e explícitas sofrem maiores declínios. Embora não se tenha clareza quanto aos motivos pelos quais estas alterações ocorram, Bertolucci[69] sugere que haja influência de déficits perceptuais, dificuldade de concentração e atenção, além de lentidão no processamento de informações.

Além disso, Mattay et al.[70] apontam que o córtex pré-frontal sofre as maiores alterações volumétricas durante o processo de envelhecimento normal, com redução média de 5% por década a partir dos 20 anos de idade, enquanto que o declínio hipocampal se acentua em torno dos 60 anos. O envelhecimento cognitivo pode ser influenciado por aspectos genéticos e biológicos, além de natureza social e cultural sendo, portanto, multifatorial[71]. O peso cerebral também sofre alterações, com redução gradual de cerca de 10%, entre os 20 e os 90 anos de idade[72].

Algumas habilidades de funções executivas, mas também, a memória episódica, sofrem declínio linear a partir dos 20 anos de idade. Por outro lado, o acúmulo de experiência pode resultar em melhora na memória semântica até os 60[73]. Assim, o processo de envelhecimento normal pode resultar tanto em declínios em alguns tipos de memória, quanto melhora de desempenho em outros.

Baseando-se no contexto apresentado, descrevemos a seguir vertentes de estudos nacionais e internacionais que documentaram o processo neurobiológico da memória no envelhecimento normal. Para isso, foi realizado um levantamento bibliográfico dos estudos mais recentes sobre a temática nas principais bases de pesquisa mundiais.

No levantamento bibliográfico identificamos 128 estudos (incluindo artigos, teses, dissertações e capítulos de livros) relacionados ao grande tema "memória e envelhecimento" destes, 102 estudos foram selecionados para integrar esta revisão. Destes, cinco estudos tratavam sobre questões epidemiológicas e demográficas; 12 estudos eram de base clínica, ou seja, as pesquisas ocorreram com base em testes e aplicação de instrumentos em seres humanos; 33 estudos foram oriundos da pesquisa básica, envolvendo pesquisas com camundongos, ratos e primatas não humanos, e ensaios bioquímicos e *in vitro;* e, por fim, 52 estudos são revisões da literatura ou capítulos de livros que, a nosso ver, enquadram-se nesta categoria.

Estudos que versam sobre alterações neurobiológicas do envelhecimento e suas consequências para a memória

As bases biológicas para a formação das memórias envolvem o recrutamento de proteínas que são comuns em muitos seres vivos, humanos ou não. Parte significativa das diferenças entre os indivíduos refere-se às memórias das experiências que adquirimos. Para tanto, mobilizamos e ativamos as mesmas proteínas, mas de diferentes maneiras para criar traços e circuitos de memórias que são únicos para cada um. De acordo com a perspectiva de Ramon y Cajal, descrita em 1883[9], as memórias seriam alterações estruturais de sinapses, distintas para cada memória ou tipo de memória e poderiam ser moduladas pelas emoções, pelo nível de consciência e pelos estados de ânimo.

Assim como ocorre em todos os sistemas biológicos, desde a concepção do indivíduo até sua velhice, o sistema nervoso central se desenvolve de forma que, até um determinado momento, o organismo aumenta a neuroplasticidade com grande velocidade (o que poderia ser chamado de maturação). Depois de certo ponto no desenvolvimento (ainda não determinado e que certamente difere entre as pessoas), essa habilidade declina e a capacidade de aprender uma nova informação, bem como de recuperar memórias consolidadas, passa a declinar.

Existem, porém, alguns tipos de memórias que aparentemente não se extinguem durante o envelhecimento normal. Idosos saudáveis, por exemplo, não se esquecem de como escrever, dirigir ou preparar uma xícara de café. Estas habilidades estão associadas à memória implícita ou de procedimento, e estão relacionadas a regiões cerebrais que integram percepções sensoriais, informação emocional e coordenação motora. As habilidades recrutam áreas como neocórtex, neoestriado, cerebelo e amígdala[74]. Devido à complexidade de estruturas e sistemas neuronais recrutados em conjunto e inconscientemente, a recuperação da memória implícita aparentemente reforça sua consolidação, tornando esse tipo de memória mais duradouro.

A memória explícita ou declarativa é um tipo de memória associativa, consciente e flexível. Mais lábil que a memória implícita, depende do sistema hipocampal, da eficácia da transmissão neuronal e, por vezes, do reforço consciente do aprendizado. Enquanto a memória episódica é mais vulnerável às alterações neurobiológicas típicas do envelhecimento, a memória semântica mostra-se mais preservada. Como exemplo, no contexto da memória semântica, pesquisas indicam que o vocabulário aumenta ao longo da vida, a menos que o indivíduo seja acometido por hipertensão ou outras doenças crônicas com impacto na cognição[75].

Algumas teorias tentam explicar a manutenção de algumas memórias, bem como a perda de outras. Essas teorias são baseadas em conceitos biológicos como a formação e manutenção da potenciação de longa duração e da depressão de longa duração (LTD, do inglês *long term depression*). O LTD costuma ocorrer entre fibras paralelas e células de Purkinje no cerebelo. Aparentemente, esse pareamento reduz o estímulo de neurônios inibitórios nos núcleos cerebelares profundos, o que aumentaria a estimulação de neurônios excitatórios que partem do cerebelo levando, então, à execução de um movimento[76]. Essa teoria pode estar relacionada com a sustentação da memória implícita.

O LTP, por outro lado, ocorre em muitas áreas cerebrais e é o único modelo de mudança eletrofisiológica induzida por estímulo que pode durar por dias ou semanas após uma breve estimulação aferente. Desde a época em que foi proposto até os dias de hoje, esse processo é o que melhor descreve e o mais aceito para demonstrar o que chamamos de memória de longa duração.

O LTP é uma forma específica de neuroplasticidade que normalmente perdura por longo tempo. Para a constituição e manutenção das memórias, é importante a formação de LTP em áreas como hipocampo e amígdala. Aliás, humanos que apresentam mudanças graves no processo de memorização são aqueles que sofreram danos significativos no lobo temporal medial (que inclui as duas áreas citadas anteriormente), como no famoso caso do paciente H.M., que sofreu a retirada bilateral dos lobos temporais como tentativa para se tratar uma persistente epilepsia[77]. Outras regiões cerebrais que participam da formação das memórias e onde foi demonstrado o processo de LTP incluem córtex e as projeções septo-hipocampais.

A formação do LTP e manutenção da memória dependem mais da integridade dos neurônios dos lobos temporais cerebrais do que de sua quantidade.

Com frequência encontra-se a ideia de que a perda neuronal expressiva estaria associada ao envelhecimento, e que poderia contribuir para a perda da memória em idosos. Essa noção comum parte da observação de que neurônios realmente morrem em consequência de doenças como acidentes vasculares encefálicos e diversos tipos de doenças neurodegenerativas. Porém, estudos anatômicos criteriosos mostram que não existe perda significativa de células neuronais nas regiões dos cornos de Arnon (principalmente CA1 e CA3) e do giro denteado no hipocampo de humanos, macacos, ratos e camundongos durante o envelhecimento. Ademais, trabalhos recentes mostram a ocorrência de neurogênese em estruturas relacionadas ao sistema límbico como hipocampo, amígdala, córtex e estriado na fase adulta, verificada em várias espécies de mamíferos[77-80]. Portanto, a perda na neuroplasticidade parece estar relacionada não à perda de células neuronais, mas ao declínio na eficácia do LTP. A redução da eficácia do LTP pode ocorrer nos três processos de formação das memórias, ou seja, pode estar relacionada a problemas na aprendizagem, na consolidação ou também na evocação das informações.

Consolidação das informações adquiridas em memória de longa duração (MLD)

A consolidação da memória imediata em memória de longa duração tem participação ativa do hipocampo e do córtex entorrinal e, como dito anteriormente, está relacionada à formação de LTP. Alguns autores ressaltam que os lobos temporais mediais não consistem no repositório final das memórias, mas são responsáveis por coordenar o fortalecimento entre as ligações neurais. O armazenamento, de fato, está relacionado com os locais específicos de processamento durante a percepção da nova informação sendo, portanto, atrelado às áreas sensoriais[12].

A formação e manutenção de LTP requerem eventos celulares e moleculares que resultam na indução, expressão e consolidação da plasticidade neuronal. A indução é iniciada com a despolarização celular que pode ser reproduzida experimentalmente utilizando-se estimulações elétricas do tipo tetânica (disparos elétricos a 100 Hz, separados por intervalos de 200 ms). As despolarizações resultantes são transmitidas ao longo de todo o axônio até atingirem o terminal axônico. Nesse ponto, ocorre a liberação de neurotransmissores e a sinapse química se estabelece. Essas estimulações conectam proteínas do citoesqueleto como o sistema integrinas-actina e as alterações nesse sistema modificam a densidade de espículas dendríticas pós-sinápticas[81].

As estimulações constantes nesses terminais axônicos promovem mudanças estáveis no citoesqueleto, o que constitui a consolidação do LTP, visto microscopicamente como ligações cruzadas de filamentos de actina. Após esses eventos, ocorre o aumento da densidade de receptores (principalmente glutamatérgicos) ou a mobilização de áreas extrassinápticas para as espículas dendríticas. Como resultado, ocorre a estabilidade de correntes excitatórias pós-sinápticas.

Os tipos de receptores recrutados para a formação de LTP dependem da área cerebral onde o LTP está sendo formado. Dessa forma, na área CA1 do hipocampo, receptores glutamatérgicos do tipo NMDA e metabotrópicos são o alvo para iniciar o LTP. Na área CA3, também no hipocampo, e em outras áreas, um mecanismo independente do NMDA, que envolve receptores de cainato, aparentemente é utilizado. Na amígdala, a fase tardia de manutenção do LTP aparentemente depende de receptores $5HT_4$ de serotonina. Para uma revisão ampla sobre este aspecto da LTP, ver Izquierdo et al.[35].

A rede de actina é constantemente modulada por fatores endógenos que positivamente ou negativamente afetam a produção e manutenção do LTP estável. Entre os moduladores positivos estão o fator neurotrófico derivado do cérebro (BDNF, do inglês *brain-derived neurotrophic factor*) e fator de crescimento neuronal (NGF, do inglês *nerve growth factor*), além de alguns neurotransmissores, como serotonina, acetilcolina, endorfinas, canabinoides e hormônios, como os corticosteroides e hormônios sexuais. Como contraponto, o neurotransmissor adenosina foi descrito como um potente modulador negativo do LTP[82,83].

Em indivíduos idosos, a funcionalidade do LTP pode ser afetada por interferências na indução, expressão ou consolidação do processo, e também como resultado de um declínio dos moduladores positivos, ou aumento dos moduladores negativos. Porém, não existe um mecanismo definido para essas alterações neurofarmacológicas. Por exemplo, a redução da depuração renal de adenosina extracelular foi observada em ratos idosos, o que poderia contribuir para o declínio do LTP. Ademais, não há consenso na literatura sobre a manutenção da quantidade das neurotrofinas BDNF e NGF no cérebro idoso. Da mesma forma, possíveis alterações nos sistemas de neurotransmissores e neuromoduladores poderiam influenciar a manutenção do LTP relacionado a novas informações adquiridas em idades mais avançadas.

Estudos documentando o aprendizado de novas informações – mecanismos para memória de curta duração (MCD)

Três características básicas são postuladas e ajudam a esclarecer os mecanismos básicos de armazenamento de curta duração: 1) é transitório; 2) não necessita de alterações anatômicas para ser mantido; 3) não necessita de nova síntese proteica.

Em ensaios farmacológicos utilizando-se inibidores enzimáticos e de transcrição gênica, foi verificado que a memória de curta duração não inclui ativação de fatores de transcrição, expressão de genes ou síntese de proteínas, mas requer ativação de cascatas enzimáticas existentes. Sendo assim, a evocação desse tipo de memória não requer mudanças complexas nos substratos neurais das vias envolvidas. Essas memórias têm o importante papel de manter a informação presente, enquanto seu alojamento definitivo não está construído (memória de longa duração).

Resumidamente, as etapas necessárias à formação da MCD no hipocampo, córtex entorrinal e córtex parietal posterior, envolvem, além da mobilização de receptores glutamatérgicos, a modulação positiva de receptores colinérgicos (muscarínicos e nicotínicos), dopaminérgicos (D-1) e noradrenérgicos (β) e, negativamente, de receptores GABAérgicos.

No hipocampo e no córtex entorrinal, durante os primeiros 60 minutos após o aprendizado, é necessária a ativação de proteínas quinases cálcio dependentes (PKC); ainda, nos 30 minutos seguintes, o hipocampo requer a participação de PKA - proteína cinase dependente de AMPc (segundo mensageiro intracelular). Embora haja participação de PKA, não há fosforilação da proteína ligante do elemento responsivo do AMPc -1 (CREB -1), um fator de transcrição gênica, ou seja não há transcrição de proteínas[9,13].

Como esse mecanismo depende de vias intracelulares já presentes, é frequente a existência de MCD preservada em idosos. Porém, a consolidação de novas informações em MLD, que ocorre entre seis a oito horas após a aprendizagem inicial, é um processo que exige mais etapas, levando à formação de LTP. Em alguns indivíduos idosos, esse processo pode ser mais difícil.

Estudos documentando o reforço na eficácia do LTP ao longo do envelhecimento: papel da atenção e das emoções

Um importante componente que reforça a consolidação de informações é a atenção. A quantidade de atenção aplicada durante o processo de aprendizado reflete não somente uma melhora na codificação da informação, como também influencia beneficamente sua subsequente recuperação. Estudos neuroanatômicos e eletrofisiológicos mostraram que as áreas cerebrais que criticamente relacionam a atenção com a consolidação das memórias são o córtex pré-frontal e o entorrinal, que enviam eferências para o hipocampo. Dessa forma, quanto maior a estimulação e manutenção da atenção, maiores as chances de determinada informação serem permanentemente consolidadas.

Presume-se, por esta descrição, que a atenção é dependente dos estados de ânimo e das emoções. Algumas áreas cerebrais vêm sendo descritas como importantes na modulação de emoções prazerosas ou aversivas, o que contribui imensamente para a consolidação de informações geradas em situações carregadas de emoções. A amígdala, por exemplo, é uma estrutura que compreende mais de dez núcleos, formando o chamado complexo amigdaloide.

Cada núcleo recebe projeções de múltiplas regiões cerebrais como córtex, tálamo, hipotálamo e tronco encefálico. As aferências corticais e talâmicas fornecem informações de áreas sensoriais e estruturas relacionadas à memória (córtex pré-frontal, entorrinal e septo medial). Uma vez que a amígdala tem acesso a todas essas informações recentes e tem projeções para estruturas do sistema límbico, estabelecem-se boas condições para fazer associações entre aferências sensoriais atuais e experiências passadas[84].

O complexo basolateral da amígdala é responsável por iniciar a aprendizagem associativa. Aferências que trazem informações sobre estímulos condicionados e incondicionados do neocórtex, tálamo e hipocampo convergem neste complexo. Lesões nessa estrutura impedem a aprendizagem e expressão do condicionamento de medo.

O condicionamento de medo ocorre quando um estímulo passa a ser associado com perigo. Em experimentos de condicionamento de medo, o estímulo condicionado (EC), antes neutro, passa a ser associado com o estímulo incondicionado (EI) aversivo. O EC pode ser um som e/ou uma luz, e o EI, um leve estímulo elétrico nas patas. Com o tempo, o EC sozinho é capaz de gerar as respostas comportamentais de defesa ou medo, como *freezing* (termo que se refere ao "congelamento": o animal fica imóvel para que o predador não perceba sua presença, por exemplo). Assim, este condicionamento permite ao animal detectar e evitar situações de perigo, o que é fundamental para sobrevivência. Este é um comportamento rapidamente adquirido e que permanece na memória por um longo tempo[27].

Em ratos, os circuitos que medeiam o condicionamento de medo consistem em aferências relacionadas ao EC e EI, as quais convergem para o complexo basolateral da amigdala, onde as informações são processadas. Em seguida, as informações são projetadas para o núcleo central, de onde saem eferências para o hipotálamo, resultando na expressão das respostas de medo (como *freezing*), autônomas (como elevação da pressão arterial e taquicardia), e endócrinas (como aumento na produção de hormônios, por exemplo, a adrenalina e a corticosterona – correspondente ao cortisol humano).

Estudos recentes mostram que nas aferências que transmitem o EC para a amígdala ocorre LTP e fármacos que interferem nesse tipo de plasticidade, quando infundidos na amígdala lateral, interferem também no condicionamento de medo. Sugere-se, assim, que o LTP nesse núcleo pode ser o mecanismo pelo qual se armazenam as memórias da associação EC-EI. Essa hipótese é apoiada, ainda, pelo fato de que, se houver interrupção da síntese de proteínas no complexo basolateral da amígdala não haverá a consolidação da memória de condicionamento de medo. Isso é consistente com a ideia, amplamente aceita atualmente, de que a síntese de proteínas é essencial para a conversão de memória de curto prazo em longo prazo, nos neurônios que armazenam memórias associativas[30,47].

Em contraponto ao reforço da memória por estímulos aversivos, os estímulos prazerosos também são capazes de reforçar a consolidação de informações. Nesse sentido, o núcleo Accumbens possui um papel chave no processo. A influência do núcleo Accumbens na formação das memórias vem sendo demonstrada timidamente na literatura. Em 1999, Goldenberg et al.[85] descreveram um caso de amnésia declarativa (ou seja, espacial, temporal) após hemorragia na porção anterior da região dos gânglios basais, mais especificamente, na região do núcleo Accumbens. Outros trabalhos mostraram a participação dessa área tanto na memória espacial, quanto na memória associativa, gerada por estímulo aversivo[46,47]. De fato, esse núcleo recebe aferências do córtex pré-frontal, hipocampo, amígdala e núcleos talâmicos. Juntamente com sua sabida participação na via de recompensa, é possível inferir uma participação na formação das memórias, quiçá, reforçada por estímulos prazerosos.

A influência das emoções na modulação dos fatores positivos e negativos para a manutenção da eficácia do LTP, ainda constitui um amplo campo para pesquisa dentro das neurociências. A plasticidade estrutural necessária para o processo de consolidação e, consequentemente, de evocação da memória (ou seja, a formação do citado mecanismo de LTP) ocorre em função do desenvolvimento do sistema nervoso central que é modulado durante toda a vida pelo estado nutricional, equilíbrio oxidativo, atividades físicas e cognitivas, estilo de vida, além dos estados de ânimo, como descrito anteriormente. O grau de distúrbio no LTP durante a velhice pode também ser influenciado pela quantidade e qualidade de estímulos aplicados ao cérebro durante o processo de envelhecimento. De fato, pessoas que são submetidas a atividades intelectuais durante a vida têm menor probabilidade de desenvolver demências[86,87]. Esse fato também já foi observado experimentalmente, onde animais jovens e velhos submetidos a ambientes enriquecidos (gaiolas com objetos, rampas e rodas de atividades, que oferecem estímulos sensoriais e cognitivos) apresentaram mudanças comportamentais, bem como alterações morfológicas e funcionais no sistema nervoso central[88-91]. Portanto, a melhora na qualidade de vida com aumento das interações sociais[92-94]osi e, portanto, a translationnsesso.ansferase, atividade física[95], estímulos cognitivos[96], sensoriais (visuais, auditivos, táteis, entre outros) e a adoção de dieta nutricional adequada pode, mesmo em idade avançada, resultar em melhora das funções cognitivas e memória. Ademais, podem estimular ativadores da transcrição gênica ou reduzir sua desativação, o que pode contribuir para a manutenção do LTP[97,98] e das memórias declarativas.

Considerações finais

Neste capítulo buscamos colocar os principais aspectos biológicos envolvidos nos processos de memória no processo de envelhecimento. Entretanto, salientamos que esta revisão não pôde contemplar todo o conhecimento acerca do assunto, visto que este se trata de um tema com uma imensa gama de possibilidades de abordagem.

Também não tratamos dos aspectos patológicos que podem comprometer a memória posto não ter sido esse o objetivo. Salientamos que alguns dos estudos citados neste artigo utilizaram animais para obter os resultados e, portanto, a transposição para humanos deve ser cautelosa. O intuito do estudo foi trazer descrições neurobiológicas até então documentadas na formação das memórias. É uma vertente da ciência ainda incipiente, por isso a partir destes estudos, novas investigações poderão ser realizadas.

Bibliografia

1. Brasil. Instituto Brasileiro de Geografia e Estatística - IBGE. Uma análise das condições de vida da população brasileira, 2010. Disponível na Internet: http://www.ibge.gov.br/home/estatistica/populacao/condicaodevida/indicadoresminimos/sinteseindicsociais2010/default.shtm (17 jul. 2011).

2. ONU - Organização das Nações Unidas. World population to increase by 2.6 billion over next 45 years, with all growth occurring in less developed regions, 2005. Disponível na Internet: http://www.un.org/News/Press/docs/2005/pop918.doc.htm (17 jul. 2011).

3. Carvalho J, Garcia RA. O Envelhecimento da população brasileira: um enfoque demográfico. Cad. Saúde Pública 19(3):725-33, 2003.
4. Camarano AA, Kanso S, Mello JL. Como vive o idoso brasileiro? In: Os novos idosos brasileiros: muito além dos 60? Rio de Janeiro, Ipea: 25-73, 2004.
5. Yassuda MS. Memória e envelhecimento saudável. In: Tratado de geriatria e gerontologia. Rio de Janeiro, Guanabara Koogan: 109:914-9, 2002.
6. Paulo DLV, Yassuda MS. Queixas de memória de idosos e sua relação com escolaridade, desempenho cognitivo e sintomas de depressão e ansiedade. Rev Psiq Clín 37(1):23-6, 2010.
7. Souza RR. Alterações anatômicas do sistema nervoso central associadas ao envelhecimento. In: Envelhecimentodo sistema nervoso e a dor no idoso – monografias em geriatria III. São Paulo, FMUSP: 1996.
8. Lima-Silva TB, Yassuda MS. A relação entre a queixa de memória e a idade no envelhecimento normal / The relationship between memory complaints and age in normal aging. Dement. Neuropsychol 3(2):94-100, 2009.
9. Izquierdo I. Memória. Porto Alegre, Artmed: 2002.
10. Lent R. Neurociência da Mente e do Comportamento. Rio de Janeiro, Guanabara Koogan: 2008.
11. Lent R. Cem bilhões de neurônios? Conceitos fundamentais de neurociência. 2ed. São Paulo, Editora Atheneu: 2010.
12. Gazzaniga MS, Heatherton TF. Memória, Ciência Psicológica: Mente, Cérebro e Comportamento. Porto Alegre, Artmed: 2002.
13. Squire LR, Kandel ER. Memória. In: Da mente às moléculas. Artmed: 2003.
14. Sala SD, Logie RH. Neuropsychological impairments of visual and spatial working memory. In: The handbook of memory disorders. 2ed. 13:271-292, 2002.
15. Cassini LF. Influência de novos aprendizados sobre o processo de reorganização da memória de medo condicionado [Trabalho de conclusão de curso]. Universidade Federal do Rio Grande do Sul: 2010.
16. Akers KG, Frankland WP. Grading gradients: evaluating evidence for time-dependentmemory reorganizations in experimental animals. J Exp Neurosci 13-22, 2009.
17. Daumas S, Ceccon J, Halley H, Francés B & Lassalle JM. Activation of metabotropic glutamate receptor type 2/3 support the involvement of the hipocampal mossy fiber pathway on contextual fear memory consolidation. Learn. Mem 16:504-7, 2009.
18. Nakazawa K, McHugh TJ, Wilson MA & Tonegawa S. NMDA receptors, place cells and hippocampal spatial memory. Nat Rev Neurosci 5:361–72, 2004.
19. Rolls ET, Kesner RP. A computational theory of hippocampal function, and empirical tests of the theory. Prog Neurobiol 79:1–48, 2006.
20. Gimenes-Junior JA. Busca alimentar, memória espacial e ansiedade em ratos: possível participação do núcleo mamilar medial [tese de mestrado]. São Paulo: 2008.
21. Eslinger PJ. Functinal neuroanatomy of the limbic system. In: The handbook of pediatric neuropsychology. Springer Publishing company: 2011.
22. Mendonça LIZ. Bases biológicas do comportamento. CAD. Brás. Saúde Mental 1(1), 2009.
23. Espiridião-Antonio V, Majeski-Colombo M, Toledo-Monteverde D, Moraes-Martins G, Fernandes JJ, Assis MB, Siqueira-Batista R. Neurobiologia das emoções. Rev. psiquiatr. clín 35(2), 2008.
24. Vetulani J. Drug Addiction. Part II. Neurobiology of addiction. Pol. J. Pharmacol 53:303–17, 2001.
25. LaBar KS, Cabeza R. Cognitive neuroscience of emotional memory. Nature Reviews Neuroscience 7:54-64, 2006.
26. Buchanan TW. Retrieval of emotional memories. Psychological Bulletin 133(5): 2007.
27. LeDoux, JE. Emotion circuits in the brain. Annu Rev Neurosci 23:155-84, 2000.
28. Maren S. Neurobiology of Pavlovian fear conditioning. Annu Rev Neurosci. 24:897-931, 2001.
29. Maren S. Synaptic mechanisms of associative memory in the amygdala. Neuron 47(6):783-6, 2005.
30. Sigurdsson T, Doyère V, Cain CK, LeDoux JE. Long-term potentiation in the amygdala: a cellular mechanism of fear learning and memory. Neuropharmacology 52(1):215-27, 2007.
31. Rattiner LM, Davis M, Ressler KJ. Brain-derived neurotrophic factor in amygdala-dependent learning. Neuroscientist 11(4):323-33, 2005.
32. Tsvetkov E, Carlezon WA, Benes FM, Kander ER, Bolshakov VY. Fear Conditioning Occludes LTP-Induced Presynaptic Enhancement of Synaptic Transmission in the Cortical Pathway to the Lateral Amygdala. Neuron 34(2):289-300, 2002.
33. Kandel ER. The molecular biology of memory storage: a dialogue between genes and synapses. Science 294:1030-8, 2001.
34. Pang PT, Lu B. Regulation of late-phase LTP and long-term memory in normal and aging hippocampus role of secreted proteins tPA and BDNF. Aging Res Rev 3(4):407-30, 2004.
35. Izquierdo I, Cammarota M, Da Silva WB, Bevilaqua LRM, Rossato JI, Bonini JS, Mello P, Benetti F, Costa JD, Medina JH. The evidence for hippocampal long-term potentiation as a basis of memory for sim-

ple tasks. Anais da Academia Brasileira de Ciências 80(1):115-27, 2008.

36. Lazzaro SC, Hou M, Cunha C, LeDoux JE, Cain CK. Antagonism of lateral amygdala alpha1-adrenergic receptors facilitates fear conditioning and long-term potentiation. Learn. Mem 17:489-93, 2010.

37. Duvarci S, Popa D, Paré D. Central Amygdala Activity during Fear Conditioning. The Journal of Neuroscience 31(1):289–94, 2011.

38. Ciocchi S, Herry C, Grenier F, Wolff SBE, Letzkus JJ, Vlachos L, Ehrlich I, Sprengel R, Deisseroth K, Stadler MB, Müller C, Lüthi A. Encoding of conditioned fear in central amygdala inhibitory circuits. Nature 468:277–82, 2010.

39. Albuquerque FS, Silva RH. Amygdala and the slight boundary between memory and emotion. Rev. psiquiatr 31(3): 2009.

40. Liu CC, Crone NE, Franaszczuk PJ, Cheng DT, Schretlen DS, Lenz FA. Fear conditioning is associated with dynamic directed functional interactions between and within the human amygdala, hippocampus, and frontal lobe. Neuroscience, 2011.

41. Roozendaal B, Quervain DJF, Ferry B, Setlow B, McGauch JL. Basolateral Amygdala–Nucleus Accumbens interactions in mediating glucocorticoid enhancement of memory consolidation. The Journal of Neuroscience 21(7):2518–25, 2001.

42. Quevedo J, Feier G, Agostinho FR, Martins MR, Roesler R. Consolidação da memória e estresse pós-traumático. Rev Bras Psiquiatr 25(Supl I):25-30, 2003.

43. Phelps EA. Human emotion and memory: interactions of the amygdala and hippocampal complex. Current opinion in neurobiology 14(2):198-202, 2004.

44. Jackowski AP. Neuroanatomia. In: Bases biológicas dos transtornos psiquiátricos. 2. ed. Porto Alegre, Artmed: 2004.

45. Dani JA, Bertrand D. Nicotinic Acetylcholine Receptors and Nicotinic Cholinergic Mechanisms of the Central Nervous System. Annu. Rev. Pharmacol. Toxicol 47:699-729, 2007.

46. De Leonibus E, Oliverio A, MeleA. A Study on the Role of the Dorsal Striatum and the Nucleus Accumbens in Allocentric and Egocentric Spatial Memory Consolidation. Learn. Mem 12:491-503, 2005.

47. LaLumiere RT, Nawar EM, McGaugh JL. Modulation of Memory Consolidation by the Basolateral Amygdala or Nucleus Accumbens Shell Requires Concurrent Dopamine Receptor Activation in Both Brain Regions. Learn. Mem 12:296-301, 2005.

48. Carlezon JR, Thomas MJ. Biological substrates of reward and aversion: a nucleus accumbens activity hypothesis. Neuropharmacology 56(1): 2009.

49. Kerfoot EC, Chattillion EA, Williams CL. Functional interactions between the Nucleus Tractus Solitarius (NTS) and Nucleus Accumbens Shell in modulating memory for arousing experiences. Neurobiol. Learn. Mem 89(1):47-60, 2009.

50. Van Stegeren AH. The role of the noradrenergic system in emotional memory. Acta Psychologica 17(3):532-41, 2008.

51. Harber SN, Knutson B. The reward circuit: link primate anatomy and human imaging. Neuropsychopharmacology 35:4-26, 2010.

52. Machizawa MG, Kalla R, Walsh V, Otten LJ. The Time Course of Ventrolateral Prefrontal Cortex Involvement in Memory Formation. J. Nphysiol 103(3):1569-79, 2010.

53. Rang HP, Dale MM, Ritter JM, Flower RJ. Farmacologia.6. ed. Rio de Janeiro, Elsevier: 2008.

54. McKinney M, Jacksonville MC. Brain Cholinergic Vulnerability: relevance to behavior and disease. Biochem. Pharmacol 70:1115-24, 2005.

55. Arthur D, Levin ED. Chronic inhibition of alpha4beta2 nicotinic receptors in the ventral hippocampus of rats: impacts on memory and nicotine response. Psychopharmacology (Berl) 160(2):140-45, 2002.

56. Barros MD, Ramirez MR, Dos Reis EA, Izquierdo I. Participation of hippocampal nicotinic receptors in acquisítion, consolidation and retrieval of memory for one trial inhibitory avoidance in rats. Neuroscience 126(3):651-6, 2004.

57. Nott A, Levin ED. Dorsal Hippocampal alpha7 and alpha4beta2 Nicotinic Receptors and Memory. Brain Res 1081(1):72-8, 2006.

58. Matsuyama S, Matsumoto A. Epibatidine Induces Long-term Potentiation (LTP) via Activation of alpha4beta2 Nicotinic Acetylcholine Receptors (nAChRs) in vivo in the Intact Mouse Dentate Gyrus: both alpha7 and alpha4beta2 nAChRs essential to nicotinic LTP. J Pharmacol Sci 93(2):180-7, 2003.

59. Jones IW, Wonnacott S. Precise localization of alpha7 nicotinic acetylcholine receptors on glutamatergic axon terminals in the rat ventral tegmental area. J Neurosci 24(50):11244–52, 2004.

60. Kiernan JA. Sistema límbico: hipocampo e amígdala. In: Neuroanatomia humana de Barr. 7ed. Manole, 2003.

61. Rossato JI, Bevilaqua LRM, Izquierdo I, Medina JH, Cammarota M. Dopamine controls persistence of Long-Term Memory storage. Science 325(5943):1017-20, 2009.

62. Cao JL, Covington IHE, Friedman AK, Wilkinson MB, Walsh JJ, Cooperr DC, Nestler EJ, Han MH. J. Mesolimbic dopamine neurons in the brain reward circuit mediate susceptibility to social defeat and antidepressant action. Neurosci 30(49):16453–8, 2010.

63. Vijayraghavan S. Physiological actions and signaling mechanisms of dopamine D1-D5 receptor modulation of working memory circuitry in prefrontal cortex [tese de doutorado]. Yale University, 2008. Disponível na Internet: http://proquest.umi.com/pqdlink?did=1550307021&Fmt=14&VType=PQD&VInst=PROD&RQT=309&VName=PQD&TS=1310780259&clientId=79356 (17 jul. 2011).

64. Cools R, Gibbs SE, Miyakawa A, Jagust W, D'Esposito M. Working memory capacity predicts popamine synthesis capacity in the human striatum. J. Neurosci 28(5):1208 –12, 2008.

65. Landau SM, Lal R, O'Neil JP, Baker S, Jagust WJ. Striatal dopamine and working memory. Cerebral Cortex 19(2):445-54, 2009.

66. Bermudez-Rattoni F. Is memory consolidation a multiple-circuit system? PNAS 17(18):8051-2, 2010.

67. Reiriz AB. Estudo da função cognitiva em camundongos submetidos ao agente quimioterápico ciclosfamida [Dissertação de doutorado]. UFRS: 2008.

68. Pereira-Junior A. Questões epidemiológicas da neurociência cognitiva [Tese de livre-docência]. Instituto de biociências. UNESP: 2001.

69. Bertolucci PHF. Avaliação da memória. In: Neuropsiquiatria geriátrica. São Paulo, Editora Atheneu: 507-16, 2000.

70. Mattay VS, Goldberg TE, Sambataro F, Weinberg DR. Neurobiology of cognitive aging: insights from imaging genetics. Biological Psychology 79:9–22, 2008.

71. Neri AL, In: Tratado de Geriatria e Gerontologia. 2ª ed. rev. e amp. Rio de Janeiro, Guanabara Koogan: 1236-44, 2006.

72. Cançado FAX, Horta ML. Envelhecimento Cerebral. In: Tratado de Geriatria e Gerontologia. 2ª ed. rev. e amp. Rio de Janeiro, Guanabara Koogan: 13: 113-27, 2006.

73. Salthouse TA. When does age-related cognitive decline begin? Neurobiol. Aging 30(4):507-14, 2010.

74. Morgado I. The psychobiology of learning and memory: fundamentals and recent advances. Rev Neurol 40(5):289-97, 2005.

75. Albert ML, Spiro A 3rd; Sayers KJ, Cohen JA, Brady CB, Goral M & Obler LK. Effects of health status on word finding in aging. J Am Geriatr Soc 57(12): 2300-5, 2009.

76. Steuber V, Mittmann W, Hoebeek FE, Silver RA, De Zeeuw CI, Häusser M, De Schutter E, Cerebellar LTD and pattern recognition by Purkinje cells. Neuron 54(1):121-36, 2007.

77. Erickson CA, Barnes CA. The neurobiology of memory changes in normal aging. Exp Gerontol 38(1-2):61-9, 2003.

78. Bédard A, Cossette M, Lévesque M, Parent A. Proliferating cells can differentiate into neurons in the striatum of normal adult monkey Neuroscience Letters 328:213–6, 2002.

79. Okuda H, Tatsumi K, Makinodan M, Yamauchi T, Kishimoto T et al. Environmental enrichment stimulates progenitor cell proliferation in the amygdala. J Neurosci Res 87(16):3546-53, 2009.

80. Landgren H, Curtis MA. Locating and labeling neural stem cells in the brain. J Cell Physiol 2010.

81. Hotulainen P, Hoogenraad CC. Actin in dendritic spines: connecting dynamics to function. Journal of Cell Biology 189(4):619-29, 2010.

82. Lynch G, Rex CS, Gall CM. Synaptic plasticity in early aging. Ageing Res Rev 5(3):255-80, 2006.

83. Phale M, Korgaonkar D. Pharmacology Of Learning And Memory. The Internet Journal of Pharmacology 7(1): 2009.

84. Sah P, Faber ESL, Lopez-Armentia M, Power J. The amygdaloid complex: anatomy and phisiology. Phisiol Rev 83:803-34, 2003.

85. Goldenberg G, Schuri U, Grömminger O, Arnold U. Basal forebrain amnesia: does the nucleus accumbens contribute to human memory? J Neurol Neurosurg Psychiatry (67):163–8, 1999.

86. Kramer AF, Bherer L, Colcombe SJ, Dong W, Greenough WT. Environmental influences on cognitive and brain plasticity during aging. J Gerontol A Biol Sci Med Sci 59(9): 2004.

87. Riley KR, Snowdon DA, Desrosiers MF, Markesbery WR. Early life linguistic ability, late life cognitive function, and neuropathology: findings from the Nun Study. Neurobiol. Aging 26:341-7, 2005.

88. Loukavenko EA, Ottley MC, Moran JP, Wolff M, Dalrymple-Alford JC. Towards therapy to relieve memory impairment after anterior thalamic lesions: improved spatial working memory after immediate and delayed postoperative enrichment. Eur J Neurosci 26(11):3267-76, 2007.

89. Baraldi T, Amaral FA, Albuquerque MS, Buck HS, Viel TA. Comparison of cognitive stimulation during life-time and during the elderly: effects on spatial memory and on neuroplasticity of mice. Anais 42º Congresso da SBFTE, 2010.

90. Oliveira, EM. Influência do estímulo cognitivo sobre o sistema colinérgico de camundongos transgênicos para a doença de Alzheimer: relação entre colina acetiltransferase e memória. [Trabalho de conclusão de curso]. Universidade de São Paulo, 2010.

91. Schöwe NM. Avaliação da densidade de receptores colinérgicos nicotínicos alfa7 após estimulação cognitiva em modelo animal de neurodegeneração. [Trabalho de conclusão de curso]. Universidade de São Paulo, 2010.

92. Fratiglioni L, Paillard-Borg S, Winblad B. An active and socially integrated lifestyle late in life might protect against dementia. Lancet neurol 3:343-53, 2004.

93. Scarmeas N, Stern Y. Cognitive reserve and lifestyle. J Clin Exp Neuropsychol 25(5):625-33, 2003.

94. Yeh SCJ, Liu YY. Influence of social support on cognitive function in the elderly. BMC Health services research, 2003.

95. Mello MT, Boscolo RA, Esteves AM, Tufik S. O exercício físico e os aspectos psicobiológicos. Rev Bras Med Esporte 11(3): 2005.

96. La Rue A. Healthy brain aging: role of cognitive reserve, cognitive stimulation and cognitive exercises. Clin Geristr Med 26:99-111, 2010.

97. Spencer JPE. Symposium on Diet and mental health Food for thought: the role of dietary flavonoids in enhancing human memory, learning and neurocognitive performance, Proceedings of the Nutrition Society 67:238, 2008.

98. Cotman CW, Engesser C. Exercise enhances and protects brain function. Exerc. Sport Sci. Rev 30(2):75-9, 2002.

5

Memória e seus subsistemas

• MARIANA KNEESE FLAKS

Introdução

Memória é a aptidão que possibilita que a pessoa se lembre, permitindo se reconhecer em um presente, que é produto de sua história passada e raiz de seu futuro. Memória pode ser compreendida como o meio pelo qual uma pessoa recorre às suas experiências passadas a fim de usar essas informações no presente, tomando por base o fundamento do aprendizado[1]. Markowitsch[2] considera que o fator primordial da função mnéstica não é a capacidade de armazenar conhecimento, mas sim a habilidade de promover comportamentos adaptativos. Sendo assim, a capacidade de reter informações na memória tem propósito adaptativo para a espécie.

De acordo com modelos cognitivos atuais, a ação da memória se dá, inicialmente, por meio do processo perceptivo em que uma informação do meio é captada por um ou mais órgãos dos sentidos – visão, audição, tato, olfato, paladar. Essa etapa, de recepção, ocorre da seleção, consciente ou inconsciente, do dado do meio. Em seguida, esse elemento passa do processo perceptivo para o processo cognitivo, por meio da transformação da informação vinda do meio em uma representação mental do conhecimento. Esse segundo momento envolve, assim, as etapas de análise, codificação e estocagem ou armazenamento. E, por fim, temos a capacidade de acesso a esse conteúdo, por meio da terceira etapa, de evocação ou recuperação[1,3] (Figura 5.1).

Durante o processo de codificação e estocagem – representação mental do conhecimento –, podem acontecer modificações, adaptações e distorções do conteúdo, a depender da natureza deste material e

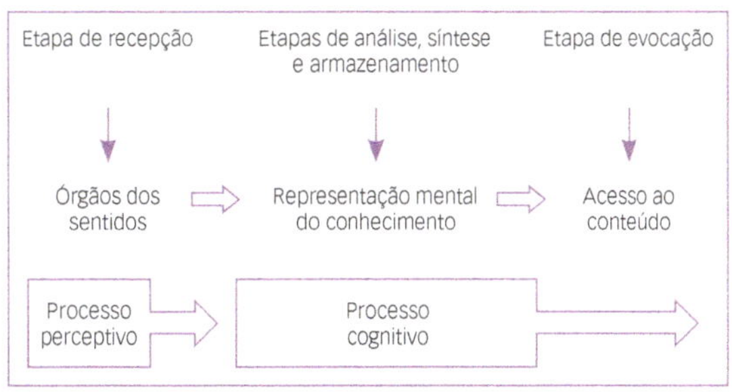

Figura 5.1 – Etapas de memorização.

do estado mental, psicológico e físico da pessoa no momento[2]. Isso indica que a evocação de uma lembrança é um processo ativo e não reproduz sua origem na íntegra.

Na etapa de recuperação da memória, dois mecanismos importantes podem ser utilizados: resgate e reconhecimento. O resgate tem como característica uma busca ativa da informação armazenada, que pode ocorrer de forma espontânea ou por meio de pistas. O reconhecimento é a capacidade de indicar qual estímulo foi registrado quando apresentado entre outros, previamente desconhecidos[4].

É importante destacar a diferença entre a recuperação de uma memória com o auxílio de pistas e a recuperação de uma memória por reconhecimento. Por pista, entende-se a apresentação de uma informação que facilita a busca ativa da memória, porém esta informação não é aquela que o sujeito deve se lembrar. Um exemplo interessante é quando um sujeito, ao ter dificuldades para lembrar-se de uma narrativa que lhe foi apresentada minutos antes, é auxiliado com perguntas gerais como "onde se passa a narrativa?", "como a história começou?" ou "qual o nome da personagem?". Por outro lado, fala-se em reconhecimento quando são apresentadas ao sujeito diversas informações, dentre as quais algumas são exatamente aquelas que ele deve se recordar. O exemplo clássico é quando se apresenta ao sujeito uma lista de palavras e se solicita que ele selecione quais ele já viu anteriormente.

Falhas no processo de memorização quanto à codificação ou estocagem dos estímulos resultarão em comprometimento da evocação espontânea, evocação por meio de pistas e memória de reconhecimento. Por outro lado, se o conteúdo foi armazenado adequadamente, mas há déficit de evocação, o desempenho poderá ser facilitado com o uso de pistas e em provas de reconhecimento[1,5]. No primeiro caso, fala-se em prejuízos primários de memória, enquanto no segundo diz-se que há um prejuízo de memória secundário a uma dificuldade de busca ativa da informação desejada.

A codificação de estímulos de ordem verbal se relaciona às estruturas do córtex pré-frontal esquerdo e hipocampo esquerdo. E, frente a estímulos visuais e visuoespaciais, a codificação envolve córtex pré-frontal direito e regiões temporais mediais, principalmente hipocampo[5]. A capacidade de evocação tem como estrutura cerebral principal o córtex pré-frontal direito[1].

Geralmente, as pessoas apresentam maior facilidade frente à memória de reconhecimento em relação à de evocação. Isso porque as diferentes tarefas de memória indicam diferentes níveis de aprendizagem, sendo que as tarefas de evocação são mais elaboradas e profundas do que as de reconhecimento.

É importante frisar que prejuízos em processos que não correspondem ao sistema mnéstico podem vir a afetar diretamente o desempenho da memória. As principais funções relacionadas a isso são: atenção e concentração, velocidade de processamento das informações, capacidade de organização e estratégia, esforço e automonitoramento[5].

A memória é estudada por meio de dois eixos: eixo diacrônico ou sequencial e eixo sincrônico[1]. O eixo diacrônico está relacionado à inscrição da memória no tempo; o eixo sincrônico descreve os diferentes domínios em que a memória atua.

Considerando-se o eixo sequencial, a memória é subdividida com base em parâmetros temporais, fazendo parte deste conjunto: memória de curto prazo ou imediata ou primária, memória operativa ou operacional ("*working memory*") e memória de longo prazo ou secundária. Um aspecto importante a ser destacado é que essa forma de dividir os parâmetros temporais da memória não é uma unanimidade na literatura, sendo que muitos autores consideram a memória de curto prazo e a memória operativa como fazendo parte dos processos atencionais[6,7], sob o controle da região frontoparietal[2].

A memória de curto prazo é proveniente do sistema proposto por Atkinson & Shiffrin[5]. Tem como característica capacidade limitada quanto à quantidade de informação que consegue analisar e manter e, sua reprodução se faz imediata, em um tempo de permanência muito breve, de um a dois minutos. É susceptível a qualquer estímulo externo podendo vir a ser anulada devido à interferência[1].

A memória operativa tem por base o pressuposto de Baddeley e Hitch[8], que consideravam que parte da memória de curto prazo poderia ser mais ampla do que um sistema de estocagem passivo e de curto prazo. Sugerem o termo de memória operativa como sendo um sistema de capacidade limitada, porém que permite que a informação seja usada, gerenciada e organizada. O sistema é responsável pelo armazenamento temporário de informação a fim de permitir que operações mentais sejam realizadas ao longo deste e preparadas para a evocação[2]. Sendo assim, a memória operativa se diferencia da memória de curto prazo, pois a última apenas é capaz de reforçar a própria informação com intuito de mantê-la em mente, enquanto a primeira tem perfil funcional ao viabilizar sua manipulação[9].

A memória operativa, ao manter armazenada uma informação, enquanto outra operação cognitiva ocorre, auxilia na realização de tarefas cognitivas como: raciocínio, compreensão e resolução de problemas, graças à manutenção e à disponibilidade temporária das informações[1].

De acordo com Baddely[10], a memória operativa é composta por dois componentes: capacidade de armazenamento e funções executivas centrais. O armazenamento se dá por meio da alça fonológica, que é um sistema temporário de estocar informações acústicas ou relacionadas ao discurso, e o projeto visuoespacial, sistema que permite manipulação das informações viso espacialmente, tal como fazer uma conta matemática mentalmente. Ambos os sistemas dependem do funcionamento executivo central, sendo este responsável pela seleção, iniciação e término do processo de memorização.

Alterações de lobo frontal, em especial das regiões pré-frontais dorso e ventrolaterais, e alterações na região parietal, podem resultar em déficits de memória operativa[2].

A memória de longo prazo está relacionada à informação já armazenada e não mais em estado de manipulação, por período que se estende de minutos a décadas[2]. Ela permite a conservação durável das informações devido à codificação seguida de estocagem organizada em uma trama associativa multimodal (semântica, espacial, temporal, afetiva)[1].

A aprendizagem se faz possível por meio da memória de longo prazo, sendo as informações armazenadas objeto de consolidação variável em função de sua importância emocional e do número de repetições realizadas[1].

O processo de transformação de um conteúdo em memória de longo prazo está relacionado ao circuito de Papez. Seu trajeto começa no hipocampo, passando pelos corpos mamilares, núcleo anterior do tálamo, fascículo do cíngulo e retornando ao hipocampo. Lesões neste percurso impedem a memorização permanente e a aprendizagem de novos conteúdos. As lembranças mais recentes se perdem, entretanto as lembranças mais antigas permanecem preservadas, por já terem se tornado independentes deste circuito[1].

Considerando-se o eixo sincrônico, os domínios da memorização são relacionados de acordo com seu conteúdo. Enquanto as subdivisões explicativas para memória quanto à sua localização temporal, apesar de algumas discussões, são mais aceitas, a estratificação frente ao conteúdo mnéstico ainda se faz controversa.

O eixo sincrônico é formado pela memória declarativa ou explícita ou relacional e pela memória não declarativa ou implícita ou procedural. A memória declarativa tem como conteúdo materiais que podem ser conscientemente expressos. E a memória não declarativa está circunscrita a situações em que o ato é executado de forma inconsciente[1].

A memória declarativa está relacionada ao processo de recordação, em que o conteúdo pode ser trazido à mente de forma consciente ou intencional, por meio de pensamentos, sem ser necessário o ato de falar. Ou seja, é a capacidade de estocar e recuperar conscientemente experiências prévias[11].

As atividades mais comuns para avaliar memória declarativa se pautam nas etapas de recordação e reconhecimento do processo mnéstico. Em sujeitos saudáveis, além de desempenho adequado, há sensação de familiaridade em relação à informação apresentada.

Squire & Zola[11] dividem a memória declarativa em dois subitens: memória episódica e memória semântica. A memória episódica está relacionada ao registro e recordação de informações referentes a um contexto espacial e temporal, permitindo que a pessoa se lembre de fatos de sua história pessoal, familiar e social, sendo assim uma memória de acontecimentos, que possibilita que o sujeito traga para o presente lembranças que ele reconhece como suas e de seu passado. E a memória semântica engloba conhecimentos adquiridos de fatos gerais, que não têm referência à história pessoal do sujeito. Ou seja, define a didática, o saber, a cultura[12]. Elas diferem entre si já que os dados da memória episódica são ativamente relembrados, enquanto na memória semântica estes são apenas sabidos.

A memória semântica costuma ser altamente organizada, relativamente permanente e independente do contexto. A memória episódica é bem menos organizada, muito sujeita ao esquecimento e dependente do contexto emocional, sendo assim um sistema bastante susceptível a perda de informações[11].

Estas duas entidades são distintas. Prejuízo na região fronto-temporo polar direita afeta a evocação de eventos episódicos. E, por outro lado, a maioria dos prejuízos no hemisfério esquerdo indica dificuldade quanto à evocação de informações semânticas[12,13].

O hipocampo também está relacionado à memória declarativa. Lesões nesta região resultam em dificuldade para evocar o passado recente, sem afetar o passado remoto. Com base nisto, pode-se inferir que o alcance do hipocampo na memória é apenas temporário, estando relacionado apenas a uma etapa do processo mnéstico[14].

A memória depende, inicialmente, do hipocampo, mas com o passar do tempo, sua atuação vai diminuindo com a memória se tornando mais permanente e se estabelecendo em outra área, como o neocórtex.

O hipocampo funciona como um dispositivo que forma relação entre eventos que não estão integrados. Contribui para a formação de novas relações, associando os estímulos em um contexto espacial e temporal para formar um novo conceito. Portanto, a atuação do hipocampo não se estende à etapa, posterior, de recuperação[14].

A memória implícita está relacionada à habilidade de realizar uma ação ou comportamento que originalmente necessitou esforço consciente, mas que, ao longo de seu aprendizado, deixou de requerer resgate consciente ou intencional de como se realizar tal experiência[1]. Dessa forma, a memória implícita se expressa exclusivamente por meio do desempenho e é voltada para mudança de comportamento.

Ao contrário da memória declarativa, o funcionamento da memória não declarativa independe das estruturas do hipocampo[9]. Este se dá de forma implícita, pois o sujeito não tem consciência de sua aquisição ou de que contém aquela informação.

Fazem parte da memória não declarativa: pré-ativação ou acionamento (“*priming*”), memória procedural e condicionamento[2].

O sistema de pré-ativação se refere à influência que um estímulo anteriormente percebido, mas não conscientemente identificado, tem sobre o desempenho presente. Pode ser compreendido como um processo de reconhecimento da informação na ausência de um reflexo consciente, antes que esta seja totalmente explicitada[2].

A pré-ativação pode ser entendida como um sistema de facilitação. É o uso, sem precisar de um acesso consciente, de experiências passadas para facilitar um funcionamento presente. Ou seja, é a capacidade de detectar a partir de uma apresentação em sequência ordinal de itens anteriormente apresentados e se lembrar do todo. Seria a capacidade de usar fragmentos de uma imagem, o início de uma palavra ou frase, por exemplo, como “dicas” que permitem antecipar a totalidade desta imagem, palavra ou frase, antes mesmo que ela se concretize. O neocórtex está diretamente relacionado ao sistema de pré-ativação.

A memória procedural permite adquirirmos hábitos e habilidades, ou seja, o saber fazer, por meio da cognição ou da via perceptivo-motora[1]. Estes são adquiridos gradualmente e, quando concretizados, se tornam automáticos. Tem como exemplos aprender a dirigir, andar de bicicleta e tocar instrumentos musicais. Seu funcionamento está relacionado à estrutura anatômica dos gânglios da base, dependendo principalmente do estriado. Pré-ativação e aprendizado procedural também têm como origem estruturas mesocorticais, cerebelo e gânglios da base[15].

O condicionamento é um processo de aprendizagem e modificação de comportamento por meio de mecanismos de estímulo-resposta sobre o Sistema Nervoso Central dos seres vivos[2].

O condicionamento está relacionado à amígdala nas respostas emocionais, que pode ser exemplificado pelo medo de cachorros por uma pessoa que foi mordida por um em sua infância. E, o cerebelo tem relação com o condicionamento nas respostas da musculatura esquelética, tendo como exemplo o fato de salivarmos ao olharmos ou sentirmos o cheiro de um alimento saboroso, por termos associado estes seus aspectos à alimentação[2].

A Figura 5.2, apresenta os aspectos discutidos sobre o eixo sequencial da memória.

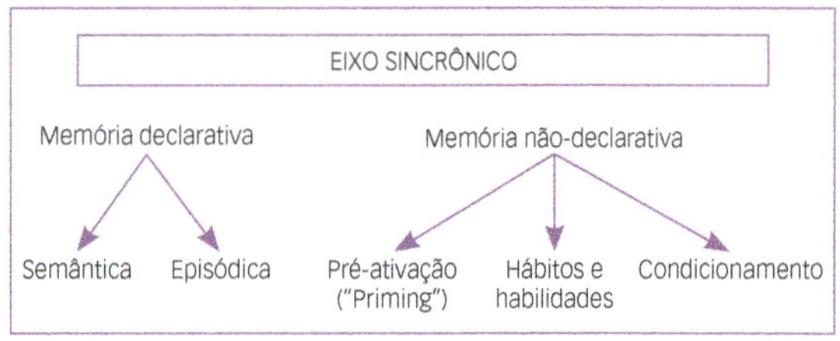

Figura 5.2 – Eixo sequencial.

Patologias relacionadas à memória

Amnésia é a perda de memória, parcial ou completa. Geralmente é temporária e pode ter diversas causas.

Amnésia pode representar sintomas de diversas doenças neurodegenerativas, aquelas em que o sistema nervoso se deteriora progressiva e irreversivelmente, como no caso das demências. Também existem possíveis causas orgânicas, que podem incluir como exemplos: infecções que atingem o tecido cerebral, como encefalites por herpes simples; derrame cerebral; insuficiência vascular; alcoolismo e drogadição. Amnésia pode ser resultado de danos às partes do cérebro vitais para o armazenamento da memória, tais como: traumas físicos, causados por ferimentos ou pancadas na cabeça. E, ainda há fatores psicológicos que podem resultar em amnésia[2].

As amnésias podem ser classificadas em: Amnésia Anterógrada, amnésia retrógrada, amnésia global, amnésia global transitória e Amnésia Funcional.

A Amnésia Anterógrada ocorre após um trauma cerebral e corresponde ao esquecimento de novos conteúdos. Há dificuldade para lembrar eventos recentes, ocorridos a partir do momento do trauma, porém tendo lembrança completa de experiências que ocorreram antes disto[2].

A Amnésia Retrógrada está vinculada ao esquecimento de conhecimentos antigos. Fatos e informações, que eram familiares, previamente adquiridos ao momento do trauma são perdidos. As recordações dos eventos que ocorreram e ocorrem após o trauma permanecem intactas[2,16].

A Amnésia Global é geralmente associada a lesões bilaterais do sistema límbico. Tem como característica Amnésia Anterógrada para todas as funções de memória explícita e Amnésia Retrógrada para as informações ainda não consolidadas; as informações próximas ao momento do trauma são menos acessíveis enquanto dados passados costumam permanecer preservados. Conhecimentos semânticos são mantidos intactos, assim como habilidades sensórias, perceptuais, de atenção, linguagem e motoras, e há certa preservação para alguns tipos de aprendizado implícito[2,17].

A Amnésia Transitória Global tem variadas possibilidades etiológicas. Costuma ocorrer na vida adulta, em torno dos 60 anos de idade, e tem duração curta de até 24 horas. Abrange características principalmente da Amnésia Anterógrada e um pouco da Amnésia Retrógrada. Não são todos os casos que apresentam uma correlação com lesão neuroanatômica específica, apesar de em sua maior parte envolver alteração da região temporolímbica medial[18].

Como fatores de risco para a Amnésia Transitória Global pode-se citar: hipertensão arterial, doenças coronarianas, histórico de derrames ou isquemias transitórias, enxaquecas, hiperlipidemia, diabetes, doenças vasculares periféricas, epilepsia e tabagismo. Dentre essas causas, as três mais comuns são: enxaquecas, epilepsia de lobo temporal e isquemia na distribuição da artéria cerebral posterior; todas envolvendo estruturas do lobo temporal medial. Durante a Amnésia Transitória Global, outras localizações como diencéfalo e regiões corticais e estriatais podem ser afetadas[2,17,18].

Na Amnésia Transitória Global, os eventos que ocorrem no período da Amnésia Anterógrada não voltam à memória após o sujeito ter se recuperado. Novos aprendizados são possíveis, mas não a recordação de eventos durante o período da amnésia. Isso indica que na ausência de funcionamento normal do hipocampo, informações que foram guardadas como memória de curto prazo são perdidas, se tornam desorganizadas, ou são adulteradas. Isso fortalece a teoria, anteriormente mencionada, de que o hipocampo permite que o armazenamento da memória ocorra[2,17].

A Amnésia Funcional está relacionada a quadros que são pobres quanto a substrato neurológico. Geralmente está relacionada a pequenos traumas cranianos, transtornos psiquiátricos, quadros depressivos, estresse, Síndrome de Fadiga Crônica. Nos casos de forte choque psicológico, a amnésia pode surgir como uma das manifestações do Transtorno do Estresse Pós-traumático[2,19].

No caso de traumatismo craniano leve, em que não há prejuízo da estrutura cerebral, a Amnésia Funcional tem associação com Amnésia Retrógrada para memória autobiográfica.

A perda dramática de informações autobiográficas também está relacionada a quadros histéricos e de múltipla personalidade, sendo a maior incidência na terceira década de vida. Além do nome Amnésia Funcional, o termo Amnésia Psicogênica é frequentemente usado nestes casos, em que há um padrão comum de: personalidade pouco desenvolvida, infância e adolescência problemáticas, eventos emocionais negativos como abuso sexual na infância ou adolescência. Esse quadro pode ser interpretado como um mecanismo de defesa e bloqueio para eventos traumáticos anteriores[2,20].

O estresse psicológico pode alterar o funcionamento e as estruturas de áreas límbicas médio-temporais, devido aos glucocorticoides, hormônios relacionados ao estresse. Este caso de Amnésia Funcional está relacionado ao Transtorno de Estresse Pós-traumático, patologia em que ocorre vulnerabilidade para Depressão e manifestação de alterações mnésticas. Especificamente no caso do Transtorno de Estresse Pós-traumático, há uma desregulação endógena dos hormônios relacionados ao estresse, resultando em uma alteração do funcionamento neuronal[21].

Bibliografia

1. Gil R. Neuropsicologia, 2ª ed. Editora Santos: São Paulo, 21-61, 2002.
2. Markowitsch HJ. Memory and Amnesia. In: Principles of behavioral and cognitive neurology, 2 ed. Oxford: New York, 294-307, 2000.
3. Marschark M. Coding processes: Imagery. In: Encyclopedia of Learning and Memory, Macmillan: New York, 1992.
4. Beggs JM, Brown TH, Byrne JH, Crown T, LeDoux JE, LeBar K et al. Learning and Memory: Basic Mechanisms. In: Fundamental Neurosciente, Academic Press: London, 1411-44, 1999.
5. Lezak MD, Howieson DB, Loring DW. Neuropsychological Assessment. 4 ed. Oxford University Press: New York, 2004.
6. Cowey CM, Grenn S. The hippocampus: a working memory structure? The effect of hippocampal sclerosis on working memory. Memory 4:19-30, 1996.
7. Howieson DB, Lezak MD. The neuropsychological evaluation. In: American Psychiatry Press textbook of neuropsychiatry, 4 ed. American Psychiatry Press: Washington, 2002.
8. Baddeley A, Hitch GJ. Working memory. In: The psychology of learning and motivation. Academic Press: New York, 47-90, 1974.
9. Strauss E, Sherman EMS, Spreen O. A Compendium of Neuropsychological Tests: Administration, Norms and Commentary, 3 ed. Oxford University Press: New York, 2006.
10. Baddeley AD. Working memory. Science 255:556-9, 1992.
11. Squire LR, Zola SM. Structure and function of declarative and nondeclarative memory systems. Proc Natl. Acad. Sci 93:13515-22, 1996.

12. Fletcher PC, Shallice T, Dolan RJ. The functional roles of prefrontal cortex in episodic memory. Brain 121:1239-48, 1998.
13. Tulving E. Elements of episodic memory. Oxford University Press: New York, 1983.
14. Wiebw SP, Stäubli UV, Ambros-Ingerson J. Short-term reverberant memory modelo f hippocampal field CA3. Hippocampus: 656-65, 1997.
15. Tulving E, Schacter DL. Priming and human memory systems. Science 247:301-6, 1990.
16. Nadel L, Moscovith M. Memory consolidation, retrograde amnesia and the hippocampal complex. Curr Opin Neurobiol 7:217-27, 1997.
17. Barret DH, Green ML, Morris R, Giles WH, Croft JB. Cognitive functioning and posttraumatic estressedisorder. Am J Psychiatry 153:1492-4, 1996.
18. Frederiks JAM. Transient global amnesia: an amnesic TIA. In: Transient global amnesia and related disorders. Huber Toronto: 28-47, 1990.
19. Gurvits TV, Shenton ME, Hokama H, Ohta H, Lasko NB, Gilbertson MW et al. Magnetic resonance imaging study of hippocampal volume in chronic, combat-related posttraumatic estressedisorder. Biol Psychiatry 40:1091-9, 1996.
20. Markowitsch HJ. Psychogenic amnesia. Neuroimage 20(1):132–8, 2003.
21. Elzinga BM, Bremner JD. Are the neural substrates of memory the final common pathway in posttraumatic estressedisorder (PTSD)? Journal of Affective Disorder 70(1):1-17, 2002.

6 Linguagem

• MARIANA KNEESE FLAKS

Introdução

A Linguagem pode ser compreendida como qualquer meio que sirva para exprimir sensações, ideias ou sentimentos. Sua manifestação se dá por meio de um conjunto de sinais falados (glótica), escritos (gráfica) ou gesticulados (mímica), que representam o sistema simbólico de comunicação da expressão, com gramática e sintaxe organizadas para serem convertidas em um sentido semântico[1]. Desta forma, a linguagem comporta aspectos biológicos e sociais e tem caráter de favorecer a adaptação do indivíduo ao ambiente.

De um ponto neuropsicológico, sabe-se que existe uma assimetria entre os hemisférios cerebrais no que se refere ao seu papel na linguagem. Normalmente, um dos hemisférios cerebrais é dominante tanto para produção como recepção de informações verbais, sendo que esse fenômeno tem uma correlação com a dominância manual. Frequentemente, o hemisfério cerebral dominante para a linguagem é o oposto da lateralidade manual, sendo, então, na maior parte dos casos, o hemisfério esquerdo. Isso é particularmente comum em sujeitos destros, para os quais, em 95% dos casos, o hemisfério dominante para a linguagem é o esquerdo. Contudo, a relação inversa não é necessariamente encontrada em sujeitos canhotos, visto que em apenas um terço dos casos o hemisfério dominante para a linguagem é o direito[2,3].

As áreas de Broca e de Wernicke, que se encontram nos lobos frontal e temporal, respectivamente, têm papel muito importante na linguagem. E somado a estas, outras estruturas dos lobos temporais e pré-frontais esquerdos, além do córtex pré-motor, gânglios da base esquerda, tálamo e área motora suplementar[4].

A fala é um meio especial de comunicação que usa a linguagem como seu principal instrumento, na transmissão de informações. É definida como a faculdade de expressão audível e articulada do homem, produzida pela ação da língua e dos órgãos vocais adjacentes.

A unidade básica da linguagem, a fala, e a unidade básica da expressão narrativa, a frase, podem ser compreendidas como um método para regular ou organizar os pensamentos, tornando-se, assim, instrumento fundamental para a atividade intelectual. Permite análise e generalização de informações recebidas, assim como a formulação de decisões e conclusões. Sendo assim, a fala é um mecanismo regulador do comportamento e fixador do curso de processos mentais[5].

A fala se divide entre fala expressiva e fala impressiva

A fala expressiva está relacionada a uma ideia geral a ser veiculada. Esta é codificada em esquema de fala e tem sua execução posta em operação por meio de auxílio da fala interna[5].

Imagens ou conceitos a serem expressos são convertidos em falas narrativas baseadas em gramática, tomando por base uma organização léxico-semântica. Desta forma, ocorre a transição do pensamento em fala, em que as palavras são organizadas em frases ou expressões[5].

A fala impressiva tem curso oposto à fala expressiva. Esta começa pela percepção de um fluxo de fala recebido de outra fonte, externa. Este conteúdo é decodificado a partir das seguintes etapas: análise da expressão falada percebida, identificação de seus elementos significativos e redução desses elementos a um determinado esquema de fala. Por meio da fala interna, esse esquema é convertido na ideia geral da expressão e o motivo por trás desta é decodificado[5].

A seguir, serão apresentadas algumas das alterações mais comuns de linguagem relacionadas a distúrbios cerebrais adquiridos.

Patologias relacionadas à linguagem

Afasias são desordens relacionadas ao processamento da linguagem devido a alterações de regiões específicas do cérebro. Denotam um mau funcionamento do processo que estabelece a correspondência entre os pensamentos e a linguagem[4,6].

As afasias indicam haver um problema quanto ao processamento simbólico da linguagem, podendo vir a afetar tanto a formulação como a compreensão desta. No caso de prejuízo quanto à formulação da linguagem, o paciente não consegue traduzir seus pensamentos em palavras. E, quando da dificuldade de compreensão da linguagem, o paciente não consegue colocar em imagens as palavras que lhe são faladas por alguém. O primeiro caso é chamado de afasia expressiva e o segundo afasia receptiva. Existem ainda casos em que a afasia é caracterizada por comprometimento de ambos os aspectos da linguagem, formulação e compreensão[3,4].

A afasia, além de afetar a capacidade de comunicação, compromete qualquer habilidade em que seu desempenho final dependa do uso de discurso interno. Ou seja, o prejuízo primário de linguagem pode afetar secundariamente outras funções cognitivas como: tomada de decisão, criatividade e cálculos aritméticos[7].

Deve-se diferenciar a afasia de desordens da percepção, como a surdez, por exemplo, e de alterações confusionais globais. A afasia também não está relacionada à alteração do pensamento, déficits cognitivos generalizados ou específicos de atenção ou memória[7]. Contudo, é importante lembrar que a avaliação da atenção e da memória torna-se uma tarefa especialmente difícil em casos nos quais há alterações de linguagem, já que isso prejudica o entendimento verbal de informações, como por exemplo, as instruções dos testes, e a produção da fala do paciente, algo fundamental quando o examinador pretende ver, por exemplo, a memória episódica de evocação verbal.

As alterações causadas pela afasia não têm origem motora, o que comprometeria a articulação da fala por meio de movimentos descoordenados no discurso, como ocorre na disartria[6,7].

O comprometimento da compreensão da linguagem pode resultar em ausência de respostas ou comportamento social inadequado que podem ser confundidos com negativismo, mutismo seletivo, demência, ou outras condições psiquiátricas[6,7].

As causas mais comuns de quadros afásicos são: traumatismo craniano, derrame, demências degenerativas, como doença de Alzheimer, e tumores cerebrais[3,6].

Quando se fala de afasia, podem ocorrer as seguintes alterações da linguagem: parafasia, circunlóquio, anomia, agrafia e alexia.

A parafasia pode ser de ordem fonêmica ou semântica

A parafasia fonêmica é a produção incorreta de uma palavra ou a substituição de uma palavra alvo por outra cujas sílabas têm semelhança sonora. No primeiro caso, corresponde a uma distorção de uma palavra, omitindo ou adicionando elementos fonêmicos, e no segundo, à sua substituição. Entretanto, a articulação ocorre de forma clara e a palavra é reconhecida[1,3]. Como exemplo, o paciente pode verbalizar "farro" ao invés de "carro". Outro exemplo é quando o paciente, em uma tarefa de nomeação na qual uma figura de um cavalo é apresentada, ao ser auxiliado com a sílaba "ca", verbaliza "cara".

A parafasia semântica representa a seleção incorreta de uma palavra, que pode acontecer de três maneiras diferentes. Em um erro de produção, a palavra alvo é substituída por outra palavra, sendo usada como um sinônimo, como, por exemplo, a frase "sente-se na mesa" ao invés de "sente-se na cadeira". O segundo caso é quando a palavra emitida está semanticamente relacionada à palavra alvo, como, por exemplo, o paciente falar "cortei o cabelo, gostou do pente?" no lugar de "cortei o cabelo, gostou do penteado?". E, há a possibilidade de ocorrer um real erro, situação em que não existe relação entre as palavras, citando as seguintes frases como exemplo: "a ponta de minha moto quebrou, preciso apontá-la" ou invés de "a ponta de meu lápis quebrou, preciso apontá-lo"[1,3].

O circunlóquio pode ser compreendido como um comportamento verbal caracterizado por dificuldade em achar a palavra desejada e por isso falar em demasia. O excesso de fala tem o intuito de substituir a palavra correta, mas o discurso se torna vazio e sem sentido. O discurso começa com um tema específico, vindo a se estender a vários outros tópicos para, por fim, retornar ao tema original, sem que, necessariamente, o sujeito consiga verbalizar o que seria mais relevante[1,2].

A anomia se refere à dificuldade em nomear palavras ou conseguir evocá-las. É um prejuízo patológico em achar palavras que não está relacionado à limitação de vocabulário. Também existe a disnomia, sendo esta um comprometimento menos pronunciado que anomia[1,2,5].

A agrafia é a dificuldade adquirida de escrita ou capacidade de soletrar palavras[1,2].

A alexia ou dislexia adquirida representa o comprometimento adquirido da habilidade de leitura. É importante frisar que a dislexia adquirida difere da dislexia como distúrbio de aprendizagem. A primeira representa uma alteração da capacidade de leitura adquirida ao longo da vida frente a uma condição mórbida, enquanto que a segunda representa um desenvolvimento atípico dessa habilidade[1,2,5].

A classificação das afasias está relacionada aos diferentes domínios da linguagem afetados. A seguir, serão descritos os quadros de afasias mais comuns.

Afasia de Broca

O cientista francês Pierre Paul Broca, em 1861, localizou na zona posterior do terceiro giro frontal esquerdo, a parte motora da fala, apontando para uma dificuldade em falar quando de uma lesão nessa região. Essa dificuldade ocorre apesar da capacidade de compreensão da linguagem estar preservada.

Na Afasia de Broca, a linguagem espontânea encontra-se restrita, marcada por estereotipias e desintegração fonética. O discurso é lento, não fluente, com reduzido número de palavras e longas pausas entre estas, somado à falta de modulação melódica[2-4].

O ato de se comunicar requer esforço, mas pode ser feito com certo sucesso. A seleção das palavras usadas é, geralmente, correta para a designação de nomes de pessoas, objetos e locais, porém menos efetiva quanto às conjugações verbais[2-4].

A habilidade de repetir palavras ordenadas em forma de sentença mostra-se comprometida, pois estas são dispostas em sequência aleatória. Apesar disto, a aptidão de compreensão de seu significado mantém-se intacta[2-4].

Existe certo grau de dificuldade quanto à capacidade de nomeação, entretanto a intensidade de depende da categoria gramatical à qual as palavras geradas pertencem [8,9].

Podem ocorrer distorções quanto à produção de sons referente a letras que formam uma palavra, ou ainda, omitir ou adicionar uma letra à palavra [2,3].

Há presença de sinal neurológico associado aos prejuízos mencionados, sendo estes de fraqueza muscular do braço e face (hemiparesia), ambos do lado direito [4,5].

A localização cerebral dos déficits relacionados á Afasia de Broca está relacionada às regiões do opérculo frontal, ínsula e quadrilátero de Pierre Marie [6].

Afasia de Wernicke

O neurologista alemão Carl Wernicke, em 1873, localizou na zona do terço posterior do giro temporal superior esquerdo a fala sensorial.

A Afasia de Wernicke abrange uma dificuldade de compreensão da fala quando de uma lesão nessa região. Há um déficit sensorial da linguagem, que torna a pessoa incapaz de reconhecer palavras faladas, mesmo quando com audição intacta[1,2,9,10].

Há características na Afasia de Wernicke que se assemelham com as da Afasia de Broca, sendo estas: dificuldade em repetir sentenças, construir fonemas e de nomeação[2,9-11].

Outros aspectos que se restringem apenas à Afasia de Wernicke. O discurso espontâneo é fluente, realizado sem esforço, com melodia apropriada e em velocidade adequada. Porém, ele é logorreico e com uso de jargões, sem que o paciente seja capaz de falar algo que tenha coerência com o contexto[3,4,10,11].

Ocorrem escolhas erradas de fonemas ou palavras, estas não representam o significado do que se quer expressar. Isto pode vir a tornar o discurso inviável de compreensão. Devido a este entrave, é comum o paciente com Afasia de Wernicke fazer uso excessivo de palavras como "coisa" com intuito de substituir a palavra que não está sendo capaz de usar[2,10-12].

Há dificuldade de compreender as sentenças que ouve[9, 12].

A capacidade de produzir adequadamente sons individuais está preservada. Entretanto, a sequência destes sons em uma palavra é trocada, somado ao fato de poder adicionar ou subtrair fonemas de forma a distorcer a ordem fonêmica de determinada palavra. Este comprometimento não está relacionado a questões de ordem motora[2,4,12].

No caso da Afasia de Wernicke não há sinais neurológicos de hemiparesia ou perda sensória, mas ocorre perda de parte do campo visual (hemianopsia)[2-5].

As alterações encontradas na Afasia de Wernicke têm localização mais específica no setor posterior do córtex associativo esquerdo[9,12].

Afasia de condução

Repetir sentenças corretamente, construir fonemas de modo efetivo e nomear objetos adequadamente estão comprometidos no caso de Afasia de Condução. Esses prejuízos são semelhantes aos apresentados nas Afasias de Broca e Wernicke. E o que as diferencia destas duas é o fato de na Afasia de Condução a produção do discurso é compreensível, assim como a capacidade de compreensão auditiva está preservada[9,13].

Como sinais neurológicos associados, pode-se mencionar fraqueza facial do lado direito e sinais parietais, tal como desorientação espacial. Não há alterações de ordem motora[2,4,5,13].

As áreas afetadas no caso da Afasia de Condução são o giro supramarginal, ínsula e córtex auditório primário esquerdo[5].

Afasia global

No caso da Afasia Global há perda quase que generalizada da capacidade de compreensão da linguagem e formulação de discurso, combinando ambas as características das Afasias de Broca e de Wernicke[2,10].

O discurso espontâneo se restringe a apenas poucas palavras e sentenças. Palavras estereotipadas são usadas repetitivamente com o propósito, em vão, de facilitar a comunicação[2,14].

A compreensão auditiva se restringe a limitado número de palavras.

A compreensão gramatical de sentenças elaboradas não ocorre, assim como o reconhecimento gramatical de palavras[4,14].

Como sinais neurológicos associados aparecem fraqueza facial direita e hemiplegia direita. A hemiplegia é um indício de prejuízo da região anterior e posterior da linguagem, gânglios da base, ínsula, córtex auditivo. Geralmente, este vasto comprometimento de paralisia de toda uma metade do corpo é causado por infarto da artéria cerebral média[10].

Nos casos de hemiparesia transitória ou nenhum comprometimento da força muscular, ou seja, ausência de hemiplegia, o prejuízo se restringe a duas áreas cerebrais, as regiões frontal e parietotemporal. Nestas circunstâncias, a etiologia pode ser devido a derrame embólico ou metástase cerebral[2,4,14].

Afasia transcortical

A Afasia Transcortical se diferencia de todas as outras afasias mencionadas devido à capacidade preservada de repetição de sentenças[10].

A Afasia Transcortical se divide em três tipos: motora, sensorial e mista.

A Afasia Transcortical Motora é caracterizada por fala espontânea comprometida, podendo alcançar mutismo. As capacidades de compreensão, repetição e leitura estão preservadas. O comprometimento existe quanto à nomeação e escrita, sendo esta última caracterizada por agrafia. Os sinais neurológicos associados são de hemiplegia, porém inconstante. E tem como alterações estruturais cerebrais as regiões anterior e superior à área de Broca[4,15,16].

A Afasia Transcortical Sensorial apresenta preservação do discurso espontâneo e, parcialmente, da capacidade de repetição, pois ecolalias podem ocorrer. Há prejuízo da habilidade de compreensão, em nomeação aparecem parafasias, alexia na leitura e agrafia na escrita. Existem sinais neurológicos associados de hemianopsia[4]. As lesões cerebrais se dão nas áreas do córtex temporal e parietal, ao redor da área de Wernicke[15,16].

A Afasia Transcortical Mista engloba tanto a motora como a sensorial. A única função preservada é a capacidade de repetição. Há déficits na linguagem espontânea, na compreensão e na nomeação, sendo este último em intensidade severa. Tanto as habilidades de leitura quanto as de escrita apresentam tamanho comprometimento a ponto de estarem praticamente ausentes[4]. Os sinais neurológicos associados são de hemiplegia e hemianopsia e as lesões cerebrais vastas[10,15,16].

Bibliografia

1. Loring DW. INS Dictionary of Neuropsychology. Oxford University Press: New York, 1999.

2. Joanette Y, Ansaldo AI, Kahlaoui K, Côté H, Abusamra V, Ferreres A, Roch-Lecours A. Impacto de las lesiones del hemisferio derecho sobre las habilidades lingüísticas: perspectivas teórica y clínica. Rev Neurol 46(8):481-8, 2008.

3. Démonet JF, Thierry G, Cardebat D. Renewal of the Neurophysiology of Language: Functional Neuroimaging. Physiol Rev 85:49–95, 2005.

4. Ardila A. Las Afasias. Department of Communication Sciences and Disorders, Florida International University: Florida, 2006.

5. Gil R. Neuropsicologia, 2ª ed. Editora Santos: São Paulo, 21-61, 2002.

6. Damasio AR, Damasio H. Aphasia and the neural basis of language. In: Principles of behavioral and cognitive neurology, 2 ed. Oxford: New York, 294-307, 2000.

7. Lezak MD, Howieson DB, Loring DW. Neuropsychological Assessment. 4 ed. Oxford University Press: New York, 2004.

8. Damasio AR, Tranel D. Nouns and verbs are retrieved with differently distributed neural systems. Proc Natl Acad Sci 90:4957-60, 1993.

9. Ardila A. Orígenes del lenguaje: un análisis desde la perspectiva de las afasias. Rev Neurol 43:690-8, 2006.

10. Damasio H. Anatomical and neuroimaging contributions to the study of aphasia. In: Handbook of neuropsychology. Elsevier: Amsterdam, 3-46, 1987.

11. Côté H, Payer M, Giroux F, Joanette Y. Towards a description of clinical communication impairment profiles following right-hemisphere damage. Aphasiology 21:739-49, 2007.

12. Selnes OA, Knopman DS, Niccum N, Rubens AB. The critical role of Wernicke's area in sentence repetition. Arch Neurol 17:549-57, 1985.

13. Benson DF, Sheremata WA, Bourchard R, Segarra JM, Price DL, Geschwind N. Conduction aphasia: a clinicopathological study. Arch Neurol 38:339-46, 1973.

14. Tranel D, Biller J, Damasio H, Adams H, Cornell S. Global aphasia without hemiparesis. Arch Neurol 44:304-8, 1987.

15. Goodglass HG. Understanding aphasia. Academic Press, London, 1993.

16. Freedman M, Alexander MP, Naeser MA. Anatomic basis of transcortical motor aphasia. Neurol 34:409-17, 1984.

7

Funções executivas no idoso: teoria, avaliação e estimulação

- EDUARDO MOREIRA DE OLIVEIRA
- EVANY BETTINE DE ALMEIDA
- THAÍS BENTO LIMA DA SILVA

Introdução

Como já destacado em capítulos anteriores deste livro, é da fisiologia do envelhecimento humano que habilidades cognitivas venham a declinar, algumas mais do que outras, e em períodos diferentes do processo. Deste modo, o mesmo não poderia ser diferente para as Funções Executivas, habilidade esta que será mais bem detalhada ao longo deste capítulo.

O termo funções executivas indica uma série de habilidades cognitivas e princípios de organização necessários para lidar com as situações flutuantes e ambíguas do relacionamento social e para uma conduta apropriada, responsável e efetiva[1]. Ademais, consiste em um conjunto de processos cognitivos que, de forma integrada, permitem ao indivíduo direcionar comportamentos a metas, avaliar a eficiência e a adequação desses comportamentos, abandonar estratégias ineficazes em prol de outras mais eficientes e, desse modo, resolver problemas imediatos, de médio e de longo prazo. Os processos cognitivos integrantes das Funções Executivas são: planejamento, controle inibitório, tomada de decisões, flexibilidade cognitiva, memória operacional, atenção, categorização, fluência, criatividade, integração de detalhes de modo coerente e o manejo de múltiplas fontes de informação, coordenados com o uso de conhecimento adquirido[2,3].

Na década de 1980, acreditava-se que as funções executivas fossem um sistema atencional supervisor baseado em dois processos complementares operando na seleção e no controle da ação. Um mecanismo de contenção seria responsável pelo controle automático em atividades rotineiras e outro sistema atencional supervisor seria responsável pelo controle consciente em situações caracterizadas como novidade[4].

A principal característica das funções executivas é a organização temporal do comportamento dirigido a objetivos. Esta organização é alcançada pela coordenação conjunta e hierárquica de três funções cognitivas: a) memória de trabalho, b) atenção motora (preparação para ação), c) controle inibitório[5], características estas que colocam as Funções Executivas como um dos aspectos mais complexos da cognição humana[6].

De forma mais específica, o funcionamento executivo é responsável pela capacidade de planejamento e desenvolvimento de estratégias para atingir metas, o que requer flexibilidade de comportamento, além de estarem relacionadas ao raciocínio abstrato, às características de personalidade, e à teoria da mente[5]. São de extrema importância para o controle das habilidades mentais, funcionando como um maestro que ordena quando outras funções iniciarão ou cessarão suas atividades.

O desempenho das Funções Executivas está relacionado à capacidade do indivíduo que envelhece de tomar decisões apropriadas, exibir julgamento adequado e manter uma vida independente. Todavia, prejuízos em subcomponentes das Funções Executivas, como planejamento, tomada de decisão, organização e flexibilidade, afetam profundamente adultos ao longo do envelhecimento, podendo ocasionar dificuldades na realização de atividades de vida diária e no manejo das finanças. Além do mais, a disfunção executiva pode estar associada à depressão na população idosa[5].

As hipóteses sobre o sistema executivo foram desenhadas a partir de observações de pacientes que sofreram danos ao lobo frontal. Os pacientes exibiam ações e estratégias desorganizadas para as tarefas diárias, embora parecessem executar normalmente tarefas de memória, aprendizagem, linguagem e raciocínio. Supostamente, imaginou-se que para esse comportamento extraordinário, deveria haver um sistema engenhoso que coordenasse os demais recursos cognitivos[7].

Nos lobos frontais encontram-se os córtices pré-frontais (Figura 7.1). O córtex pré-frontal pode ser subdividido anatomicamente em várias regiões, com interconectividade entre elas e entre outras regiões do cérebro, tráfego este que favorece o controle cognitivo. Sua localização espacial favorece o controle executivo, pois possibilita grande troca de informações com áreas de processamento sensorial, região cortical e subcortical responsável pelo controle motor, além de estruturas límbicas envolvidas com memória, afeto e recompensa. Ademais, o córtex pré-frontal codifica informações visuais, auditivas, táteis, olfatórias, bem como memórias recordadas e respostas comportamentais[8].

Esta função de sintetizar as diversas informações, ambientais e externas, possibilita a elaboração de comportamento objetivo, dirigido à resolução de problemas da melhor maneira possível[8].

Algumas teorias defendem que as diferentes áreas do córtex pré-frontal estão envolvidas em diferentes aspectos das funções executivas[9]. Segundo Petrides[10], regiões laterais inferiores do córtex pré-frontal (áreas de Brodmann [BA] 45, 47) mantém informações na memória de trabalho, enquanto regiões dorsolaterais mediais (BA 9, 46) realizam controle executivo sobre estas informações. Outras teorias sugerem que o controle do córtex pré-frontal é organizado de maneira hierárquica, em que regiões anteriores do córtex pré-frontal usam informações geradas internamente para guiar o comportamento, enquanto regiões frontais usam informações ambientais.

Estudos baseados em neuroimagem sugerem que regiões posteriores da região dorsolateral do córtex pré-frontal possibilitam o foco atencional sobre processos relevantes. Por outro lado, a área medial da região dorsolateral do córtex pré-frontal faz a seleção entre as representações distintas identificadas em determinados processos como, por exemplo, separar uma palavra grafada em vermelho em um fundo azul[9,11].

Porções posteriores do córtex cingulado anterior dorsal parecem estar mais envolvidas em estágios mais tardios dos aspectos de seleção, sendo sensível principalmente a fatores envolvidos com respostas. Já as porções anteriores do córtex cingulado anterior dorsal parecem ter envolvimento em processos de avaliação da resposta, posto que a atividade neural nesta região aumenta quando a probabilidade de cometer um erro aumenta[12].

As mudanças no circuito frontoestriatal (circuito neural integrado ao córtex pré-frontal lateral, que acessa as informações relacionadas à memória operacional) são, possivelmente, as causas mais relevantes de redução da capacidade de função executiva em idosos sem demência. A diminuição das funções executivas repercute na formação de memórias, pois, sabidamente atua no armazenamento e na recordação de informações[13].

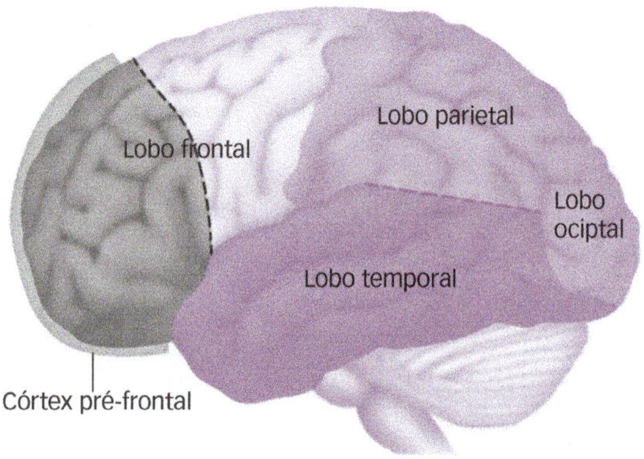

Figura 7.1 – Localização espacial do córtex pré-frontal (em cinza).

Embora as dificuldades executivas não estejam limitadas às tarefas de memória, podem ser a causa principal de dificuldades de memória experimentadas por pessoas idosas, visto que os processos executivos integram detalhes temporais de episódio passados, trazendo-os de volta à consciência[13].

A disfunção executiva é caracterizada pela incapacidade de elaborar ações adaptativas[6]. No cotidiano, observa-se dificuldade em iniciar tarefas, empobrecimento de estimativa de tempo, dificuldade em alternar entre duas tarefas, dificuldade no controle de impulsos, dificuldade de planejamento e sequenciamento cronológico, impaciência e labilidade emocional[14].

Ao longo do processo de envelhecimento, podem ser encontrados déficits nas tarefas neuropsicológicas da memória episódica e do controle executivo. Tais ocorrências se dão, principalmente, na associação entre diminuição de processamento da informação, nos processos atencionais, nos processos inibitórios e na flexibilidade cognitiva[15].

Avaliação neuropsicológica das funções executivas

Um dos maiores desafios relativos ao exame das funções executivas refere-se à obtenção de uma situação pouco estruturada na qual o paciente possa demonstrar sua própria capacidade de organização e gerenciamento de recursos cognitivos. Magila e Caramelli[16] documentam que durante a avaliação neuropsicológica tradicional o examinador determina as tarefas, oferece material necessário, indica modos de execução e o que se espera como resultado, e a maioria dos testes cognitivos dão pouca margem a comportamentos arbitrários. Assim, comprometimentos discretos das funções executivas podem passar despercebidos.

Ainda segundo estes autores, embora as diversas habilidades que constituem as funções executivas sejam usualmente tomadas de modo isolado para fins descritivos, contribuem concomitantemente para o desempenho global, sendo, portanto, muitas vezes difícil determinar exatamente qual dos vários componentes contribui mais preponderantemente para o problema do paciente. Mais especificamente, mesmo os testes que pretendem acessar certa habilidade particular também dependem de outras capacidades para serem adequadamente cumpridos. Estas interações, bem como a influência de variáveis demográficas, não devem deixar de ser consideradas.

Axelrod et al.[17] examinaram 80 idosos recrutados na comunidade utilizando-se o Miniexame do Estado Mental (MEEM), e através da avaliação específica das FEs com o teste de seleção de cartas de Wisconsin (*Wisconsin Card Sorting Test*), subteste Semelhanças da Escala de Inteligência de Wechsler para Adultos (*Wechsler Adult Inteligence Scale,* WAIS), a prova de fluência para desenhos. Foram encontradas correlações significativas entre os resultados das provas de funções executivas e o MEEM. Assim, os autores concluíram que o MEEM é sensível às mudanças no funcionamento frontal de idosos normais e, portanto, pode ser considerado um instrumento válido para a detecção de disfunções executivas. Alternativamente, o pior desempenho no MEEM detectado neste estudo pode ser considerado simplesmente um prejuízo secundário à disfunção executiva também observada.

Particularmente em relação ao envelhecimento normal, estudos têm demonstrado mudanças na capacidade de desempenho em provas destinadas à avaliação das funções executivas, ainda que não exista consenso sobre sua natureza, se primária ou decorrente de prejuízos em outras habilidades cognitivas tais como memória[4], ou rapidez perceptual[18].

Outro teste de grande importância na avaliação neuropsicológica para avaliar funções executivas é o Teste do Desenho do Relógio (*Clock Drawing Test*). Este teste é de fácil aplicação e pode avaliar a habilidade visuoespacial e construtiva, e funções executivas, refletindo o funcionamento dos lobos frontal, temporal e parietal[7]. Para a realização do teste, o paciente é solicitado a desenhar um relógio em uma folha em branco e depois lhe é pedido para desenhar os ponteiros marcando o horário de onze horas e dez minutos. A classificação da pontuação descrita por Sunderland et al.[19] varia de um a dez, sendo "um" para pior desempenho, e "dez" para o melhor desempenho. O critério para a atribuição de pontos se baseia em uma tabela que atribui pontos a cada atitude esperada para o desenho correto do relógio.

Outro teste frequentemente utilizado para avaliar as funções executivas é o Teste de Trilhas (Figura 7.2), que foi desenvolvido em 1938, com o nome de *Partington`s Pathways or Divided Attention Test* e fez parte do Teste Individual de Habilidade Geral do Exército dos Estados Unidos (*Army Individual Test Battery* – 1944)[7]. O teste original é aplicado em duas etapas: etapa A e etapa B. Em ambas, o teste propriamente dito é precedido por um treinamento curto do percurso a ser executado, para verificar se o avaliado compreendeu as instruções. Na etapa A pede-se ao paciente que, com uma linha contínua ligue, de forma crescente, 25 círculos numerados (1 a 25) e distribuídos de forma aleatória em uma folha de papel. Na etapa B os círculos apresentam-se com treze números e doze letras, distribuídos ao acaso, e que devem ser unidos alternadamente na sequência número/letra (1-A, 2-B, 3-C, etc.).

O tempo de execução para cada um dos testes é limitado a quatro minutos ou a três erros. Esta segunda etapa visa mensurar, além de atenção visual, habilidade grafomotora, sequência e flexibilidade mental[7].

Outro instrumento bastante utilizado para avaliar as funções executivas é o subteste Dígitos da Bateria de Inteligência Wechsler para Adultos - III[20]. O teste possui duas maneiras de aplicação: a chamada "forma direta"; e a chamada "forma inversa". A forma direta permite a avaliação da atenção auditiva e a forma inversa avalia a memória operacional. Na forma direta, são ditos três Wechsler números aleatórios e o idoso deve repeti-los na mesma sequência, assim que o examinador terminar de dizê-los. Cada vez que o idoso repete corretamente a sequência, um novo número é adicionado aumentando, assim, o grau de dificuldade. A ordem numérica inicia-se com três dígitos e são acrescidos novos dígitos a cada acerto até a quantidade máxima de nove dígitos. Na forma inversa, o examinando ouve a ordem numérica, mas deve repeti-la em ordem inversa. A ordem inicia com dois dígitos indo até seis dígitos. Cada sequência possui determinada pontuação, e a pontuação é atribuída, em ambos os casos, à última sequência lembrada em ordem correta.

Kristensen[5] documenta que a partir da verificação de limitações apresentadas por testes como a Torre de Hanói, McCarthy e Shallice desenvolveram a Torre de Londres, na qual a dificuldade de cada problema poderia ser facilmente graduada. A Torre de Londres (Figura 7.2) consiste em uma base com três hastes verticais de tamanhos diferentes, sobre os quais o indivíduo deve manipular três esferas de cores diferentes para alcançar, no menor número possível de movimentos, e movendo somente uma esfera por vez, a configuração apresentada no modelo. Embora o principal subcomponente executivo envolvido na realização desta tarefa seja a capacidade de planejamento, uma revisão sugere a participação adicional da memória operacional e de mecanismos inibitórios.

Outro conjunto de testes muito importante para a avaliação das funções executivas são os testes de labirintos. Originalmente desenvolvidos por Porteus na década de 1950, foram posteriormente incorporados às escalas Weschsler de Inteligência. São recursos importantes à disposição do clínico na avaliação de problemas de planejamento, especialmente se for solicitado ao paciente que descreva as estratégias empregadas durante o teste e os motivos que os conduziram à escolha dessas estratégias[1].

Outra maneira de avaliar dificuldades de planejamento é propor cenários ou objetivos da vida real do paciente e solicitar que ele estruture, ou mesmo execute os procedimentos necessários para atingir esses objetivos. Situações comumente empregadas envolvem planejar uma festa de aniversário, planejar as férias ou ir ao supermercado, com uma quantia limitada de dinheiro, e comprar itens específicos de uma lista[5,21,22].

Kristensen[5] documenta que o Teste de Stroop (*Stroop Color-Word Test*) (Figura 7.2) é um procedimento muito difundido na investigação em psicologia cognitiva e neuropsicologia clínica, e que apesar da grande variabilidade entre as diferentes versões em uso, o desempenho do indivíduo é comumente testado em relação a três tarefas: leitura de palavras, nomeação de cores e nomeação de palavras coloridas[1].

O efeito de interferência originalmente descrito por Stroop é notável na terceira tarefa, em que o indivíduo deve falar a cor da tinta com que uma palavra (o nome de uma cor) fora escrita, inibindo a leitura da palavra[5]. A investigação por meio de análise fatorial sugere que mecanismos inibitórios, bem como componentes verbais da memória operacional, participam desta tarefa[23]. Também é sugerido que o sistema atencional supervisor participe no momento em que o sujeito deve subjugar uma resposta preponderante (supostamente automática) para executar a demanda da tarefa[1].

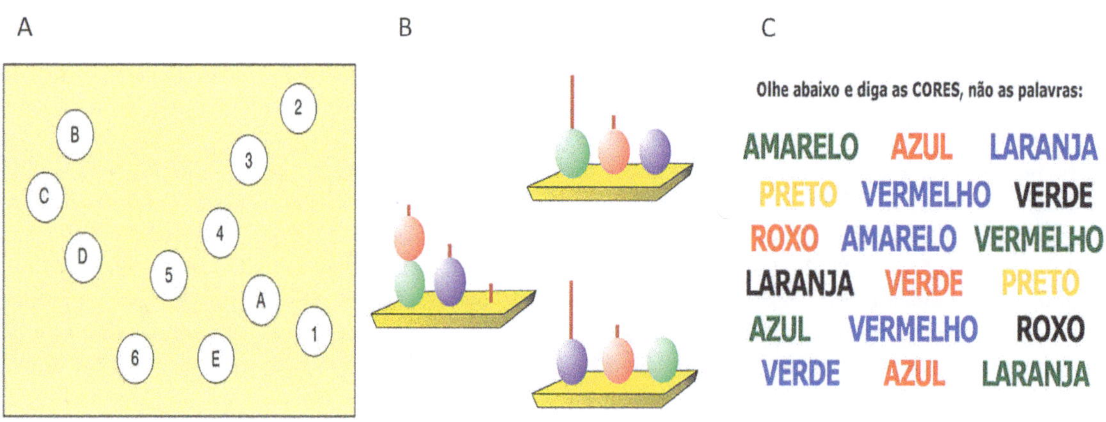

Figura 7.2 – Testes para avaliação das funções executivas.
Testes para avaliação das funções executivas. A) Teste de Trilhas, exemplificando a etapa B do teste, com números e letras intercaladas, para que sejam ligados sequencialmente. B) Torre de Londres; à esquerda a posição modelo. Acima, a modalidade fácil, com dois movimentos mínimos. Abaixo a modalidade difícil, com cinco movimentos mínimos. Em ambas as modalidades, a disposição final das cores deve ser igual à do modelo. C) Teste de Stroop: deve-se dizer a cor da palavra, e não lê-la.

Royall et al.[23] pontuam que outro instrumento muito interessante para a avaliação das funções executivas é o Teste de Wisconsin de ordenação de cartas (*Wisconsin Card Sorting Test*; WCST), que foi originalmente desenvolvido na década de 1940, com o objetivo de avaliar o raciocínio abstrato e a habilidade para alternar estratégias cognitivas. Kristensen[5] ressalta que o teste de Wisconsin de ordenação de cartas é atualmente considerado um dos melhores instrumentos disponíveis para a avaliação das funções executivas.

Com o uso deste teste, é possível obter a pontuação para o número de categorias atingidas, respostas perseverativas, erros perseverativos e não perseverativos, falhas em manter o conjunto de regras e eficiência no aprendizado[1]. Por exemplo, a perseveração ocorre quando o indivíduo mantém uma regra de ordenação incorreta, mesmo após ser informado continuamente pelo examinador sobre seus erros.

Algumas das desvantagens do Teste de Wisconsin incluem o longo tempo e a dificuldade na aplicação, bem como a baixa especificidade a prejuízos em estruturas encefálicas anteriores. Isto é sugerido pela elevada variabilidade encontrada entre pacientes com lesões frontais e mesmo lesões em estruturas posteriores[24], ainda que estudos de neuroimagem tenham repetidamente demonstrado uma ativação preferencial do circuito pré-frontal dorsolateral na execução do teste[23].

É importante salientar que as tarefas citadas representam uma pequena amostra de um amplo conjunto de testes que avaliam funções executivas. Os resultados obtidos em qualquer tarefa individual não devem ser tomados como diagnóstico, e levar os profissionais da atenção a criar conclusões sobre a presença de disfunção executiva[22]. Por outro lado, a aplicação de algumas dessas tarefas em grupos de indivíduos com diferentes faixas etárias pode fornecer um esboço sobre o desenvolvimento geral das funções executivas ao longo do curso de vida e, em particular, o efeito da idade associado ao funcionamento executivo[25].

Fluência verbal no envelhecimento normal e patológico

Inúmeras tarefas foram criadas com o objetivo de mensurar aspectos das funções executivas. Dentre eles, destaca-se no universo do envelhecimento o teste de fluência verbal. Nele, o entrevistado deve nomear exemplares de uma determinada categoria semântica, como animais e frutas, ao longo de um minuto, em que as respostas devem ser marcadas por quartis de tempo. Como em outras tarefas cognitivas, vários aspectos da cognição são avaliados nesta tarefa de modo integrado, neste caso, atenção, riqueza de vocabulário, capacidade de inibir o processamento de outras categorias, e a realização de uma busca mental com restrições[16].

O teste de fluência verbal, apesar de ter aplicação simples, é uma tarefa cognitiva complexa. É muito sensível a todo tipo de dano cerebral, apontando, precocemente, os processos de deterioração executiva. O teste foi recomendado pelo Departamento Científico de Neurologia Cognitiva e do Envelhecimento, da Academia Brasileira de Neurologia[26] para o rastreio das demências. Aliado a testes como o Miniexame do Estado Mental[27], tem sido aplicado para determinar quais idosos apresentariam risco elevado para quadros demenciais e necessitariam de exames mais aprofundados. Alguns estudos realizados no Brasil e no exterior corroboram a utilidade do teste de fluência verbal para esta finalidade[28-31].

Um pior desempenho nas tarefas de fluência verbal pode sugerir alterações em pelo menos três diferentes funções cognitivas subordinadas. A fluência verbal é muitas vezes usada como um teste de memória verbal (armazenamento léxico e semântico), pois é necessário um processo de armazenamento e acesso das informações semânticas. A organização da informação semântica pode ser mediada pelo lobo temporal, pois estudos comprovam que pacientes com a Doença de Alzheimer e pacientes com lobotomia temporal têm pior desempenho em fluência verbal, devido a falhas na memória verbal[32].

No teste de fluência verbal, os erros devem ser cuidadosamente analisados, pois fornecem informações qualitativas de certos tipos de transtornos cognitivos (exemplo: repetições, inclusão de outras letras ou categorias, parafasias e outros). A fluência verbal limitada também pode estar associada à perda da iniciativa ou à dificuldade em compreender e seguir regras[33]. A ordem de produção das palavras sugere o tipo de estratégia utilizada pelo sujeito. A eficiência no teste requer a generalização de palavras dentro de subcategorias (agrupamentos) e trocas para uma nova subcategoria, quando a primeira se esgotar. Os agrupamentos dependem de processos de memória verbal e estão relacionados ao lobo temporal. Por outro lado, as trocas exigem flexibilidade mental e estão relacionadas ao lobo frontal e funções executivas[34].

Rodrigues et al.[32] documentaram que a velocidade psicomotora é um dos fatores cognitivos importantes na fluência verbal, uma vez que a lentidão psicomotora da fala pode reduzir a produção da quantidade de palavras sem afetar a qualidade do desempenho. Sendo assim, o processo de resgate e o léxico semântico podem estar intactos, mas a velocidade psicomotora justificaria o pior desempenho. Existem ainda estudos relacionados a gênero, em que se verificou melhor desempenho para os homens na prova semântica, e outros em que as mulheres geraram maior número de palavras na prova fonológica[32].

Grande parte dos estudos relacionados às funções executivas foi realizada em ambientes ambulatoriais. No âmbito internacional, o estudo de Carnero et al.[30] objetivou averiguar o quanto a escolaridade influenciaria a fluência verbal de pacientes idosos sem demência. Os participantes do estudo apresentavam as seguintes características: tinham mais de 55 anos, não apresentavam queixas de memória, não tinham déficits cognitivos e também não apresentavam suspeita de déficit funcional ou cognitivo, segundo os acompanhantes.

Os pacientes foram classificados entre portadores e não portadores de patologias que poderiam gerar declínio cognitivo. Por meio dos resultados verificou-se que os sujeitos menos escolarizados apresentavam menor escore no teste de fluência verbal e menor variedade de animais mencionados. O diagnóstico mostrou uma associação significativa com a fluência verbal semântica no modelo de regressão ajustada. Concluiu-se que a escolaridade pode exercer grande influência na memória semântica e operacional, nas funções executivas e no funcionamento cognitivo frontal geral.

Treino cognitivo para funções executivas

É possível que intervenções cognitivas tragam benefícios para o desempenho em tarefas de funções executivas. O treino cognitivo com foco na memória episódica tem gerado resultados significativos entre idosos brasileiros[35-38], entretanto, ainda é raro encontrar estudos brasileiros cujos pesquisadores tenham oferecido treino em atividades associadas às funções cognitivas.

Na literatura internacional, encontram-se documentados os benefícios dos treinos com foco na memória de trabalho (que se aproxima do conceito de funções executivas por envolver armazenamento e processamento de informações simultaneamente e controle mental) que parecem gerar melhora significativa neste aspecto da memória, assim como no controle executivo por meio de treinos não computadorizados[39,40]. Entretanto, embora sejam pesquisas bem delimitadas, muitas se baseiam no treino envolvendo atividades computadorizadas em lesões cerebrais focais.

Estudo de Lima-Silva et al.[41] aponta para a dificuldade em desenvolver um treino cognitivo que vise apenas a estimulação das funções executivas, posto que algumas atividades possam envolver outros subsistemas de memória. Esta dificuldade em desenvolver treinos mais específicos se dá, principalmente, pela pouca produção nacional referente ao tema, em que os métodos estejam adequados ao que se propõem.

Bibliografia

1. Lezak MD, Howieson DB, Loring DW. Neuropsychological assessment. Oxford University Press, 2004.

2. Kelly TP, Borril HS, Maddell DL. Development and assessment of executive function in children. Child Psychol Psychiat Rev 1:46-51, 1996.

3. Malloy-Diniz LF, Paula JJ, Loschiavo-Alvares FQ, Fuentes D, Leite WB. Exame das funções executivas. In: Avaliação neuropsicológica. Artmed: 94-111, 2010.

4. Foos PW. Adult age differences in working memory. Psychology and Aging 4:269-75, 1989.

5. Kristensen HC. Funções executivas e envelhecimento. In: Cognição e Envelhecimento. Artmed: Porto Alegre, 6:97-108, 2006.

6. Baddeley AD, Wilson B. Frontal amnesia and the dyexecutive syndrome. Brain and Cognition 7:212-30, 1988.

7. Yassuda MS, Abreu VPS. Avaliação Cognitiva em Gerontologia. In: Tratado de Geriatria e Gerontologia. Guanabara-Koogan: Rio de Janeiro, 130:1236–45, 2006.

8. Miller EK, Wallis JD. Executive function and high-order cognition: definition and neural substrates. Encyclopedia of neuroscience 4:99-104, 2009.

9. Banich MT. Executive function: the search for an integrated account. Current directions in psychological science 18(2):89-94, 2009.

10. Petrides M. Lateral prefrontal cortex: Architectonic and functional organization. Philosophical Transactions of the Royal Society of London B. Biological Sciences 360:781–95, 2005.

11. Milham MP, Banich MT, Barad V. Competition for priority in processing increases prefrontal cortex's involvement in top-down control: An event-related fMRI study of the Stroop task. Cognitive Brain Research 17:212–22, 2003.

12. Milham MP, Banich MT. Anterior cingulate cortex: An fMRI analysis of conflict specificity & functional differentiation. Human Brain Mapping 25:328–35, 2005.

13. Verhaeghen P, Salthouse T. Meta-analyses of age-cognition relations in adulthood: Estimates of linear and non-linear age effects and structural models. Psychological Bulletin 122:231-49, 1997.

14. Burgess PW, Alderman N. Executive dysfunction. In: Clinical Neuropsychology: A practical guide to assessment and management for clinicians. England. 185-270, 2004.

15. Green J. Neuropsychological evaluation of the older adult: a clinician'guide-book. Academic Press: San Diego, 311, 2000.

16. Magila C, Caramelli P. Funções executivas no idoso. In: Neuropsiquiatria Geriátrica. Atheneu: São Paulo, 517-25, 2001.

17. Axelrod BN, Henry RR. Age-related performance on the wisconsin card sorting, similarities, and controlled oral word association tests. Clinical Neuropsychologist 6(1), 1992.

18. Fisk JE, Warr P. Age and working memory: the role of perceptual speed, the central executive, and phonological loop. Psychology and Aging 11:316-23, 1996.

19. Sunderland T, Hill JL, Mellow AM, Lawlor BA. Clock drawing in Alzheimer´s disease: a novel measure of dementia severity. J. Am. Geriatr. Soc. 3740:725-9, 1989.

20. Wechsler D. WAIS-III administration and scoring manual. The Psychological Corporation, 1997.

21. Grafman J. Experimental assessment of adult frontal lobe function. In: The human frontal lobes: Functions and disorders. 321-44, 1999.

22. Sbordone RJ. The executive functions of the brain. In: Neuropsychological assessment in clinical practice. John Wiley e Sons: New York, 437-56, 2000.

23. Royall DR, Lauterbach EC, Cummings JL, Reeve A, Rummans TA, Kaufer DL et al. Executive control function: A review of its promise and challenges for clinical research. Journal of Neuropsychiatry and Clinical Neurosciences 14:377-405, 2002.

24. Damasio AR, Anderson SW. The frontal lobes. In: Clinical neuropsychology. Oxford University Press: New York, 409–60, 1993.

25. Salthouse TA, Ferrer-Caja E. What needs to be explained to account for age-related effects on multiple cognitive variables? Psychology and Aging 18:91-110, 2003.

26. Nitrini R, Caramelli P, Bottino CMC, Damasceno BP, Brucki SMD, Anghinah R. Diagnóstico de doença de Alzheimer no Brasil: avaliação cognitiva e funcional. Recomendações do Departamento Científico de Neurologia Cognitiva e do Envelhecimento da Academia Brasileira de Neurologia. Arq Neuropsiquiatr 63(3A):720-7, 2005.

27. Brucki SMD, Nitrini R, Caramelli P, Bertolucci PHF, Okamoto IH. Sugestões para o uso do Miniexame do Estado Mental. Arquivos de Neuro-psiquiatria 61(3-B):777-81, 2003.

28. Bolla KI, Gray S, Resnick S, Galante R, Kawas C. Category and Letter Fluency in Highly Educated Older Adults. The Clinical Neuropsychologist 12(3):330-8, 1998.

29. Ratcliff G et al. Effects of Literacy and Education on Measures of Word Fluency. Brain and Linguage 61:115-22, 1998.

30. Carnero C, Lendínez A, Maestre J, Zunzunegui MV. Fluencia verbal semántica em pacientes neurológicos sin demência y bajo nível educativo, Revista Neurol 28(9):858-62, 1999.

31. Brucki SMD, Rocha MSG. Category fluency test: effects of age, gender and education on total scores, clustering, in Brazilian Portuguese-speacking subjeticts. Braz J Med Biol Res 37(12):1771-7, 2004.

32. Rodrigues AB, Yamashita ET, Chiappetta ALML. Teste de fluência verbal no adulto e no idoso: verificação da aprendizagem verbal. Rev. CEFAC 10(4): 2008.

33. Butman J, Allegri RF, Harris P, Drake M. Fluência verbal en español datos normativos en Argentina. Medicina 60(5/1):561-4, 2000.

34. Hughes DL, Bryan J. Adult age differences in strategy use during verbal fluency performance. J Clinic Exp Neuropsychol 24(5):642-54, 2002.

35. Carvalho FCR, Neri AL, Yassuda MS. Treino de memória episódica com ênfase em categorização para idosos sem demência e depressão. Psicol. Reflex. Crit. 23(2):317-23, 2010.

36. Salmazo-Silva H, Yassuda MS. Memory training for older adults with low education: mental images versus categorization. Educational Gerontology 35:890-905, 2009.

37. Brum P, Forlenza OV, Yassuda MS. Cogntive training in Mild Cognitive Impairment. Dementia & Neuropsychologia 3(2):127-31, 2009.

38. Lima-Silva TB, Ordonez TN, Dias-Santos G, Fabrício AT et al. Effects of cognitive training based on metamemory and mental images. Dementia & Neuropshycologia 4(2):114-9, 2010.

39. Vallat-Azouvi C, Pradat-Diehl P, Azouvi P. Rehabilitation of the central executive of working memory after a severe traumatic brain injury: two single-case studies. Brain Injury 23:585-94, 2009.

40. Engvig A, Fjell AM, Westlye LT, Moberget T, Sundseth, O, Larsen VA, Walhovd KB. Effects of memory training on cortical thickness in the elderly. NeuroImage 52:1667–76, 2010.

41. Lima-Silva TB, Fabrício AT, Vinholi-Silva LS, Oliveira GM, Turci-Silva W, Kissaki PT, Fernandes-Silva AP, Sasahara TF, Oliveira TB, Aramaki FO, Yassuda MS. Training of executive functions for healthy elderly: results of a pilot study. Dement. neuropsychol.; 6(1):35-41, 2012.

8

Foco atencional e o processo de envelhecimento

- EDUARDO MOREIRA DE OLIVEIRA
- EVANY BETTINE DE ALMEIDA
- THAÍS BENTO LIMA DA SILVA

Introdução

Yassuda e Abreu[1] definem a atenção como uma habilidade complexa e multidimensional, cujos componentes misturam-se a outras habilidades, como a memória e as funções executivas, tornando-se uma habilidade difícil de avaliar de maneira pura, mesmo em laboratório, e bastante sensível ao processo de envelhecimento.

As reflexões acerca da atenção devem fazer referência a seus diferentes tipos, uma vez que, de acordo com sua função ou operacionalização, diversos critérios podem ser utilizados para seu aferimento. Segundo Lent[2], a atenção pode ser dividida em dois componentes: a atenção explícita, referente aos processos conscientes como a fixação visual intencional em um foco de atenção; e a atenção implícita, relativa aos processos não conscientes como a atenção a estímulos visuais que não são o alvo e estão na periferia do campo visual. Em relação à atenção explícita, Luria[3] acrescenta que a seleção dos estímulos e o direcionamento da atividade mental são mediados também pela importância e interesse por determinada tarefa em detrimento de outras.

Deve ser ressaltado que, embora as teorias e definições sobre a atenção sejam amplas, não há um consenso entre os pesquisadores em relação à melhor definição para o construto, sendo que muitas vezes aplicam-se definições operacionais. Nesse sentido, pode-se fazer referência a Brickenkamp[4], que observa que, enquanto na Alemanha o termo mais utilizado é "atenção seletiva", nos Estados Unidos são muito comuns os termos "atenção seletiva" e "atenção sustentada". Ainda, autores como Zillmer e Spiers[5] apontam que muitas vezes a atenção seletiva é definida também como atenção concentrada.

A literatura brasileira apoia-se na definição de quatro grandes tipos de atenção, quais sejam: atenção dividida, alternada, concentrada e sustentada. Segundo Noronha et al.[6], a atenção dividida é avaliada, tradicionalmente, solicitando-se que a pessoa tenha como foco pelo menos dois estímulos (estímulos-meta). O distrator usado em uma situação como essa, geralmente é composto por outros estímulos concorrentes, distribuídos entre os estímulos-meta. Para Chan[7], quando os sujeitos são estimulados em duas situações distintas, a atenção é dividida entre os estímulos, alocando-se recursos mentais para cada um deles.

Conforme mencionado, da mesma forma que o construto da atenção apresenta várias definições e operacionalizações, ele também foi relacionado a diversas variáveis ao longo dos estudos realizados. Nesse contexto, dentre os temas de pesquisa sobre atenção, encontram-se aqueles relacionados ao seu desenvolvimento ao longo do curso da vida. Papalia e Olds[8], Sanchez-Gil e Perez-Martinez[9] afirmam que a literatura específica sobre o desenvolvimento cognitivo assinala acréscimos, em termos de desempenho, até a idade de adulto jovem, seguidos de perdas significativas decorrentes do processo de envelhecimento. No caso da atenção, essas perdas ocorreriam principalmente quando se fala da atenção explícita.

A atenção pode ser entendida como a combinação de informações recebidas pelo nosso cérebro de inúmeras fontes transformando-as em percepções. Como a quantidade de estímulos recebidos é imensa, nosso cérebro está constantemente em um processo de seleção[10]. A atenção seletiva é a capacidade de selecionar um tipo de informação mediante a exclusão de outras, pois os mecanismos neurais de supressão e de inibição fazem com que atentemos para aqueles aspectos do meio que precisam ser codificados, para apreender uma nova informação.

Nem sempre se seleciona uma única informação. Às vezes nossa atenção fica dividida quando duas fontes de informação concorrentes são selecionadas como relevantes para processamento, ou quando duas tarefas são realizadas simultaneamente, como quando se tenta seguir duas conversas paralelas[1].

A atenção visual é seletiva e serial, ou seja, nós conseguimos prestar atenção em parte dos objetos cujas características visuais nos são apresentadas, de forma seletiva, e bloqueamos parcialmente o processamento visual das demais. Em relação à atenção auditiva ocorre o mesmo, ou seja, ela permite a audição seletiva. Estudos comprovam que a quantidade de estímulos auditivos aos quais prestamos atenção é maior do que os estímulos não atendidos, mas ambos são processados.

No cotidiano, as atividades mentais ocorrem no contexto de ambientes com vários estímulos, relevantes ou não, que se sucedem de modo ininterrupto. Diversas funções cognitivas dependem da atenção e da memória. No entanto, indivíduos com lesões cerebrais, independentemente de sua localização, possuem alterações de atenção, pois compartilham limites com habilidades perceptivas (visuais, táteis, etc.), memória, afeto e nível de consciência[11].

Dentre estas atenções relacionadas a habilidades perceptuais, as que possuem maior relevância sobre as funções cognitivas, em especial a memória, são aquelas relacionadas às sensações de visão e audição. Estas atenções possuem especial relação com a independência, autonomia e convívio social, pois nos possibilitam guardar rostos, memorizar caminhos, dar recados, repassar histórias e etc.

Com base nestes dois tipos de atenção, a visual e a auditiva, bastante importantes para o convívio social, é que iremos trabalhar neste capítulo.

As bases neurais da atenção são variadas, pois dependem do sistema sensorial ou função cognitiva com as quais ela está relacionada. Em nosso dia a dia muitas informações estão à disposição dos nossos sentidos para serem codificadas. No entanto, dada à limitação de nossa memória, a codificação de informações deve ser restrita àquelas mais relevantes. Neste processo, a atenção possui papel fundamental[12].

O processo de atenção é conhecido por alterar o processamento de informações em múltiplos níveis, tanto do sistema nervoso periférico, quanto no central. Os modelos de atenção visual e auditiva atuam com base em dois mecanismos, já descritos anteriormente, denominados atenção explícita e implícita. O mecanismo explícito se refere ao processo de direcionar voluntariamente a atenção a determinado objetivo, sustentando esta atenção por um período. Já o mecanismo implícito refere-se à atenção direcionada a determinado ponto, mas sem intenção de fazê-lo, com base em reflexo ocasionado por um estímulo sensorial forte como, por exemplo, um barulho alto ou um flash de luz[12].

Segundo Bundesene et al.[13], o mecanismo de seleção visual pode ser dividido em dois: o mecanismo para seleção de objetos (ou "filtro") e o mecanismo de seleção por categorias. O mecanismo de seleção de objetos atua com base em prioridades, aumentando o grau de pertinência do objeto-alvo dentro do campo visual. Se o desejo é encontrar um objeto azul, a cor azul passa a ter maior importância na busca. Dessa forma, se a cor azul passa a ter maior importância, o foco atencional sobre objetos azuis será maior.

O segundo mecanismo de seleção atua baseado em parâmetros perceptuais. Se o mecanismo de seleção de objetos atua determinando quais objetos serão selecionados, os parâmetros perceptuais determinarão como estes objetos serão categorizados. Se determinados tipos de categorização são objetivados, estes parâmetros terão maior relevância para o foco atencional.

Vale ressaltar que estes dois mecanismos atuam de maneira complementar e quase que simultaneamente. Ao focar a atenção em determinada cor de objeto passamos a ignorar as demais cores, o que resulta em maior velocidade de processamento de todos os tipos de categorização que objetos que aquela determinada cor pode compor.

O processamento visual das informações inicia-se ainda na retina. Os fótons da luz refletida pelo objeto entram em contato com as células denominadas cones (responsáveis pela identificação das cores) e bastonetes (responsáveis pela identificação de tons de cinza), resultando no processamento destas informações. Alguns destes filtros enfatizam baixa frequência, permitindo o processamento global da informação, enquanto outros filtros enfatizam a alta frequência de estímulos, o que permite a codificação de maiores detalhes. O sinal então é enviado pelo nervo óptico até o núcleo lateral geniculado do tálamo, onde a informação é filtrada e processada. As informações são, então, transmitidas para áreas estriadas e extraestriadas do córtex, onde os valores destes objetos com escala e posições com características particulares são computados.

Estes valores então são multiplicados pelos valores de pertinência e o resultado é transmitido ao núcleo pulvinar do tálamo, em que o produto é tido como a atenção dada ao objeto.

Depois desta primeira onda de processamento, a capacidade de processamento cortical é redistribuída com base no teor atencional oriundo do córtex pulvinar. Deste modo, durante a segunda onda de processamento, objetos com maior peso atencional são processados. Os dados de pertinência à informação não são gerados pelo sistema visual, mas sim, derivados de áreas do córtex frontal e parietal e, direta ou indiretamente, do sistema límbico. Estes parâmetros são, então, transmitidos via projeções ao sistema visual.

O resultado de todo este processamento é enviado do córtex para o núcleo reticular talâmico para a formação de uma memória de curta duração visual, contendo um mapa de localização destes objetos. Quando este mapa é formado, todos os objetos dentro do campo visual são codificados para a memória de curta duração visual. Cada um destes objetos do campo visual passa a ser representado por todas as categorizações possíveis para eles.

Nos primatas humanos e não humanos, o processamento atencional também parece estar envolvido com as redes parietofrontais e do colículo superior. Acredita-se que, em macacos, a área lateral intraparietal e a região frontal do campo visual são regiões específicas dentro dos córtices parietais e frontais responsáveis pelo direcionamento do foco atencional visual. Estas áreas estão interconectadas, além de possuir conexões com o córtex visual, o que possibilita a coleta de informações visuais e o desenvolvimento de uma resposta a estas informações, guiando assim a atenção para estas informações, pois muitas áreas destas regiões estão envolvidas com a movimentação dos olhos e direcionamento destes para o foco atencional. Assim, as mesmas redes neurais que selecionam o objeto a ser focalizado dirigem o foco atencional visual para o objeto selecionado[14].

A atenção visual, no entanto, é uma habilidade bastante dependente de experiência ou familiaridade com os objetos ou cenas. Objetos naturais ou cenas pertencentes a determinadas categorias são processadas mais rapidamente[15]. A relevância da familiaridade com o objeto ou situação pode ser evidenciada em nosso dia a dia. Para um mecânico, encontrar determinada peça no motor de um automóvel é algo que ocorre sem muita dificuldade. No entanto, para outro profissional que tente encontrar esta mesma peça seguindo apenas pistas como cor e formato do objeto, esta tarefa se torna muito difícil. Assim, o conhecimento prévio acerca do que se deseja focar a atenção também é importante para seu processamento. Deste modo, o maior conhecimento de mundo resulta em melhor atenção visual, sugerindo que esta habilidade fica cada vez mais aguçada com o passar dos anos devido ao maior tempo de exposição a objetos, cenas, animais, entre outros[15].

Embora indivíduos mais velhos possuam melhor atenção visual, eles também estão sujeitos a alterações fisiológicas e patológicas que podem alterar este cenário, já a partir da meia idade.

Algumas das alterações iniciam-se na meia idade e progridem ao longo da velhice. Os cristalinos dos olhos podem tornar-se mais finos e amarelados, o que resulta em menor eficiência da refração da luz e percepção das cores. Ademais, a musculatura que controla estas lentes passa a ser menos eficiente ao passo que ficam menos elásticas e o processo de contração muscular que permite o controle da luz que entra nos olhos fica menos eficiente. A córnea passa a ficar mais fina e menos curvada, também repercutindo na refração. As pupilas reduzem seu tamanho e se tornam mais fixas, o que diminui a quantidade de luz que efetivamente atinge a retina. O humor vítreo, que preenche o globo ocular, diminui sua propriedade em gel, tornando-se mais líquido, o que resulta em visão borrada. Finalmente, ocorrem várias alterações na retina quando veias e capilares se atrofiam, ocasionando perda gradual de cones e bastonetes, além de alterações na sensibilidade destas células, afetando a adaptação ao claro e escuro, além de desmielinização de células visuais[16]. Todas essas alterações neuroanatômicas e funcionais influenciam a atenção visual de indivíduos idosos.

Outro tipo de atenção bastante relevante para a população idosa é a auditiva. A junção temporoparietal parece ser bastante relevante para o foco atencional. Dados oriundos de neuroimagem demonstram que as regiões ventrais posteriores do cérebro, como o córtex parietal inferior e o sulco intraparietal estão relacionadas com a manutenção do foco atencional e da memória de curta duração. Ademais, as regiões pré-frontais laterais parecem estar relacionadas com o controle executivo da atenção. As regiões do córtex pré-frontal dorsolateral e a junção temporoparietal, além de seu envolvimento no controle executivo, parecem estar envolvidas no armazenamento fonológico de curta duração e possível envolvimento bilateral no processamento da linguagem[12].

Outras áreas cerebrais parecem estar envolvidas no processamento atencional auditivo por apresentarem maior ativação, marcada por aumento dos níveis de oxigênio em testes com neuroimagem. Estas áreas, segundo Christensen et al.[12] seriam: lobos frontais, desde as regiões dorsais até as ventrais, que incluem os giros mediais frontais, giros frontais centrais, giros frontais interiores e córtex cingular anterior. Nos lobos temporais, na região dos lóbulos parietais inferiores, incluem os giros angulares e giros supramarginais. No lobo temporal inferior, os giros temporais superiores e o giro temporal transverso. As áreas subcorticais envolvidas no processamento e controle de atenção auditiva incluem os gânglios da base (caudado e putâmen) e o núcleo talâmico anterior. Ademais, os autores encontraram regiões de ativação localizadas nos lobos anteriores e posteriores do cerebelo.

Vale ressaltar, no entanto, que estas regiões não estão envolvidas por completo nestes processos, mas sim, apenas algumas áreas das denominadas "Áreas de Brodmann".

Dados da literatura também sugerem especialização unilateral no processo de atenção auditiva. No estudo eletrofisiológico de Bidet-Caulet et al.[17], o hemisfério esquerdo parece estar envolvido com a seleção do foco atencional voluntário, enquanto o hemisfério direito parece ter maior envolvimento no foco atencional involuntário, guiado pelo reflexo de um estímulo sensorial abrupto.

Pesquisas sobre as mudanças na atenção em diversas faixas etárias

Estudando diferenças em função da idade para o Teste de Atenção Concentrada (TEACO-FF), Rueda e Sisto (2009)[18] realizaram uma pesquisa com 1.058 pessoas dos Estados da Bahia e Sergipe, com idade entre 18 e 61 anos. A análise realizada pelos autores separou os resultados em três faixas etárias: até os 27 anos, entre 28 e 35 anos; e com 36 anos ou mais. A análise de variância e a prova de Tukey mostraram diferenças estatisticamente significativas entre os grupos, sendo que as pessoas mais novas apresentaram maiores escores em atenção concentrada, enquanto os mais velhos tiveram os piores desempenhos.

Ao estudar a relação entre idade e atenção, Pesce, Guidetti, Baldari, Tessitore e Capranica[19] realizaram uma pesquisa com a participação de três grupos com 14 sujeitos cada, cujas idades variaram de 12 a 15 anos, de 24 a 38 anos e de 60 a 75 anos, respectivamente. A tarefa consistiu em localizar um alvo previamente definido, após uma dica visual. Em seus resultados, os autores verificaram que os idosos apresentaram, sistematicamente, um desempenho pior do que os adultos jovens e os adolescentes, mas não houve diferenças entre esses dois últimos grupos. Nesse sentido, Pesce et al.[19] sugeriram que o pior desempenho verificado nos idosos poderia ser resultado de deficiências orgânicas decorrentes do envelhecimento.

Essa afirmação já tinha sido feita por Hawkins, Kramer e Capaldi[20], ao investigarem a relação entre idade e processo atencional, por meio de duas tarefas de atenção (dividida e alternada), ambas apresentando medidas visuais e auditivas que foram apresentadas separadamente. Participaram da pesquisa dois grupos com 14 sujeitos cada, um entre 20 e 35 anos, e outro entre 67 e 74. Quando comparado o tempo de reação dos grupos, os autores observaram que os adultos jovens foram sistematicamente mais rápidos que os idosos.

Goldberg, Gold e Braff[21] apontaram que, em virtude da importância da atenção em diversas operações mentais, ela poder ser considerada como um dos componentes mais importantes no grupo das funções cognitivas. Por sua vez, para Silva[22], a capacidade atencional é a função cerebral responsável pela escolha dos estímulos que representam o foco de maior interesse em um dado momento, possuindo grande importância para a realização de várias tarefas.

Dentro desse contexto, Rueda, Noronha, Sisto e Batholomeu[23], objetivaram verificar a evidência de validade em relação à idade para o Teste de Atenção Sustentada. Participaram 127 indivíduos que passaram pelo processo de avaliação psicológica para obtenção da Carteira Nacional de Habilitação (CNH) no Estado de Minas Gerais, e nos resultados foram verificadas correlações negativas e significativas entre as medidas de Concentração e de Velocidade com Qualidade da atenção sustentada com a variável idade (r=-0,38 e r-=0,37, respectivamente). Ainda, os autores realizaram uma análise de variância com seis faixas etárias, quais sejam indivíduos de 18 a 19 anos; de 20 a 27; de 28 a 36; de 37 a 41; de 42 a 55 anos; e com mais de 56 anos. Os resultados mostraram que ao aumento da idade correspondia uma diminuição da capacidade de atenção sustentada, sugerindo a criação de normas específicas para cada faixa etária e concluindo pela verificação de evidência de validade de construto com base na análise das idades.

Por sua vez, estudo similar foi realizado por Noronha, Sisto, Rueda e Bartholomeu, (2008)[24], para o Teste de Atenção Dividida. O instrumento foi aplicado em 369 candidatos à obtenção de CNH, com idade entre 18 e 73 anos. Os resultados também mostraram correlações negativas entre as medidas de Velocidade com Qualidade e de Concentração com a idade, sugerindo que as pontuações diminuíam conforme aumentava a idade. Na análise dos autores, foram encontrados seis grupos etários em ambas as medidas, com faixas de 18 a 19 anos, de 20 a 27, de 28 a 36, de 37 a 41, de 42 a 55; e de 56 anos a 73. Dessa forma, os autores também concluíram que a capacidade de atenção dividida diminuiria com o passar da idade e que normas específicas deveriam ser criadas.

Exemplos de atividades para exercitar atenção auditiva e visual

A seguir estão descritas algumas atividades que podem ser desenvolvidas em programas de estimulação cognitiva em que se objetive trabalhar a atenção, tanto em sessões individuais como em grupos.

Leitura de um pequeno texto sobre meio ambiente ou saúde, ou de um poema e pedir que os participantes contem mentalmente quantas vezes aparece determinada palavra;

- Leitura de sequencias de três palavras para os participantes repetirem em ordem inversa. Uma variação seria a leitura de três ou mais palavras para serem colocadas em ordem alfabética;
- Atividade de fluência verbal (trabalhando atenção e memorização), cada participante fala o que levaria em uma viagem após repetir o que os demais colegas levariam. "Por exemplo, vou a Roma e levarei uma bolsa, o segundo diz vou a Roma e levarei uma bolsa e um sapato..." e assim por diante de acordo com a sequência até chegar à última pessoa;
- Ler uma lista de seis manchetes de jornal sobre hábitos de vida saudáveis e pedir que os participantes decidam, levantando a mão direita ou esquerda, se aquela é uma boa ou uma má notícia, respectivamente. Logo após deverão recordar-se da última palavra de cada manchete;
- Exercício de atenção visual, os participantes devem localizavam os quadrados em uma folha repleta de pequenas figuras geométricas;
- Realização de tarefa de ordenação cronológica de palavras, como as estações do ano (qual a sequência correta das estações: outono, verão, inverno e primavera) ou fases do ciclo vital (adulto, bebê, velho e jovem);
- Ordenação de sequencias de uma história; mostrar frases de uma história que estejam fora de ordem e os participantes deverão organizar as frases com o intuito de formar as histórias;
- Dominó fonológico: um participante fala uma palavra, por exemplo, "boneca". O seguinte deverá dizer outra palavra que começa com a sílaba final da palavra do participante anterior (caneca...);
- Atividade de atenção multifuncional: jogo dos sete erros;
- Tarefa de atenção auditiva para identificação de palavras iguais ou diferentes apresentadas oralmente. Instrução da última tarefa: o (a) senhor (a) vai ouvir grupo de três palavras. Se as três forem iguais, escreva A. Se forem diferentes escreva B. Se houver duas iguais e uma diferente, escreva C. Exemplos: Sabão, detergente, laranja. Resposta: C; Jabuticaba, melão, banana; Resposta: A. Cachorro, nuvem, caderno; Resposta: B, e assim alternativamente de acordo com os itens e categorias escolhidos;
- Atividade impressa: Jogo do Labirinto. Nesse jogo um soldado (fotografia de um homem fardado) precisa encontrar o caminho correto para sair de uma armadilha, no labirinto haverá opções erradas e apenas uma correta;
- Apresentar aos participantes três pranchas com figuras e situações, em que os mesmos deverão encontrar determinado objeto. O intuito será explorar o sistema atencional e raciocínio dos participantes;
- Atividade de mímica: voluntários escolhem alguma situação para simular por meio de mímica e os colegas deverão descobrir do que se tratava o desafio.

Considerações finais

Por meio desses estudos de como se dá o processamento dos estímulos recebidos fica evidenciada a importância da atenção no processo de conhecimento do mundo. Por outro lado, se comprova que o prévio conhecimento de mundo também influencia o processo de atenção.

As pesquisas apresentadas comprovam as mudanças na capacidade de se manter o foco atencional ao longo do processo de envelhecimento; fato evidenciado pelas diferenças de desempenho nos testes de atenção entre outras faixas etárias e os idosos. Diante dessa evidência ressalta-se a importância da indicação de atividades de estimulação cognitiva para essa população, principalmente aquelas atividades que trabalhem a atenção visual e a auditiva.

Bibliografia

1. Yassuda MS, Abreu VPS. Avaliação Cognitiva em Gerontologia. In: Tratado de Geriatria e Gerontologia. Guanabara-Koogan: Rio de Janeiro, 1236-45, 2006.

2. Lent R. Cem bilhões de neuronios: conceitos fundamentais de neurociência. Editora Atheneu: São Paulo, 2001.

3. Luria AR. Curso de psicologia geral. Civilização Brasileira: Rio de Janeiro, 1979.

4. Brickenkamp R. D2: test de atención. 2 ed. Madrid: TEA Ediciones: Madrid, 2004.

5. Zillmer EA, Spiers MV. Principles of clinical neuropsychology. Pacific Groove: Brooks/Cole, 1998.

6. Noronha APP et al. Atenção sustentada e concentrada: construtos semelhantes? Psicol Pesqui Transito 2(1):29-36, 2006.

7. Chan RCK. Attentional deficits in patients with closed head injury: a further study to the discriminativ validity of the test of evereday attention. Brain Injury 14(3):227-36, 1999.

8. Papalia DE, Olds SW. Desenvolvimento Humano. Pioneira: São Paulo, 2000.

9. Sanchez-Gil IY, Perez-Martinez VT. El funcionamiento cognitivo en la vejez: atención y percepción en el adulto mayor. Revista Cubana de Medicina General Integrada 24(2):1-7, 2008.

10. Gazzaniga MS, Heartherton TF. Ciência psicológica: mente, cérebro e comportamento. 2ed. Artmed: Porto Alegre, 214-47, 2005.

11. Coutinho G, Mattos P, Abreu N. Atenção. In: Avaliação neuropsicológica. Artmed: Porto Alegre, 86-92, 2010.

12. Christensen TA, Almryde KR, Fidler LJ, Lockwood JL, Antonucci SM, Plante E. Modulating the Focus of Attention for SpokenWords at Encoding Affects Frontoparietal Activation for Incidental VerbalMemory. International Journal of Biomedical Imaging, 2011.

13. Bundesen C, Habekost T, Kyllingsbæk S. A Neural Theory of Visual Attention: Bridging Cognition and Neurophysiology. Psychological Review 112(2):291-328, 2005.

14. Bisley JW. The neural basis of visual attention. J Physiol 589(1):49–57, 2011.

15. Phillips A. Aging and global precedence: evidence of parallel processing with older adults in early visual attention processing. Tese de Doutorado. University of Akron, 2011.

16. Saxon SV, Etten MJ. Physical Change & Aging: A Guide for the Helping Professions. Tiresias Press, 1994.

17. Bidet-Caulet A, Fischer C, Besle J, Aguera PE, Giard MH, Bertrand O. Effects of Selective Attention on the Electrophysiological Representation of Concurrent Sounds in the Human Auditory Cortex. J. Neurosci 27(35):9252–61, 2007.

18. Rueda FJM, Sisto FF. Evidência de validade de construto pela diferenciação das idades para TEACO-FF. Psicologia: Ciências e Profissão 30(3), 2009.

19. Pesce C, Guidetti L, Baldari C, Tessitore A, Capranica L. Effects of aging on visual attentional focusing. Gerontology 51(4):266-76, 2005.

20. Hawkins HL, Kramer AF, Capaldi D. Aging, exercise and attention. Psychol Aging 7(4):643-53, 1992.

21. Goldberg TE, Gold JM, Braff DL. Neuropsychological functioning and time-linked information processing in schizophrenia. Review of Psychiatry 10:60-78, 1991.

22. Silva MFG. Estudo comparativo sobre o desempenho em provas de memória e atenção entre mulheres pré-menstruadas, deprimidas e não deprimidas. Dissertação de mestrado não publicada. Instituto de Psicologia, Universidade de São Paulo, 1999.

23. Rueda FJM, Noronha APP, Sisto FF, Bartholomeu D. Evidência de validade de construto para o teste de atenção sustentada. Psicologia: Ciência e Profissão 28(3):498-505, 2008.

24. Noronha APP, Sisto FF, Rueda FJM, Bartholomeu D. Evidência de validade desenvolvimental para o teste de atenção dividida. Psico 39(4):492-9, 2008.

9

Queixa de memória no idoso

- EVANY BETTINE DE ALMEIDA
- EDUARDO MOREIRA DE OLIVEIRA
- THAÍS BENTO LIMA DA SILVA

Introdução

Originalmente o termo metamemória referia-se a uma ampla gama de conhecimentos que as pessoas poderiam ter sobre o funcionamento da memória. Nas últimas décadas, o conceito de metamemória vem sendo estudado por meio de perspectivas teóricas distintas, como a teoria das atribuições, as teorias implícitas sobre a cognição, a teoria da autoeficácia, o estabelecimento de metas de desempenho e o controle percebido, dentre outras[1].

O conceito de metamemória é empregado ao conhecimento sobre o funcionamento da memória, crenças como a autoeficácia, previsões de desempenho e afetos sobre a memória. Este conceito é importante para a relação entre as crenças e o desempenho, pois as crenças fazem parte da metamemória. Os modelos teóricos da metamemória preveem que ela se correlaciona positivamente com o desempenho, isto é, espera-se que indivíduos com metamemória elevada tenham desempenho mais elevado nas tarefas de memória[2,3].

Sabe-se que as queixas de memória fazem parte desse construto denominado metamemória. Este construto refere-se ao conhecimento que temos sobre a memória. Em particular constitui-se do conhecimento que temos sobre as demandas mnemônicas impostas por diferentes tarefas e situações, bem como do conhecimento sobre as estratégias e táticas que poderiam ser utilizadas para aumentar a eficiência da memória[4].

Queixas e preocupações com a memória estão presentes na população em geral, mas a prevalência das queixas tende a aumentar com o avançar da idade[5]. Diversas pesquisas têm investigado o significado das queixas de memória em idosos e, sobretudo, buscado identificar a existência ou não de associação entre a percepção subjetiva de perda de memória e a disfunção objetiva avaliada por meio de testes[6,7].

A associação entre a memória objetiva (desempenho em tarefas de memória) e a memória subjetiva (queixas, percepções, afetos, crenças sobre a memória) vem sendo pesquisada há pelo menos 30 anos. Investiga-se no contexto clínico, o quanto queixar-se da memória é preditivo de declínio cognitivo associado ao envelhecimento ou ao início de patologias.

Na literatura internacional encontram-se diversos estudos sobre a associação entre a memória subjetiva (queixas) e a memória objetiva (desempenho em tarefas de memória). Os achados destas pesquisas são controversos.

Em delineamentos de corte transversal, a maioria dos estudos não detecta forte associação entre as queixas e o desempenho de memória. Dentre os estudos transversais que mostraram uma associação positiva entre queixas e declínio cognitivo, alguns devem ser destacados.

Um destes estudos é o de Christensen[8] que concluiu que pode haver uma relação entre desempenho objetivo nos testes cognitivos e queixas. No entanto, ao comparar vinte pacientes com queixas com onze controles, essa associação não foi encontrada. Somente quando fez múltiplas subdivisões no grupo de pacientes com queixas, pôde demonstrar uma correlação positiva. Dividindo o grupo de pacientes queixosos em dois: os que consideravam a memória pior que a de pessoas da mesma idade ($n = 8$) e os que consideravam a memória semelhante a de pessoas da mesma idade (n = 12). Passou a considerar o último grupo de pacientes queixoso como controles (assim o grupo controle passou a ter 23 pacientes).

Comparou então, os controles com os grupos de queixosos que consideravam a memória pior que a de pessoas da mesma idade em relação à existência de discrepância entre desempenho nos testes cognitivos e Quociente de Inteligência (QI) estimado. Baseado somente nessa circunstância, afirmou que existe uma associação entre o desempenho objetivo nos testes cognitivos e queixas de memória.

É importante ressaltar que este estudo apresentou limitações como: subgrupo de pacientes reduzido e a falta de clareza em relação ao porquê de afirmar que os idosos não eram demenciados apresentando desempenho cognitivo além do esperado para o QI estimado.

No estudo de Jonker et al.[9], ao recrutarem 2.367 pacientes sem quadros demenciais e sem sintomas depressivos, com e sem queixas de memória, foi relatado que as queixas de memória estavam fortemente associadas com pior desempenho no teste de fluência verbal, categoria animais, mesmo após ajustes para idade, sexo e fluência verbal.

Documenta-se que em estudos transversais, a correlação entre queixas e desempenho cognitivo, tem como resultado mais consistente o fato de o indivíduo apresentar sintomas depressivos[6,10-13].

Nos delineamentos longitudinais, com maior frequência, as pesquisas sugerem que as queixas podem anunciar declínio cognitivo. Como documenta Schofield et al.[14], por exemplo, que se basearam na hipótese de que as queixas poderiam ser mais válidas se partissem de indivíduos que não apresentassem um perfil queixoso. Estudaram oitenta pacientes que haviam, previamente, negado ter algum problema de memória e posteriormente, passaram a se queixar. Após um ano, somente 26% dos indivíduos sem queixas passaram a apresentar em seus relatos queixas de memória. Esses pacientes, com queixas recentes tiveram cinco vezes mais chances de apresentar comprometimento cognitivo leve do que o grupo que permaneceu sem queixas.

Estudos como o realizado por Hanninen et al.[15] relataram que as pessoas com queixas tinham uma propensão maior a apresentar queixas somáticas, além de ter mais sentimentos de incompetência e incapacidade que pacientes não queixosos. Mostrando que a queixa tem relação com outras variáveis.

No estudo de Dik et al.[16], uma coorte de pacientes foi acompanhada por seis anos. A presença de queixas foi relacionada a declínio cognitivo em dois dos quatro testes cognitivos utilizados. Pacientes com queixas tiveram desempenho pior do que os não queixosos no teste de substituição de letras e na prova de evocação imediata do Teste do Aprendizado Auditivo e Verbal Rey (RAVLT). Porém, na evocação tardia do RAVLT e no Miniexame do Estado Mental (MEEM), o desempenho foi semelhante para os dois grupos.

A amostra acompanhada por[17] incluiu parcela de indivíduos com declínio cognitivo, mas sem demência, caracterizados por escore no MEEM maior ou igual a 20 e foi encontrada uma correlação positiva entre queixas e evolução para demência após três anos e meio. Ressalta-se que a análise estatística, no entanto, que mostrou essa correlação positiva, não foi ajustada para compensar as possíveis diferenças causadas na previsão de demência devido ao estado cognitivo de entrada no estudo.

Grut et al.[18] documentam que as queixas tendem a aumentar conforme o nível de alteração cognitiva em indivíduos em fase inicial de demência, mas diminui conforme o declínio cognitivo encontra-se mais avançado. Seus resultados mostram que apenas 35% dos indivíduos sem demência apresentaram queixas, contrastando com 70% dos indivíduos com demência inicial ou questionável e 40% dos indivíduos com demência moderada. Isso sugere que a percepção de alterações cognitivas varia conforme o curso da demência.

É importante documentar que estudos também foram realizados na comunidade com idosos brasileiros, visando identificar e entender as queixas de memória que acometem as pessoas idosas. O estudo de Mattos et al.[19], por exemplo, objetivou comparar o uso de um questionário estruturado de autopreenchimento com o questionamento direto acerca de problemas de memória, recrutando 71 indivíduos idosos saudáveis (sendo 63 mulheres) da comunidade sem fatores de risco para déficits cognitivos, perguntou-se aos mesmos acerca de queixas subjetivas de memória (SMC), submetendo-os ao Questionário de Queixas de Memória (MAC-Q) e ao RAVLT.

Percebeu-se que embora a presença de queixas tenha se correlacionado com escores mais altos no MAC-Q, uma porcentagem significativa da amostra obteve escores baixos apesar da presença de queixas, além da existência de indivíduos sem queixas com escores altos no MAC-Q. O desempenho no RAVLT foi significativamente pior no grupo com queixas ($p < 0,05$) mas não no grupo com escores altos no MAC-Q. Concluiu-se que o questionamento direto pode ser mais significativo clinicamente que um questionário autopreenchido, ao menos para indivíduos idosos na comunidade sem fatores de risco para déficit cognitivo ou depressão.

Outro estudo brasileiro de grande importância foi desenvolvido por Almeida[20] em um ambulatório de saúde mental, envolvendo pacientes e acompanhantes no qual, entre 220 idosos, foram detectadas queixas de memória em 31,7% dos sujeitos.

Em outro estudo realizado por Minett et al.[21] objetivou-se identificar o significado das queixas de memória em clínica geriátrica brasileira e seu valor preditivo para detectar demência. A porcentagem de idosos com queixas de memória foi de 21%. Os autores ressaltaram que este fato deveu-se principalmente à metodologia empregada, na qual foram considerados queixosos os idosos que julgavam que o problema de memória interferia com os afazeres diários. Neste estudo foram encontradas diferenças significativas entre queixosos e não queixosos somente para o teste de fluência verbal e para a Escala de Depressão Geriátrica (GDS).

A frequência de queixas de memória encontrada entre idosos pode variar de modo significativo dependendo da amostragem do estudo, podendo ser mais alta em estudos baseados na comunidade, que em geral incluem uma proporção mais elevada de indivíduos mais velhos do que os estudos com voluntários[21].

Queixas de memória relacionadas a quadros demenciais

Pesquisas documentam que vem surgindo um número crescente de estudos que enfatizam a percepção subjetiva da perda de memória, quando associada a outros critérios, podendo contribuir para o rastreamento de sujeitos que apresentam alterações cognitivas e índice elevado de chances de desenvolver futuras demências e consequentemente aumento nos riscos de morte.

Estudos mostram que os portadores de alterações cognitivas leves apresentam maior risco de desenvolver quadros demenciais. Cerca de 10% a 15% desses idosos tendem a apresentar a doença de Alzheimer (DA) em um ano, o que ressalta a importância da identificação desses casos. Assim, abre se uma perspectiva para o desenvolvimento de intervenções que previnam ou retardem o surgimento das demências[22].

Por outro lado, pesquisadores destacam a falta de consciência acerca da perda de memória por parte dos idosos que apresentam a doença de Alzheimer e uma grande variação na frequência de queixas entre os pacientes em geral. Questiona-se deste modo o papel das queixas de memória como indicadores de diagnósticos.

Bassett e Folstein[23] incluíram em seu estudo pacientes com demência, e apesar desse fator, os resultados revelaram uma baixa prevalência de queixa de dificuldades de memória (22%). Estes dados são exceção, pois os demais estudos que incluíram pacientes com demência apresentaram taxas mais altas de prevalência de queixas: Jorm et al.[11], 64%; Blazer et al.[24], 56%; Grut et al.[18], 39%.

Pesquisadores realizaram recentemente estudos longitudinais relacionando queixa de memória e cognição. Minett et al. (2008) relatou em seu estudo que as queixas de memória não prediziam síndrome demencial dentro de dois anos, como também não foram preditivas de piora cognitiva em nenhum dos testes utilizados. Esses achados foram consistentes com outros estudos anteriores, como o realizado por Blazer et al.[24].

Neste estudo, os autores acompanharam durante três anos uma coorte de 3.079 idosos, e concluíram que, após o controle dos resultados quanto aos sintomas depressivos, as queixas de memória não contribuíram em nada para explicar comprometimento cognitivo ou início de síndromes demenciais.

A memória foi medida, com o teste de rastreio breve, o SPMSQ (*Short Portable Mental Status Questionnaire*) Pfeffer[25], que além de incluir itens com ênfase na memória, também inclui itens destinados a medir outras áreas da cognição, como orientação e concentração. O SPMSQ foi criado para identificar casos de comprometimento cognitivo em estágio avançado. Blazer et al.[24] ressaltam que se estivessem realizado uma avaliação neuropsicológica mais sofisticada os resultados desse estudo poderiam ter sido diferentes.

Em contraposição aos estudos relatados, Tobiansky et al.[26] apud Minett[27], em um estudo longitudinal também compararam grupos de idosos com queixas e sem queixas, para verificar qual a relação entre apresentá-las e desenvolver demência. Concluíram que os pacientes com queixas tinham uma probabilidade maior de apresentar síndromes demenciais após um intervalo de dois anos.

É importante documentar que muitos tipos de demência nas fases iniciais são diagnosticados, devido à presença de queixas de memória, por idosos ou por seus familiares. Constantemente durante a avaliação médica, as pessoas idosas queixam-se de piora do desempenho cognitivo com o envelhecimento. Considerável parte destes casos refere-se às alterações cognitivas leves, que são, em geral, o sintoma mais preeminente e precoce das demências.

Em um número variável de casos, indivíduos com demência podem também apresentar na fase inicial, perda de concentração, desatenção, depressão ou mesmo agitação e hiperatividade. Podem existir dificuldades no trabalho, para lidar com situações complexas e para o aprendizado de fatos novos[28].

Além disso, a avaliação subjetiva de perda de memória, feita pelo próprio sujeito ou por informante confiável, tem sido sistematicamente utilizada como um dos critérios para identificação de prejuízos cognitivos em idosos[29].

Goldman et al.[30] realizaram uma avaliação cognitiva em pacientes sem demência e verificaram que os pacientes que estavam na fase pré-clínica da doença de Alzheimer (confirmada por anatomia patológica) não apresentavam alterações ou declínio cognitivo detectável por testes neuropsicológicos. Dados em relação às queixas de seus pacientes não foram relatados. Baseados no fato de que existe um estado pré-clínico oculto cognitivamente, uma das hipóteses possíveis é que as queixas poderiam refletir comprometimentos cognitivos iniciais, não detectáveis pela avaliação cognitiva, mas percebidas apenas pelos próprios pacientes.

Queixas de memória como preditoras de depressão

Muitos argumentos sustentam que a depressão no idoso é um tipo diferente de depressão de outras faixas etárias, visto que se baseia nas diferenças de sintomatologia. Nos idosos, a depressão é caracterizada por sintomas somáticos ou hipocondríacos mais frequentes; há menos antecedentes familiares de depressão e pior resposta ao tratamento. Apesar disso, a tendência atual é não estabelecer diferenças marcantes entre a depressão da idade tardia e a depressão dos adultos mais jovens. De fato, o que poderia haver de diferente nos idosos seria, não a depressão em si, mas as circunstâncias existenciais específicas da idade, dentre elas o aparecimento das queixas de memória[31].

É importante verificar os fatores que estão associados à depressão ou sintomas depressivos em idosos. Estes fatores podem incluir ansiedade, isolamento social (principalmente quando se enfatiza o estado conjugal é possível supor que os não casados, solteiros, viúvos e divorciados enquadrem se neste perfil, devido ao sentimento de solidão), condição financeira, situação de perdas continuadas, diminuição do suporte sociofamiliar, perda do status ocupacional e econômico, declínio físico continuado decorrente do processo normal de envelhecimento, maior frequência de doenças físicas e a incapacidade pragmática crescente compõem o elenco de perdas suficientes para um expressivo rebaixamento do humor[31].

As queixas de memória são muitas vezes um dos sintomas característicos de pessoas com transtorno de humor e não apenas refletem os comprometimentos cognitivos que podem estar associados à depressão[32].

Queixas de memória relacionadas a fatores sociodemográficos

Argimon e Stein[33] relatam em um estudo longitudinal com indivíduos muito idosos, onde avaliações realizadas indicaram que eles ainda conservavam muito de suas funções cognitivas mesmo depois de três anos, embora tivessem oitenta anos ou mais.

As autoras documentam que é possível levantar a hipótese de que algumas características sociodemográficas da população estudada, como o envolvimento com a comunidade, diferentes atividades físicas, podem atuar como fatores de proteção ao declínio das habilidades cognitivas. Outro aspecto que também parece contribuir como fator de proteção do comprometimento cognitivo é a escolaridade. Os idosos que tinham mais anos de escolaridade apresentavam melhor resultado no período de três anos em muitas das funções cognitivas.

As queixas de memória tenderam a aumentar com o passar do tempo. Conforme o esperado, os idosos percebiam ter mais problemas de memória do que há três anos, no início do estudo. Uma questão a ser investigada seria se as queixas correspondiam ao desempenho desses idosos no teste de memória para fazer uma correlação entre o resultado obtido das queixas relatadas e os resultados objetivos no teste de memória. No teste Lembranças Livres e com Pistas, constatou-se que um número mais elevado de queixas de memória não necessariamente correspondia a mais problemas de memória, na medida em que não houve uma correlação significativa entre esses resultados, tanto na linha base, como na etapa de seguimento após três anos, conforme salientam Argimon e Stein[33].

Laks et al.[34] documentam um estudo realizado em Santo Antônio de Pádua, que objetivava definir o impacto da escolaridade e da variável idade no Miniexame do Estado Mental (MEEM) global, concluindo que ambos fatores influenciam no desempenho cognitivo de idosos. Um dos objetivos do presente estudo foi justamente verificar como a variável idade interfere no aparecimento das queixas de memória.

Na maioria dos estudos baseados na comunidade, a baixa escolaridade tem sido relacionada com as queixas de memória. Apenas em dois estudos, as queixas estiveram significativamente mais presentes em indivíduos com alta escolaridade[9,27,34].

As queixas de memória, quando relacionadas à renda familiar dos indivíduos idosos, mostrou-se fator preditivo para presença de avaliações negativas sobre sua memória[4]. O autor salienta que os idosos que apresentavam renda igual ou inferior a um salário mínimo, disseram ter mais problemas de esquecimento e falhas de memória, considerando que estes idosos por viverem em condições precárias, estão submetidos a um leque maior de fatores estressantes de ordem socioeconômica, física e emocional. De acordo com Germano-Neto[4], é questionável a ideia de que, entre as pessoas idosas, as de idade mais avançada teriam mais queixas de memória do que as mais jovens, em particular, quando se observa a preservação no desempenho. Os resultados relatados estão em discordância com estudos de Blazer et al.[24] e Jonker et al.[9], que encontraram associação positiva, entre idade e queixa de memória.

Tais fatores podem de alguma forma, afetar a capacidade mnemônica dos indivíduos. É sabido que os mais pobres apresentam um maior número de condições crônicas, inclusive na esfera mental[35].

Pode-se relacionar as queixas de memória, também à variável gênero, visto que existe uma tendência de pacientes do gênero feminino a procurarem assistência médica, não apenas psiquiátrica, mas também médica geral. Cerca de 85% dos pacientes com mais de sessenta anos de idade atendidos em um centro de saúde de atenção primária são mulheres, conforme verificou Almeida[20], em um estudo realizado em um ambulatório de saúde mental no município de São Paulo.

Colaboram com estes achados a documentação de Minet et al.[21], pois os resultados de seu estudo indicaram que há uma predominância de mulheres entre os idosos com queixas (87,5%).

Nas pesquisas internacionais há um relativo consenso de que não existe significativa diferenciação entre gêneros quanto às queixas. Poucos estudos apontam para uma maioria de mulheres entre os pacientes queixosos[36-39]. Em contrapartida o estudo de Johansson et al. (1997) demonstrou que pacientes do gênero feminino avaliam a própria memória positivamente, Minett et al.[21].

Independente dos fatores que possam estar associados às queixas, deve-se salientar o quão importante é para o idoso e seus familiares estarem atentos para esse problema e procurar auxílio profissional e não apenas atribuir o esquecimento e as queixas ao processo de envelhecimento.

As queixas de memória devem ser investigadas, por meio de testes objetivos, exames clínicos e laboratoriais, visto que a manutenção da boa memória é indispensável para um envelhecimento com qualidade de vida e autonomia. Baseando-se nestes princípios, o presente estudo buscará contribuir para a promoção da saúde na vida das pessoas idosas.

Considerações finais

As queixas de memória estão incluídas nos critérios diagnósticos de diversas condições neuropsiquiátricas que afetam a cognição. Dentre estas condições pode-se destacar a perda de memória associada à idade, conceito que se refere a indivíduos com mais de cinquenta anos com queixas decorrentes do desempenho alterado em testes neuropsicológicos em comparação com adultos jovens[40].

Um dos critérios diagnósticos para o CCL é a presença de queixas de memória, confirmada por um informante confiável. Em 1999, o *National Institute on Aging*[41] definiu uma condição de prejuízo cognitivo que seria intermediária entre o desempenho esperado como normal para o idoso e aquele observado nas fases iniciais das demências: o comprometimento cognitivo leve *(mild cognitive impairment* - MCI).

Recentemente, Petersen[41] relata um estudo de caso de uma paciente com 70 anos que apresentava queixas de memória, porém, as demais funcionalidades mantinham-se aparentemente normais. Segundo o autor, somente o relato da queixa de perda de memória já é sugestiva de um caso de CCL amnéstico. Um exame neurológico é indicado para excluir outros distúrbios, que poderiam justificar sua perda de memória (tumor, problema vascular, hidrocefalia). Os exames também mostrariam um possível prejuízo na região do hipocampo (atrofia) sugerindo um alto risco de desenvolver a Doença de Alzheimer.

Ainda, segundo Petersen[41] seria recomendada uma reavaliação em seis meses para acompanhar a evolução do caso. É importante deixar a pessoa ciente de que não há tratamento medicamentoso aprovado, em função dos efeitos adversos. No entanto, algumas atividades seriam indicadas, como exercícios aeróbios, atividades sociais em geral e a estimulação cognitiva. Ainda que mais dados sejam necessários para provar a eficácia dessas atividades para reduzir o risco de a pessoa progredir para a demência do tipo Alzheimer, elas são comprovadamente benéficas.

Para futuras revisões, sugere-se a continuação das investigações sobre a temática "queixas de memória", relacionando-as a outras variáveis, como escolaridade, gênero, estado civil, renda, estilo de vida dentre outras, que contribuam para explicar como o relato das queixas associa-se ao desempenho cognitivo na população idosa.

Bibliografia

1. Berry JM. Memory self-efficacy in its social cognitive context. In: Social cognition and aging. Academic Press: San Diego, 69-96, 1999.

2. Cavanaugh JC, Feldman JM, Hertzog C. Memory beliefs as social cognition: A reconceptualization of what memory questionnaires assess. Review of General Psychology 2:48-65, 1998.

3. Cavanaugh JC, Green EE. I believe, therefore I can: Self-efficacy beliefs in memory aging. In: Aging and cognition: Mental processes, self awareness, and interventions. Elsevier: Amsterdam, 189-230, 1990.

4. Germano-Neto J. Queixas de memória e desempenho mnemônico e cognitivo entre idosos. Tese (Doutorado em Medicina Social). Faculdade de Medicina de Ribeirão Preto, Universidade de São Paulo, 2003.

5. Comissaris CJ, Ponds RW, Jolles J. Subjective forgetfulness in a normal Dutch populacion: possibilities for health education and other interventions. Patient Educ. Couns. 34(1):25-32, 1998.

6. Bolla KI, Lindgren KN, Bonaccorsy C, Bleecker ML. Memory complaints in older adults. Fact or fiction? Arch Neurology 48:61-4, 1991.

7. Riedel-Heller SG, Matschinger H, Schork A, Angermeyer MC. Do memory complaints indicate the presence of cognitive impairment? Results of a field study. Europe Arch Psychiatry Clin Neurosci 249:197-204, 1999.

8. Christensen H. The validity of memory complaints by elderly persons. Int Geriatr Psychiatry 6:307-12, 1991.

9. Jonker C, Launer LJ, Hooijer C, Lindeboom J. Memory complaints and memory impairment in older individuals. J AM Geriatr Soc 44:144-9, 1996.

10. Feehan M, Knight RG, Partridge FM. Cognitive complaint and test performance in elderly patients suffering or dementia. Int Journal Geriatric Psychiatry 6:287-93, 1991.

11. Jorm AF, Christensen H, Korten AE, Henderson AS, Jocomb PA, Mackinnon AJ, Scott R. Complaints of cognitive decline in the elderly: A comparison of reports by subjects and informants in a community survey. Psychol Med 24:365-74, 1994.

12. Dentone MJ, Insua AM. Memory complaints and memory deficits in heathy and depressed elderly individuals. Medicina (Bueno Aires) 57:535-40, 1997.

13. Allegri FR, Harris P, Serrano C, Delavald N. Perfis diferenciais de perda de memória entre Demência frontotemporal e do tipo Alzheimer. Revista Psicologia, Reflexão e Crítica 14(2):317-24, 2001.

14. Schofield PW, Marder K, Dooneief G, Jacobs D, Sano M, Stern Y. Association of subjective memory complaints with subsequent cognitive decline in community-dwelling elderly individuals with baseline cognitive imparirmenr. Am J Psychiatry 154:609-15, 1997b.

15. Hanninen, T., Reinikainen, K.J., Helkala, E.L., Koivisto, K., Mykkanen L., Laakso, M., (1994). Subjective memory complaints and personality traits in normal elderly subjectives. Journal Am Geriatr Soc 42:1-4, 1994.

16. Dik MG et al. Memory complaints and APOE--epsilon 4 accelerate cognitive decline in cognitively normal elderly. Neurology 57(12):2217-22, 2001.

17. Palmer K, Backman L, Winblad B, Fratiglioni L. Detection of Alzheimer`s disease and dementia in the preclinical phase: Population based cohort study. Br Med J 326:245-50, 2003.

18. Grut M, Jorm AF, Fratiglioni L, Forsell Y, Vitanen M, Winblad B. Memory complaints of elderely people in a population survery: Variation according to dementia stage and depression. Journal Am Geriatric Soc 41:1295-300, 1993.

19. Mattos P, Lino V, Rizo L, Alfano A, Araújo C, Raggio R. Memory complaints and test performance in healthy elderly persons. Arquivos de Neuro-Psiquiatria 61(4):920-4, 2003.

20. Almeida OP. Queixas de problemas com a memória e o diagnóstico de demência. Arquivos de Neuro-Psiquiatria 56(3):412-8, 1998.

21. Minett TSC, Da Silva RV, Ortiz KZ, Bertolucci PHF. Subjective memory complaints in an elderly sample: a cross sectional-study. Internacional Journal of Geriatric Psychiatry, 2008.

22. Guerreiro TC, Veras R, Motta LB, Veronesi ASE, Schmidt S. Queixas de memória e disfunção objetiva de memória em idosos que ingressam na Oficina de Memória da UNATI/UERJ. Rev. Bras. Geriatria e Gerontologia 9(1), 2006.

23. Basset SS, Folstein MF. Memory complaint, memory performance and psychiatric diagnosis: A community study. J Geriatr Psychiatry Neurol 6:105-11, 1993.

24. Blazer DG, Hays JC, Fillenbaun GG, Gold DT. Memory complaint as a predictor of cognitive decline: A comparison of African American and white elders. J Aging Health 9:171-84, 1997.

25. Pfeffer EA. Short portable mental status questionnaire for the assessment of organic brain deficit in elderly patients. J. Am Geriatric Soc 23:433-41, 1975.

26. Tobiansky R et al. The gospeal oak study stage IV: the clinical relevance of subjective memory impairment in older people. Psychological Medicine 25:779-86, 1995.

27. MINNET, T. S. C. O significado da queixa de memória em uma clínica geriátrica brasileira. Tese (Doutorado em Geriatria) Escola Paulista de Medicina, Universidade Federal de São Paulo, São Paulo, 2003.

28. Machado JCB. Doença de Alzheimer. IN: Tratado de geriatria e gerontologia. Guanabara Koogan: Rio de Janeiro, 133-47, 2002.

29. Crook TH, Feher EP, Larabee GJ. Assessment of memory complaint in age-associated memory impairment: the MAC-Q. International Psychogeriatrics 4(2):165-75, 1992.

30. Goldman WP, Price JL, Storandt M, Grant EA, Mckel DW, Rubin EH, et al. Absence of cognitive impairment or decline in preclinical Alzheimer's disease. Neurology 56:361-7, 2001.

31. Ballone GJ. Depressão no Idoso, 2012. Disponível na Internet: http://www.psiqweb.med.br (03 fev. 2012).

32. Izquierdo I. Memória. ArtMed: Porto Alegre, 2002.

33. Argimon IL, Stein LS. Habilidades cognitivas em indivíduos muito idosos um estudo longitudinal. Cad. Saúde Pública 21(1):64-72, 2005.

34. Laks et al. O Miniexame do Estado Mental em idosos de uma comunidade. Arquivos de Neuro-Psiquiatria 61(3-B):782-5, 2003.

35. Ramos LR. Fatores determinantes do envelhecimento saudável em idosos residentes em centro urbano: Projeto Epidoso, São Paulo. Cadernos de Saúde Pública 19:793-7, 2003.

36. Comissaris CJ, Ponds RW, Jolles J. Subjective forgetfulness in a normal Dutch population: possibilities for health education and other interventions. Patient Educ. Couns 34(1):25-32, 1998.

37. Schmand B et al. Subjective memory complaints in the elderly: depressive symptoms and future dementia. Amsterdam Study of the Elderly (AMSTEL Project) Department of Psychiatry, Vrije University. Disponível na internet: <http://ncbi.nlm.nih.gov/entrez/query.fcgi?cmd=Retrieve&db=pubmed&dopt=Abstract&list_uids=9> (16 jan. 2012).

38. Wang GH et al. Late-Life Engagement in Social and Leisure Activities Is Associated with a Decresed Risk of Dementia: A Longitudinal Study from the Kungsholmen Project. Am J. Epidemiol. 155(12):1081-7, 2000.

39. Stewart R et al. Depression, APOE genotype and subjective memory impairment. A cross-sectional study in an African-caribbean population. Psychol Med 31:431-40, 2001.

40. Brucki SMD, Nitrini R, Caramelli P, Bertolucci PHF, Okamoto IH. Sugestões Para o Uso do Miniexame do Estado Mental. Arquivos de Neuro-Psiquiatria 61(3-B):777-81, 2003.

41. Petersen RC, Smith GE, Waring SC, Ivnik RJ, Tangalos EG, Kokmen E. Mild cognitve impairment: Clinical characterization and outcome. Arch Neurol 56:303-8, 1999.

42. Petersen RC, Mild cognitive impairment. The New England Journal of Medicine, 364:23, 2011.

10

Treino de memória episódica com ênfase em categorização para idosos saudáveis

• FABIANA RODA

Introdução

É clássico assumir que o envelhecimento predispõe a diversas alterações cognitivas, mas a que mais recebe atenção é a memória. Alterações esperadas no envelhecimento incluem a diminuição na memória operacional[1] e na memória episódica[2].

Nascemos com cerca de 100 bilhões de neurônios, porém estima-se que cerca de 100 mil morrem a cada dia, e essas perdas cognitivas podem ser compensadas através do fortalecimento das sinapses. A plasticidade neuronal, segundos os estudos, é importante no processo de envelhecimento. Essa capacidade do cérebro poder rearranjar funcionalmente as células nervosas mostra que ocorrem modificações no processamento da informação e consequentemente no desempenho em testes cognitivos[3]. Há alguns estudos de treino que demonstram que os idosos têm capacidade de aprender e empregar estratégias mnemônicas, tornando a gravação e evocação de informações novas mais eficazes e assim aproximar seu desempenho atual do seu desempenho máximo possível, revelando plasticidade cognitiva[4,5].

Efeito do treino de memória no envelhecimento normal

Os estudos de treino de memória disponíveis na literatura confirmam que idosos são capazes de aprender estratégias melhorando seu desempenho em tarefas treinadas, porém sugerem limitações na generalização e manutenção dos efeitos desses programas[6].

A plasticidade neuronal dura ao longo do desenvolvimento humano, e a estimulação cognitiva pode gerar melhora e manutenção do funcionamento cognitivo em idosos[7]. Nesse estudo Ball et al., ofereceram intervenções cognitivas envolvendo 2.802 idosos de 65 a 94 anos de idade. Esses idosos foram subdivididos em quatro condições experimentais: grupo de treino de memória, de raciocínio lógico, de velocidade de processamento e o grupo controle. O treino se estendeu por 10 sessões com 60 minutos cada intervenção. Após 11 meses do término das sessões, 60% dos idosos receberam um reforço com duração de três semanas. Os resultados indicaram aumento significativo nas habilidades treinadas, 87% no grupo de raciocínio lógico, 74% no grupo de velocidade de processamento e 26% no grupo de memória. Entretanto, os efeitos não foram generalizados para tarefas cotidianas, como atividade de vida diária básica e instrumental. Contudo esse estudo sugere que intervenções não farmacológicas podem ter efeito significativo e duradouro no desempenho cognitivo de idosos saudáveis.

Estudos brasileiros também conseguiram demonstrar a eficácia do treino cognitivo. O estudo de Wood, Haase e Araujo ofereceu um programa de treino cognitivo no qual se estimulou a velocidade de processamento e a memorização de faces-nome[8]. O grupo consistiu de 832 indivíduos com faixa etária entre 11 a 85 anos de idade. Os resultados foram significativos a partir da quarta sessão de treinamento, porém os efeitos positivos não se generalizaram para outras medidas de habilidades cognitivas.

No estudo de Lasca, 39 mulheres de 60 a 75 anos participaram de um pré-teste e de um pós-teste realizado sete dias depois do pré-teste[9]. Na mesma sessão do pré-teste, foi posto em prática o treino de memória, que consistiu na oferta de instruções sobre como categorizar duas listas de itens de compras de supermercado. Imediatamente depois do treino, os sujeitos eram convidados a praticar o uso da estratégia com uma nova lista. Os resultados do estudo mostraram que a técnica de organização utilizada em um programa de treino mnemônico para idosas promove modesta melhora de memória.

Em outro tipo de estudo, agora incluindo quatro sessões de treino de memória episódica e utilizando a mesma estratégia mnemônica do estudo anterior, 69 idosos de ambos os sexos receberam instrução e prática em organização de listas de supermercado e grifo de ideias principais em textos. Os resultados foram melhores, indicando melhora no desempenho na recordação de texto e maior uso de estratégias, porém não houve aumento na memorização da lista[10].

Já neste estudo em 2010, Mozzambani et al. promoveram um programa de estimulação cognitiva para idosos saudáveis, oferecendo três oficinas com duração de oito meses[11]. As oficinas foram compostas por aulas teóricas, jogos que estimulavam funções cognitivas, aprendizagem de estratégias compensatórias e exercícios de memória, atenção, concentração, lógica, raciocínio, abstração e funções executivas. Os resultados deste programa demonstraram que houve melhora no desempenho cognitivo dos idosos significativamente.

Descrição de resultados de um projeto de pesquisa

Com base na literatura anteriormente mencionada, a metodologia do projeto de pesquisa que será apresentado a seguir objetivou avaliar os efeitos de treino de memória episódica com idosos saudáveis oferecendo um treino mais extenso e enfatizando uma única estratégia mnemônica.

Métodos

Amostra

O estudo foi realizado em um centro de convivência para a terceira idade na zona norte da cidade de São Paulo. Foram recrutados 60 idosos para participarem do estudo. Esses idosos de ambos os sexos tinham 60 anos de idade ou mais e entre quatro e oito anos de escolaridade.

Todos os idosos realizaram uma avaliação inicial que constou de um questionário sociodemorgráfico e testes de rastreio. Como o objetivo do estudo foi avaliar os efeitos do treino de memória no envelhecimento normal, os participantes foram pré-avaliados para detectar a presença de depressão e/ou demência. Para avaliar a depressão foi utilizada a Escala de Depressão Geriátrica - GDS[12] com nota de corte superior a cinco. O Miniexame do Estado Mental - MEEM[13,14] foi utilizado para avaliar declínio cognitivo com nota de corte de 18 pontos para indivíduos com escolaridade de um a sete anos[15]. Duas idosas participantes não realizaram o pós-teste por motivo de doença, e uma idosa faltou mais de duas vezes nas sessões de treino e seus dados não foram incluídos nas análises. Assim, o total de idosos incluídos no estudo foi 57, sendo que 26 pessoas constituíram o Grupo Controle GCo, e 31 o Grupo Experimental, GEx.

Procedimento do pré e pós-teste

No pré-teste, os indivíduos receberam um protocolo com as instruções para a realização da tarefa de memória episódica, a prancha de figuras, uma tarefa distratora (códigos), uma pergunta para responderem o máximo de figuras que recordassem da prancha, uma pergunta aberta e oito fechadas sobre as estratégias utilizadas para memorizar as figuras. A sequência das tarefas no pré e no pós-teste foi a seguinte:

Procedimentos do treino

As intervenções de memória dos grupos experimentais incluíram seis sessões. A primeira para o pré-teste e início do treino de memória episódica, mais quatro sessões somente para o treino, e a sexta somente para realizar o pós-teste. As sessões de treino ocorreram duas vezes por semana com duração de 60 minutos cada. Os GCos realizaram o pré-teste e o pós-teste nas mesmas semanas dos GExs. As sessões foram desenvolvidas em grupos de 13 e 23 pessoas.

Durante as cinco sessões de treino, os participantes foram ensinados a utilizar a estratégia de categorização. Foi apresentado o conceito de categorização em todas as sessões e treinado o uso da categorização através de material visual e verbal alternadamente.

Os materiais visuais consistiram de pranchas de figuras tiradas do *A short cognitive performace test for assessing deficits for memory and attention* - SKT[16]. Para os materiais verbais foram utilizadas as quatro listas de supermercado tiradas do trabalho de Yassuda, Lasca e Neri[2].

A cada sessão, a pesquisadora distribuía o material visual ou verbal e dava um tempo para os participantes dividirem, individualmente, em seus papéis, os itens da prancha ou da lista de supermercado. Em seguida, a pesquisadora realizava o treino em grupo com esse mesmo material e os participantes tentavam recordar os itens estudados. Como exercício de casa, os participantes levavam um material similar ao usado na sessão de grupo, ou seja, se utilizaram a prancha de figuras, levavam para casa outra prancha com figuras diferentes. Assim, as sessões de treino começavam sempre com o material dado como exercício de casa e, posteriormente, se iniciava o mesmo procedimento, alternando o tipo de material.

Materiais

Medida de memória episódica

Para a avaliação da memória episódica foram utilizadas duas pranchas com figuras, versão A e B. Cada prancha continha 18 figuras, divididas em três categorias com seis itens em cada uma. As figuras das pranchas foram extraídas do trabalho de Pompéia, Miranda e Bueno[17], que forneceram dados normativos para o Brasil de 400 figuras de objetos avaliados por estudantes universitários e crianças de cinco a sete anos. Nesse estudo. foram avaliadas a consistência na nomeação, a familiaridade com os objetos e a complexidade visual dos desenhos. Esses dados possibilitaram a utilização desse conjunto de figuras como ferramenta para pesquisas cognitivas.

Nessa tarefa, os participantes tinham um minuto para estudar a prancha e após a realização da prova Códigos do WAIS-R em 90 segundos[18], eram solicitados a escrever os nomes das figuras que conseguissem lembrar.

As versões A e B das pranchas foram usadas alternadamente, entre os múltiplos grupos de pré e pós-teste, para que não ficassem atrelados a nenhuma condição experimental ou tempo de teste.

Velocidade de processamento

Para examinar possíveis mecanismos que pudessem explicar os efeitos positivos da intervenção, além do uso de estratégias, avaliou-se a velocidade de processamento cognitivo dos participantes. A velocidade de processamento das informações é frequentemente caracterizada na literatura como recurso básico necessário ao bom funcionamento da memória. É possível que após o treino os idosos tornem-se processadores mais rápidos e que isso contribua para o desempenho de memória no pós-teste[19].

Para avaliar a velocidade de processamento de informações dos participantes, usou-se o subteste de transferência de símbolos Códigos da bateria de inteligência WAIS-III[20], utilizada como medida de velocidade de processamento em diversas pesquisas anteriores.

A prova Códigos foi apresentada entre o estudo da prancha com as figuras e o resgate das figuras recordadas, com o objetivo de dificultar a tarefa e evitar desempenho teto para os participantes com escolaridade acima de quatro anos.

Uso de estratégia através de autorrelato

Foi incluída uma pergunta aberta e outra pergunta fechada, possibilitando assinalar alternativas. Após a realização da tarefa de memória, os participantes tinham que responder, através da pergunta aberta, que estratégias utilizaram para memorizar as figuras. Em seguida, foi oferecida uma lista com estratégias possíveis para os participantes indicarem se usaram ou não tais estratégias.

Uso de estratégia direto no protocolo

O uso de estratégia também foi avaliado diretamente no protocolo do pré e do pós-teste. Na memorização das figuras, foi calculada a medida de categorização de Bousfield[21-23]. Para a obtenção desse índice, calcula-se a taxa de repetição intracategórica (*ratio of repetition*), seguindo a fórmula [RR = r/n-1], onde r representa o número de itens de uma mesma categoria recordados juntos e no total de itens recordados. Esse índice varia de zero (nenhuma categorização) a um (categorização total).

Resultados

As comparações estatísticas realizadas entre o GCo e GEx revelaram que os grupos eram, estatisticamente, semelhantes quanto à idade, escolaridade, GDS e MEEM.

Os resultados da medida de memória episódica, análises realizadas com o teste de Mann-Whitney, revelaram diferença significativa entre o pré e pós-teste somente para o grupo experimental, assim como ilustra a Tabela 10.1 e a Figura 10.1.

Os resultados da medida de velocidade de processamento permaneceram inalterados entre os dois tempos de avaliação para os dois grupos, sugerindo que o treino e a prática oferecida pela retestagem não aumentaram a velocidade de processamento dos participantes.

Tabela 10.1 – Resultados da medida de memória episódica

Recordação	Pré-teste	Pós-teste
GCo	8,85 (DP ± 3,21)	10,27 (DP ± 2,75)
GEx	8,45 (DP ± 2,57)	11,94 (DP ± 3,05)

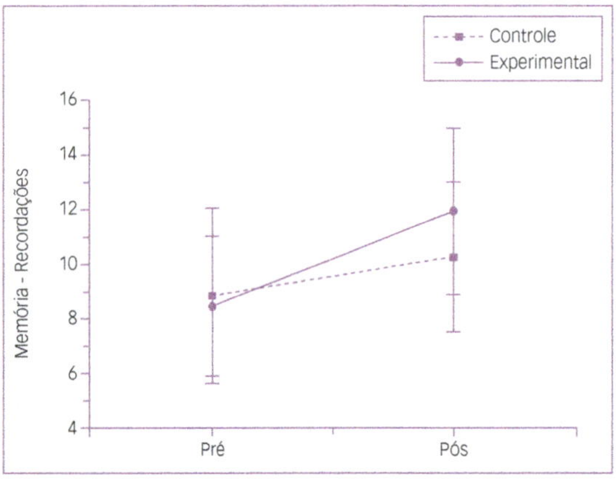

Figura 10.1 – Média para a medida de memória episódica.

O uso de estratégia avaliado direto no protocolo, medida de categorização de Bousfield dos GCos e GExs, nas duas avaliações, está descrito na Tabela 10.2 e Figura 10.2. Análises demonstraram que houve diferença significativa na intensidade da categorização entre o pré e o pós-teste somente para os GExs. Os GCos não apresentaram aumento significativo na categorização dos itens durante o resgate da informação entre as avaliações.

Tabela 10.2 – Resultados da medida do uso de estratégia direto no protocolo

Bousfield	Pré-teste	Pós-teste
GCo	0,43 (DP ± 0,21)	0,47 (DP ± 0,22)
GEx	0,42 (DP ± 0,20)	0,63 (DP ± 0,20)

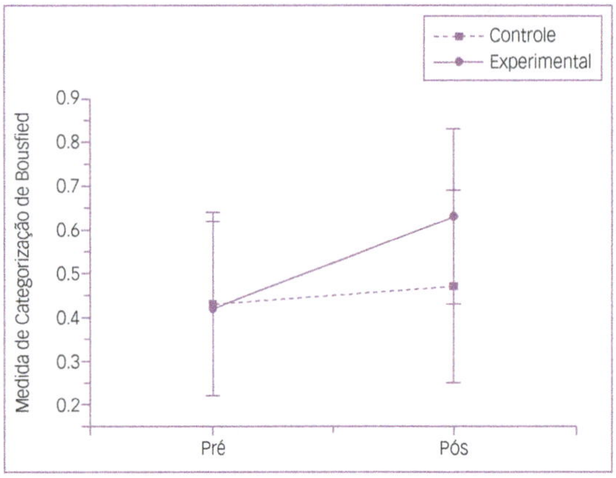

Figura 10.2 – Média para a medida de categorização.

Discussão

Os resultados mostraram aumento, estatisticamente significativo, no desempenho de memória e no uso da categorização após o treino mnemônico, comparado ao grupo controle. Os resultados positivos do treino de memória episódica podem estar relacionados a alguns fatores. O primeiro refere-se ao tipo de treino que foi oferecido. Esse treino foi unifatorial, isto é, nele, foi ensinado somente um tipo de estratégia, a categorização. Levando-se em consideração que a população envolvida tinha em média quatro anos de escolaridade, é possível que o treino intensivo com estratégia única seja o mais eficaz.

Um segundo fator para a melhora do desempenho de memória desses idosos está relacionado à intensidade do treino. Wood et al. apontaram que os idosos de quatro a oito anos de escolaridade usam as estratégias treinadas espontaneamente, a partir da quarta sessão de treino[24]. Assim também mostra o estudo de Lima-Silva et al., no qual se verificou que o treino cognitivo de cinco sessões exercitando uma única estratégia pode gerar efeitos positivos na memória episódica[25].

Em congruência com a literatura internacional, os resultados deste estudo revelaram uma correlação significativa entre os escores de memória episódica e o uso de categorização no pós-teste para ambos os grupos, sendo essa associação mais intensa para o grupo experimental. Esses dados sugerem que o uso de estratégias mnemônicas pode favorecer a memorização, e que o treino pode intensificar a associação entre desempenho e uso de estratégia.

Intervenções de memória e a manutenção do treino cognitivo podem ajudar a manter a estabilidade do desempenho cognitivo na velhice, contribuindo assim para a independência do idoso[26].

Bibliografia

1. Wood GMO, Carvalho MRS, Rothe-Neves R et al. Validação da bateria de Avaliação da Memória de Trabalho (BAMT-UFMG). Psicologia: Reflexão e Crítica 14(2):325-41, 2001.

2. Yassuda MS, Lasca VB, Neri AL. Meta-memória e autoeficácia de instrumentos de pesquisa. Psicologia: Reflexão e Crítica, 2005.

3. Kolb B, Gibb R, Robinson TE. Brain plasticity and behavior. American Psychological Society 12: 2003.

4. Yassuda MS, Tavares-Batistoni SS, Fortes AG, Neri AL. Treino de memória no idoso saudável: Benefícios e mecanismos, 2006.

5. Verhaeghen P, Marcoen A, Goossens L. On the mechanisms of plasticity in young and older adults after instruction in the Method of Loci: Evidence for an amplification model. Psychology and Aging 11(1):164-78, 1996.

6. Verhaeghen P, Marcoen A, Goossens L. Improving memory performance in the aged trough mnemonic training: A meta-analytic study. Psychology and Aging 7(2):242-51, 1992.

7. Ball K, Berch DB, Helmers KF et al. Effects of cognitive training interventions with older adults. JAMA 288(18): 2002.

8. Wood GMO, Haase VG, Araujo JR et al. Validação da Bateria de Avaliação da Memória de Trabalho (BAMT-UFMG). Psicologia: Reflexão e Crítica 14(2):1-26, 2001.

9. Lasca VB. Treinamento de memória no Envelhecimento Normal: Efeitos de um Programa aplicado a idosos. Tese Mestrado em Gerontologia - Faculdade de Educação da UNICAMP, 2003.

10. Yassuda MS. Desempenho de memória e percepção de controle no envelhecimento saudável. In: Velhice Bem-sucedida: Aspectos Afetivos e Cognitivos. Editora Papirus: Campinas, 2004.

11. Mozzambani ACF, Felipe CP, Pataro SF. Impacto Neuropsicológico em Idosos Saudáveis submetidos a um programa de estimulação cognitiva. Rev. Amazon. Geriat. Geront 3(1):88-97, 2010.

12. Yesavage JA, Brink TL, Rose TL et al. Development and validation of a geriatric depression scale: A preliminary report. J Psychiatr Res 17: 37,1983.

13. Bertolucci PHF, Brucki SMD, Campacci SR et al. O Miniexame do Estado Mental em uma população geral. Impacto da escolaridade. Arq Neuropsiquiatr 52:1-7, 1994.

14. Brucki SMD, Nitrini P, Caramelli P et al. Sugestões para o uso do Miniexame do Estado Mental no Brasil. Arq Neuropsiquiatr 61(3-B):777-81, 2003.

15. Bertolucci PHF. Instrumentos para rastreio das demências. In: Neuropsiquiatria Geriátrica. Editora Atheneu: São Paulo, 65-80, 2000.

16. Erzigkeit H. A short cognitive performace test for assessing deficits for memory and attention – SKT. Geromed: Gmbh Erlangen, 2001.

17. Pompéia S, Miranda MC, Bueno OLA. A set of 400 pictures standardised for protuguese. Arq Neuropsiquiatr 59 (2 – B):330-7, 2001.

18. Wechsler D. Wechesler adult Intelligence Scale. Encyclopedia Columbia University Press, 1981.

19. Salthouse TA. Reduced Processing Resoucers. In: Erlbaum Theoretical perspectives on cognitive aging, 1991.

20. Lezak MD, Howieson DB, Loring DW. Neuropsychological assessment. Oxford University Press: NewYork, 2004.

21. Bousfield WA. The occurrence of clustering in the recall of randomly arranged associates. Journal of General Psychology 49:229-40, 1953.

22. West RL, Thorn RM, Bagwell DK. Memory Performance and Beliefs as a function of goal setting and aging. Psychology and Aging 18(1):111-25, 2003.

23. Mello CB. Estratégias categóricas de recordação e formação de conceitos em crianças de sete a quatorze anos de idade. Tese de Doutorado Universidade de São Paulo, 2003.

24. Wood GMO, Haase VG, Araujo JR et al. Desenvolvimento Cognitivo adulto: A avaliação e a reabilitação da capacidade de memória de trabalho. In: Psicologia do desenvolvimento: contribuições interdisciplinares. Editora Health: Belo Horizonte, 121-44, 2000.

25. Lima-Silva TB, Ordonez TN, Santos GD et al. Effects of cognitive training based on metamemory and mental images. Dement Neuropsychol 4(2):114-9, 2010.

26. Aramaki FO, Yassuda MS. Cognitive training based on metamemory and mental images. Dement Neuropsychol 5(1):48-53, 2011.

11

Questionário de mudança cognitiva

• ANTONIO EDUARDO DAMIN

Introdução

As síndromes demenciais são uma das principais causas de incapacidade e morbimortalidade na população idosa[1], além disso, há um aumento progressivo no número de casos associado ao envelhecimento populacional, o que reflete uma importância maior da triagem e diagnóstico dos casos demenciais.

Apesar desse cenário, a triagem de demências não é uma prática comum nos serviços de saúde, mesmo em países desenvolvidos. Um estudo de Lorentz et al. mostrou que 76% dos médicos generalistas canadenses e 61% dos australianos não rastreiam cognitivamente seus pacientes, apesar de conhecerem os métodos disponíveis, declarando que a aplicação destes instrumentos é difícil e demorada[2]. Apenas a avaliação clínica de rotina, por intermédio da história clínica e do exame físico, não é suficiente para o rastreio cognitivo, já que mais de 50% dos indivíduos com demências, incluindo alguns em fase moderada, nunca receberam o diagnóstico pelo médico que os acompanhava[3]. Isto mostra a necessidade da realização de testes cognitivos e funcionais complementares para o auxílio ao diagnóstico das demências.

A avaliação de pacientes com *déficit* cognitivo apoia-se no relato do paciente e de seu informante/cuidador e são recomendadas tanto a realização de testes cognitivos de desempenho aplicados ao paciente para avaliar se existe, de fato, um comprometimento do funcionamento cognitivo, quanto testes com informantes, para definir a extensão das perdas cognitivas e se há acometimento funcional, o que permite a diferenciação entre o Comprometimento Cognitivo Leve (CCL) e uma síndrome demencial.

Além dessa diferenciação entre uma síndrome demencial e um CCL, o relato do informante pode contribuir para o diagnóstico e o prognóstico do CCL. Um estudo de Tabert et al. mostrou que pacientes com CCL que convertiam para Doença de Alzheimer (DA) possuíam uma maior predominância de sintomas relatados pelo informante em relação aos relatados pelo próprio paciente[4]. Com isso, a realização de um questionário de declínio cognitivo apoiado na descrição do informante pode fornecer informações relevantes a respeito do diagnóstico e prognóstico do CCL[5].

Os testes disponíveis atualmente, como o Miniexame do Estado Mental (MEEM)[6] podem ser insensíveis para a aplicação em CCL e testes considerados como padrão-ouro para a classificação funcional nas demências, podem ter valor limitado no diagnóstico do CCL, como é o caso do *Clinical Dementia Rating* - CDR[7]. O estudo de Saxton et al. mostrou que a classificação CDR = 0,5 discorda do diagnóstico de CCL feito por meio de avaliações neuropsicológicas em 37% dos indivíduos[8]. Além disso, o estudo de Isella et al. sugere que o CDR é inespecífico para o diagnóstico de CCL, pois indivíduos que foram classificados como CCL fundamentado no CDR tiveram taxas de conversão para demência menores que aqueles classificados a partir de testes neuropsicológicos[5].

Há uma ampla variedade de métodos diagnósticos utilizados para a detecção de demências, mas em locais com menos recursos a realização de testes de rastreio é possivelmente a principal ferramenta de auxílio ao profissional de saúde para a avaliação de pacientes com suspeita de uma síndrome demencial. Com isso, um teste de rastreio rápido com fácil aplicação e interpretação, com boa acurácia, não influenciado pela escolaridade, adequado à nossa população e que pudesse ser introduzido de forma mais rotineira nas avaliações clínicas, aumentaria a chance de diagnosticar e realizar o acompanhamento adequado de síndromes demenciais[9].

As avaliações cognitivas apoiadas em entrevista com um informante, como o *Informant Questionnaire on Cognitive Decline in the Elderly* (IQCODE)[10], fornecem fontes colaterais de informações que podem mostrar alterações cognitivas leves e precoces nas síndromes demenciais e muitos autores acreditam que estas são mais sensíveis que testes baseados em desempenho como o MEEM; isto porque aqueles são questionários que permitem avaliar as mudanças que ocorrem ao longo do tempo na habilidade do indivíduo para realizar as tarefas cotidianas e, por causa desta particularidade, são menos sujeitas à influência de diferenças socioculturais, de fatores que interferem com a realização do teste do indivíduo em um determinado momento (colaboração do paciente, sonolência, dentre outros), da impressão do próprio indivíduo sobre sua doença (que pode estar comprometida em certas demências) e da sua escolaridade[11].

No entanto, a maioria dos testes cognitivos e funcionais foi desenvolvida em outros países e, com isso, por causa das características de nossa população, com grande heterogeneidade educacional e cultural, alguns testes neuropsicológicos elaborados para avaliar indivíduos com grau de escolaridade elevado e com uma cultura distinta da nossa podem não ser indicados para aplicação em nosso meio. Este fato tende a dar origem a adaptações que podem produzir formas diferentes de aplicação do teste original, e que devem ser evitadas[12]. Além disso, as condições de atendimento médico na população brasileira ainda não são as ideais e são diferentes daquelas nas quais os testes originalmente foram desenvolvidos, fato a ser considerado ao se avaliar a acurácia e economia de tempo de um teste[12].

Assim, apesar de vários testes aplicados ao informante estarem disponíveis em nosso meio, convém ressaltar que todas estas avaliações são traduções de questionários estrangeiros que já possuem a formatação própria e com questões desenvolvidas para populações com recursos e escolaridade em geral superiores à brasileira. Além disso, há limitações dos atuais testes aplicados ao informante para realização do rastreio cognitivo, ou devido ao extenso tempo necessário para aplicação (CDR, por exemplo) ou interpretação que pode confundir o profissional de saúde se não adequadamente treinado, como é o caso do IQCODE e do Questionário de Atividades Funcionais de Pfeffer (QAFP)[13].

O Questionário de Mudança Cognitiva (QMC)

A motivação inicial do desenvolvimento do Questionário de Mudança Cognitiva (QMC) foi a criação de um teste cognitivo aplicado ao informante, que fosse desenvolvido no Brasil a partir das características população brasileira e com a seleção de questões pertinentes para a identificação de pacientes em fases precoces das síndromes demenciais.

O QMC inicial possui 22 questões (QMC22) que, em sua maioria, foram selecionadas por profissionais com experiência na área cognitiva a partir de testes apoiados em respostas dadas por informantes e já utilizados na prática clínica, como o *Alzheimer Disease* (AD8)[11], QAFP, IQCODE, Fillenbaum[14], Katz[15] e a Escala de demência de Blessed[16]. O critério utilizado foi a seleção de questões mais pertinentes para identificação de indivíduos que, supostamente, estavam no começo de um quadro demencial.

Apesar de muitas questões estarem presentes em outros questionários, a forma de resposta a estas questões não são as mesmas, já que no QMC há a opção de respostas dicotômicas (sim e não), enquanto em questionários como o IQCODE, por exemplo, há cinco diferentes opções de resposta, ou seja, tentou-se simplificar as respostas dadas pelos cuidadores, além de facilitar a interpretação do teste pelos profissionais de saúde.

O QMC possui questões selecionadas dos questionários já utilizados, excluindo-se questões que na prática clínica profissionais com experiência em avaliações cognitivas puderam observar que em nada acrescentam para o diagnóstico final ou que não são pertinentes de se aplicar em população como a nossa. Exceção a esta regra foi feita em relação ao AD8, pois este é um questionário já previamente selecionado de um banco inicial de 55 questões e, com isso, optou-se por deixar todas suas oito questões para avaliar se estas seriam também as mais pertinentes em uma amostra de nossa população.

Aplicação do questionário de mudança cognitiva

O QMC22 é entregue ao familiar e/ou cuidador normalmente antes do início da consulta e são dadas instruções para seu preenchimento. Em caso de informantes analfabetos ou que não entendam os questionários de forma adequada, o examinador lê em voz alta as questões. Deve ser explicado aos informantes que cada uma das questões enfoca se ocorreu alguma mudança para determinada situação ao longo do tempo (não há definição de um tempo específico, como é o caso do IQCODE que estabelece 10 anos para a comparação das mudanças). Em cada uma das questões são dadas as possibilidades de se marcar **sim** (se houve mudança naquele item ao longo do tempo) e **não** (quando não houve mudança naquele item). No início havia também a opção de **não sei**, aproximando-se da formatação do AD8, mas análises estatísticas posteriores permitiram a retirada deste item, face à praticamente inexistência de resposta assinaladas nestes itens pelos informantes. Isso contribuiu para facilitar a sua aplicação e interpretação.

O escore total do QMC22 é feito pela soma de respostas **sim** assinaladas com um X (soma-se um ponto para cada **sim** marcado). Com isso, espera-se que quanto maior o grau de comprometimento cognitivo e/ou funcional, maior a pontuação obtida no QMC22.

Na tabela 11.1 encontra-se o modelo do QMC22 e entre parênteses, em destaque, os questionários dos quais cada uma das perguntas se originou. Convém

Tabela 11.1 - Questionário de mudança cognitiva - QMC22

Dados do paciente Nome: Idade: Escolaridade (anos de estudo): Gênero: ( ) M ( ) F		
Dados do informante Nome: Idade: Escolaridade (anos de estudo): Gênero: ( ) M ( ) F Parentesco com o paciente:		
Assinale com um X na opção sim, se houver mudança do paciente, ou X na opção não (se não houve mudança) nos itens abaixo	Sim	Não
1. Problemas de julgamento (p. ex.: cair em contos do vigário, más decisões financeiras, compra de presentes inadequados para os que recebem) – (AD8)		
2. Interesse reduzido em hobbies/atividades – (AD8)		
3. Repete perguntas, estórias, afirmações – (AD8)		
4. Dificuldade para aprender como usar um instrumento, eletrodoméstico ou outro aparelho (p. ex.: videocassete, computador, micro-ondas, controle remoto) – (AD8)		
5. Esquece o mês e o ano corretos – (AD8)		
6. Dificuldade para lidar com assuntos financeiros complicados (p. ex.: controle do saldo no talão de cheques, imposto de renda, pagamentos de contas) – (AD8)		
7. Dificuldade para lembrar-se de compromissos – (AD8)		
8. Problemas constantes com o pensamento e/ou memória – (AD8)		
9. Dificuldade para usar o telefone para fazer ligações – (Katz)		
10. Dificuldade para usar carro, ônibus, táxi ou barco sozinho – (Katz, modificado para barco)		
11. Dificuldade para tomar remédios sem supervisão – (Pfeffer)		
12. Dificuldade para compreender uma notícia ou um filme ou um programa de rádio ou televisão – (Pfeffer)		
13. Dificuldade para se manter atualizado sobre os fatos importantes da comunidade ou país – (Pfeffer)		
14. Dificuldade para se lembrar do que conversou nos últimos dias – (IQCODE)		
15. Dificuldade para lembrar-se onde as coisas são guardadas usualmente – (IQCODE)		
16. Dificuldade para contar o que acabou de ver ou ouvir		
17. Dificuldade para lembrar uma mensagem – (Fillenbaum)		
18. Dificuldade para expressar opiniões próprias sobre assuntos de família – (Fillenbaum)		
19. Dificuldade para terminar alguma coisa começada – (Fillenbaum)		
20. Dificuldade para lidar com pequenas somas de dinheiro – (Blessed)		
21. Dificuldade para tomar parte em alguma conversa		
22. Dificuldade para sair para uma caminhada sozinho e voltar para casa sem se perder – (Fillenbaum - adaptado)		
ESCORE TOTAL – Soma da quantidade de respostas sim assinaladas com um X		

ressaltar que as oito primeiras questões são derivadas diretamente do AD8 e as demais de outros questionários aplicados ao informante, as quais foram escolhidas por profissionais com experiência na avaliação de pacientes com distúrbios cognitivos que utilizaram como critério a escolha de questões que os mesmos achavam pertinentes na detecção precoce das demências e que fossem adequadas à realidade brasileira.

O desenvolvimento do questionário de mudança cognitiva – QMC22

O estudo que desenvolveu o QMC22 avaliou um total de 123 indivíduos: 42 controles, 40 com CCL e 41 com demências leves (CDR = 1), casuística considerada adequada de acordo com a análise do cálculo do tamanho amostral[17]. Os indivíduos controles foram aqueles sem alterações nos testes cognitivos de desempenho e sem limitações funcionais nas escalas aplicadas ao informante; os indivíduos com CCL foram definidos através dos critérios do consórcio Europeu de 2006[18], e os indivíduos com demências foram definidos segundo os critérios do *Diagnostic and Statistical Manual of Mental Disorders* (DSM-IV)[19] e do *National Institute of Neurological and Communicative Diseases and Stroke/ Alzheimer's Disease and Related Disorders Association* (NINCDS-ADRDA)[20]. Assim, as comparações foram realizadas entre estes três grupos distintos (controles, CCL e demência leve).

Todos os sujeitos da avaliação clínica foram submetidos a exame físico e neurológico completos; Miniexame do Estado Mental (MEEM); *Cambridge Cognitive Examination* (CAMCOG)[21]; CDR e Bateria breve de rastreio cognitivo[22]. Aos informantes foram aplicados: a) a entrevista complementar através do protocolo do *Cambridge Mental Disorders of the Elderly Examination* (CAMDEX); b) o QAFP; c) o IQCODE; d) CDR ; e) o Inventário neuropsiquiátrico (INP)[23]; f) o QMC com 22 questões.

O diagnóstico final foi utilizado como o padrão-ouro para a classificação dos indivíduos. Este diagnóstico foi firmado por meio do consenso de uma banca de especialistas na área cognitiva pertencentes ao Centro de Referência em Distúrbios Cognitivos do Hospital das Clínicas de São Paulo (CEREDIC) com base no resultado dos exames de imagens, laboratoriais e das avaliações neurológica, cognitiva e dos questionários aplicados aos informantes. Para a padronização dos diagnósticos, a banca sempre foi formada pelos mesmos membros e estes não tiveram acesso ao resultado do QMC22.

Quanto à etiologia dos quadros demenciais da amostra, 47% tiveram o diagnóstico de DA, 22% de Demência Vascular (DV), 7% de DA associada à doença cerebrovascular e o restante com outras demências. Em relação aos subtipos de CCL, 52% foram classificados como CCL amnéstico múltiplos domínios, 22% com CCL amnéstico único domínio e o restante com CCL não amnésticos.

Análise do questionário de mudança cognitiva – QMC22

A média dos escores do QMC22 foi de 3,00 (IC 95%: 2,40 - 4,19) no grupo controle; 10,95 no grupo CCL (IC 95%: 9,51 - 12,54) e 17,54 no grupo com demências (IC 95%: 16,41 - 18,66). As médias dos escores do QMC22 foram estatisticamente diferentes entre os grupos ao se utilizar o teste de Kruskal Wallis ($p < 0,001$) e na comparação dos grupos, dois a dois, pelo teste de Dunn, ou seja, cada um dos grupos mostrou escores distintos ao se aplicar o QMC22. Além disso, o QMC22 teve correlação significativa com todos os outros testes empregados no estudo (todos os valores de $p < 0,001$), mostrando uma mais forte correlação (pela análise da correlação de Spearman) com o QAFP ($r = 0,8353$) e a mais baixa com o INP ($r = 0,4445$). Em geral, o QMC22 mostrou correlação maior com testes que, como ele, são aplicados ao informante (QAFP e IQCODE) em relação a testes apoiados em desempenho do paciente (MEEM, CAMCOG, dentre outros).

Em relação ao diagnóstico final (diferenciação entre os grupos controle, CCL e demências), o QMC22 teve uma correlação de Spearman com $r = 0,853$, ficando atrás apenas do CDR ($r = 0,916$) dentre todos os testes aplicados. Quanto à consistência interna, o alfa de Cronbach, ao se parear as correlações entre os 22 itens do QMC, foi de 0,936, e valores acima de 0,7 são considerados de boa consistência interna[24], ou seja, o QMC22 possui boa consistência interna.

A tabela 11.2 mostra os valores da área sob a curva (curva ROC) do QMC22 na diferenciação entre os grupos.

Como se pode observar, o QMC22 mostrou excelente acurácia na distinção entre os grupos já que apresentou valores elevados da área sob a curva. Além disso, o QMC22 mostrou a maior acurácia ao se avaliar a área sob a curva dentre todos os testes aplicados para a distinção entre controles e CCL e entre indivíduos normais daqueles considerados não normais (CCL e/ou demências). Para a discriminação entre indivíduos controles e com demências foi o segundo teste mais acurado, com o CDR apresentando maior

Tabela 11.2 – Valores da área sob a curva do QMC22 entre os diferentes grupos

Valores da área sob a curva	Controles *vs.* CCL	Controles *vs.* demências	CCL *vs.* demências	Controles *vs.* não normais (CCL e demências)
QMC22	0,934*	0,999*	0,895*	0,966*

*p<0,05.

acurácia, e para a distinção entre CCL e demências o terceiro teste mais acurado, com as maiores acurácia obtidas por meio do CDR e do QAFP.

Não houve diferença significativa dos escores do QMC22 entre diferentes escolaridades dos pacientes em cada um dos grupos (controle, CCL e demências), mostrando ser um teste não influenciado pela escolaridade dos pacientes.

Propriedades diagnósticas do questionário de mudança cognitiva – QMC22

Ao se adotar notas de corte obtidas a partir das coordenadas da curva ROC que refletem o melhor equilíbrio entre sensibilidade e especificidade, podemos obter os resultados demonstrados na tabela 11.3.

Assim, pela análise dos dados da tabela 11.3, o QMC22 mostra boa acurácia na distinção entre os grupos, sendo que escores ≥ 6 são indicativos de comprometimento cognitivo e/ou demência, indicando aqueles pacientes que devem ser investigados em uma triagem. Escores ≥ 8 são sugestivos de demências em uma amostra geral, mas na avaliação de pacientes com quadro cognitivo já instalado e que se queira diferenciar entre um CCL e uma demência, a nota de corte indicada é de ≥ 14. Assim, o QMC pode ser utilizado tanto em uma triagem cognitiva, como no auxílio diagnóstico ao distinguir um paciente com demência ou com CCL, ou seja, pode ser utilizado em atenção primária na triagem e em centros especializados como auxílio ao diagnóstico.

O desenvolvimento do questionário final – QMC8

A partir do QMC22 inicial, foi avaliado o poder estatístico de discriminação entre os três grupos (Controles, CCL e Demências) de cada uma das 22 questões iniciais. As questões mais discriminantes foram identificadas por meio de um modelo linear generalizado e o teste de razão de verossimilhança para avaliar da significância das questões individuais.

As questões 1, 6, 8, 19, 20 e 21, do QMC22 inicial foram retiradas do modelo pelo seu baixo poder de discriminação entre os grupos. No modelo final, as seis questões que mostraram poder estatístico para o desfecho final (discriminação entre os grupos) foram as questões 9, 10, 11, 13, 18 e 22.

Foram feitos questionários intermediários com as todas as combinações possíveis entre as questões que, pela análise de covariância e multicolinearidade não puderam sair do modelo.

Formou-se um questionário final com a adição das questões quatro e cinco as seis acima, por esta combinação mostrar a melhor correlação de Spearman com o diagnóstico final e a maior área sob a curva ROC para a discriminação entre os pacientes controles daqueles com alterações cognitivas associadas ao CCL ou a demências, característica fundamental em um questionário com foco no rastreio cognitivo. Assim, o modelo do questionário final (QMC8) foi formado por meio de um parâmetro clínico fundamentado na análise estatística. O QMC8 foi comparado a um modelo que continha apenas as seis questões

Tabela 11.3 – Propriedades diagnósticas do QMC22

QMC22	Nota de corte	Sensibilidade (%)	Especificidade (%)	VPP (%)	VPN (%)	Acuidade (%)
Controles *vs.* CCL	≥ 6	90,2	87,9	90,2	87,9	89,1
Controles *vs.* demências	≥ 8	100	93,9	95,2	100	97,2
CCL *vs.* demências	≥ 14	92,5	75,6	78,7	91,1	83,9
Controles *vs.* disfunção cognitiva (CCL e demências)	≥ 6	95	87,8	95	87,8	92,9

VPP: Valor Preditivo Positivo; VPN: Valor Preditivo Negativo; CCL: Comprometimento Cognitivo Leve; vs.: versus.

iniciais (QMC6), porém as propriedades diagnósticas do QMC6 foram inferiores ao QMC8, sendo este último adotado como modelo final.

Vale a pena ressaltar que das oito questões iniciais do AD8, apenas duas permaneceram no modelo final, sendo que a questão um do AD8 mostrou ser uma das que menos discriminaram os grupos avaliados, o que corrobora a ideia inicial de que questionários desenvolvidos em outros países podem não ser pertinentes para serem aplicados em nossa população, já que o AD8 é um questionário formado por questões previamente selecionadas de um banco inicial de 55 questões[11].

Assim, o modelo final do questionário de mudança cognitiva (QMC8) é mostrado na tabela 11.4.

O QMC8 apresentou escore médio de 0,39 (IC95%: 0,21 - 0,87) no grupo controle; de 3,17 (IC 95%: 3,01 - 4,64) no grupo com CCL e de 6,50 (IC 95%: 6,01 - 7,52) no grupo demências, sendo que estas médias mostraram diferença estatisticamente significativa pelo teste de Kruskal-Wallis e na análise *post hoc* pelo teste de Dunn.

Ao separar cada um dos grupos em três subgrupos de escolaridades diferentes (0 - 4 anos; 5 - 8 anos e ≥ 8 anos), não houve diferenças significativas nos escores do QMC8 para diferentes escolaridades.

A partir das coordenadas da curva ROC, foram obtidos valores para notas de corte do QMC8, sendo as propriedades diagnósticas deste questionário mostradas na tabela 11.5.

Tabela 11.4 – Questionário de mudança cognitiva – QMC8

Dados do paciente Nome: Idade: Escolaridade (anos de estudo): Gênero: ( ) M ( ) F		
Dados do informante Nome: Idade: Escolaridade (anos de estudo): Gênero: ( ) M ( ) F Parentesco com o paciente:		
Assinale com um X na opção sim, se houver mudança do paciente, ou X na opção não (se não houve mudança) nos itens abaixo	Sim	Não
1. Dificuldade para aprender como usar um instrumento, eletrodoméstico ou outro aparelho (p. ex.: videocassete, computador, micro-ondas, controle remoto)		
2. Esquece o mês e o ano corretos		
3. Dificuldade para usar o telefone para fazer ligações		
4. Dificuldade para usar carro, ônibus, táxi ou barco sozinho		
5. Dificuldade para tomar remédios sem supervisão		
6. Dificuldade para se manter atualizado sobre os fatos importantes da comunidade ou país		
7. Dificuldade para expressar opiniões próprias sobre assuntos de família		
8. Dificuldade para sair para uma caminhada sozinho e voltar para casa sem se perder		
ESCORE TOTAL – Soma da quantidade de respostas sim assinaladas com um X		

Tabela 11.5 – Propriedades do QMC8 quanto ao diagnóstico entre controles e CCL

QMC8	Nota de corte	Sensibilidade (%)	Especificidade (%)	VPP (%)	VPN (%)	Acuidade (%)
Controles *vs.*	≥ 1	97,6	66,7	78,4	95,6	83,8
CCL	≥ 2	78,0	93,9	94,1	77,5	85,1
Controles *vs.* demências	≥ 4	97,5	100	100	97	98,6
CCL *vs.* demências	≥ 4	97,5	83,9	72,2	96,3	80,2
Controles *vs.* cognição alterada	≥ 1	98,7	66,6	87,9	95,6	89,5
(CCL e demências)	≥ 2	88,9	93,9	97,3	77,5	90,3

VPP: Valor Preditivo Positivo; VPN: Valor Preditivo Negativo.

Ao se analisar os dados da tabela 11.5, adotou-se uma nota de corte ≥ 2 como adequada para a triagem de casos suspeitos de déficit cognitivo pelo melhor equilíbrio entre sensibilidade e especificidades, com notas ≥ 4 sendo altamente suspeitas de um quadro demencial. Ao contrário do QMC22, apenas com estes dois valores podemos ter uma boa acurácia para triar casos cognitivamente afetados (nota ≥ 2) e diferenciá-los entre um CCL (notas entre dois e três) e demência (notas ≥ 4). A correlação de Sperman do QMC8 com o diagnóstico final foi de r = 0,861 ($p < 0,05$), sendo maior que o QMC22 (r = 0,853) e tendo menor correlação apenas na comparação com o CDR (r= 0,916). O QMC8, assim como o QMC22, teve correlação significativa ($p < 0,001$) com todos os testes aplicados no estudo e mostrou boa consistência interna entre as oito questões, com alfa de Cronbach de 0,876.

A tabela 11.6, mostra os valores da área sob a curva do QMC8 na diferenciação entre os grupos.

Além de mostrar boa acurácia na diferenciação entre todos os grupos, o QMC8 teve a melhor acurácia entre todos os testes aplicados, inclusive QMC22, na diferenciação entre indivíduos controles de CCL e indivíduos controles de não normais (CCL e/ou demências), informação essencial para um questionário que visa a triagem de síndromes demenciais em seus estágios precoces.

Conclusão

O QMC22 e o seu modelo final QMC8 mostraram boa acurácia para a distinção entre indivíduos controles daqueles com CCL e demências de quaisquer etiologias em estágios iniciais.

A comparação da acurácia dos questionários QMC22 e QMC8 com testes já validados e utilizados na prática clínica mostrou que ambos apresentaram valores de acurácia adequados e, em muitas vezes, superiores aos testes baseados em desempenho e testes aplicados aos informantes utilizados no estudo.

Tanto o QMC22, quanto o QMC8, demonstraram ter boa correlação com o diagnóstico final e com os testes já conhecidos e utilizados em nosso meio.

O desenvolvimento do modelo final (QMC8) aparentemente é um bom instrumento para ser utilizado tanto no rastreio cognitivo, quanto na definição do diagnóstico sindrômico de pacientes com acometimento cognitivo, já que o mesmo mostrou:

- Ser um questionário curto, com poucas questões, refletindo um questionário de rápida aplicação e de fácil interpretação;
- Possuir boa correlação com o diagnóstico final e com os testes cognitivos e funcionais já conhecidos e validados em nosso meio;
- Não possuir influência da escolaridade;
- Possuir boa acurácia, demonstrada pela alta sensibilidade e especificidade, situando-se entre os testes com maior acurácia dentre todos os analisados;
- Ser um questionário desenvolvido em nosso meio a partir de uma amostra da nossa população (apesar de não ser uma amostra comunitária);
- Possuir bons valores preditivos, positivo e negativo;
- Possui boa consistência interna.

Como o QMC8 é um modelo obtido a partir do QMC22, o próximo passo será sua aplicação em amostras populacionais diversas, seja de centros terciários, como de atenção primária à saúde para confirmar os achados do estudo e ser validado como um instrumento útil ao rastreio cognitivo no Brasil.

Bibliografia

1. Ramos LC, Perracini MR, Rosa TE, Kalache A. Significance and Management of Disability among urban Elderly Residents in Brazil. J Cross Cult Gerontol 8:313-23, 1993.

2. Lorentz WJ, Scanian JM. Brief screening tests for dementia. Can J Psychiatry 47:723-33, 2002.

3. Boustani M, Peterson B, Hanson L, Harris R, Lohr KN. Screening for dementia in primary care: a summary of the evidence for the U.S. Preventive Services Task Force. Ann Intern Med 138:927-37, 2003.

4. Tabert MH, Albert SM, Borukhova-Milov L, Camacho Y, Pelton G, Liu X et al. Functional deficits in patients with mild cognitive impairment: prediction of AD. Neurology 58:758-64, 2002.

Tabela 11.6 – Valores da área sob a curva ROC do QMC8 entre os diferentes grupos

Valores da área sob a curva	Controles *vs.* CCL	Controles *vs.* demências	CCL *vs.* demências	Controles *vs.* não normais (CCL e demências)
QMC8	0,938*	0,999*	0,892*	0,968*

*$p < 0,05$.

5. Isella V, Villa L, Russo A, Regazzoni R, Ferrarese G, Appollonio IM. Discriminative and predictive power of an informant report in mild cognitive impairment. J Neurol Neurosurg Psychiatry 77:166-71, 2006.

6. Folstein MF, Folstein SE, McHugh PR. Mini Mental State: A pratical method for grading the cognitive state of patients for the clinicians. J Psychiatr Res 12:189-98, 1975.

7. Morris JC. The Clinical Dementia Rating (CDR) - current version and scoring rules. Neurology 43:2412-4,1993.

8. Saxton J, Snitz BE, Lopez OL, Ives DG, Dunn LO, Fitzpatrick A et al. Functional and cognitive criteria produce different rates of mild cognitive impairment and conversion to dementia. J Neurol Neurosurg Psychiatry 80:737-43, 2009.

9. Aprahamian I, Martinelli JE, Rasslan Z, Yassuda MS. Rastreio Cognitivo em Idosos para o Clínico--Cognitive Screening of the Elderly for the Clinician. Rev Bras Clin Med 6:254-9, 2008.

10. Jorm A, Christensen H, Korten A, Jacomb P, Henderson A. Informant ratings of cognitive decline in old age: validation against change on cognitive tests over 7 to 8 years. Psychol Med 30:981-5, 2000.

11. Galvin JE, Roe CM, Powlishta KK, Coats RN, Muich SJ, Grant E et al. The AD8-A brief informant interview to detect dementia. Neurology 65:559-64, 2005.

12. Nitrini R, Caramelli P, Bottino CMC, Damasceno BP, Brucki SMD, Anghinah R. Diagnóstico da doença de Alzheimer no Brasil: Avaliação cognitiva e Funcional. cognitive and functional evaluation. Recomendações do departamento científico de neurologia cognitiva e do envelhecimento da academia brasileira de Neurologia .Arq NeuroPsiquiatr 63(3a):720-7, 2005.

13. Pfeffer RI, Kurosaki TT, Harrah CH Jr, Chance JM, Filos S. Measurement of functional activities in older adults in the community. J Gerontol 37:323-9, 1982.

14. Fillenbaum GG, Chandra V, Ganguli M, Pandav R, Gilby JE, Seaberg EC et al. Development of an activities of daily living scale to screen for dementia in an illiterate rural older population in India. Age and Ageing 28:161-8, 1999.

15. Katz S, Ford AB, Moskowitz RW, Jackson BA, Jaffe MW. Studies of illness in the aged. The index of ADL: a standardized measure of biological ans psychosocial function. *JAMA* 185(12):914-9, 1963.

16. Blessed G, Tomlinson BE, Roth M. The association between quantitative measures of dementia and of senile change in the cerebral grey matter of elderly subjects. Br J Psychiatry 114:797-811, 1968.

17. Damin AE. Aplicação do Questionário de Mudança Cognitiva como método para rastreio de demências [tese]. Faculdade de Medicina, Universidade de São Paulo, 2011.

18. Porter F, Ousset PJ, Visser PJ, Frisoni GB, Nobili F, Scheltens P, Vellas B, Touchon (EADC). Mild cognitive impairment (MCI) in medical practice: a critical review of the concept and new diagnostic procedure. Report of the MCI Working Group of the European Consortium on Alzheimer's Disease. J Neurol Neurosurg Psychiatry 77(6):714-8, 2006.

19. American Psychiatric Association. Diagnostic and Statistical Manual of Mental Disorders, 4.Ed. APA: Washington, 1994.

20. Mckhann G, Drachman D, Folstein M, Katzman R, Price D, Stadlan EM. Clinical diagnosis of Alzheimer's disease: report of the NINCDS-ADRDA work group under the auspices of the Department of Health & Human Services Task Force on Alzheimer's disease. Neurology 34:939-44, 1984.

21. Roth M, Tym E, Mountjou CQ,Huppert FA,Hendrie H, Verma S, Goddard R. CAMDEX: a standardized instrument for the diagnosis of mental disorder in the elderly with special reference to elderly detection of dementia. Br J Psychiatry 149:698-709, 1986.

22. Nitrini R, Lefévre B, Mathias S, Caramelli P, Carrilho PE, Sauaia N et al. Testes neuropsicológicos de aplicação simples para o diagnóstico de demência. Arq Neuropsiquiatr 52:457-65, 1994.

23. Cummings JL, Mega M, Gray K, Rosenberg--Thompson S, Carusi DA, Gornbein J. The Neuropsychiatric Inventory: comprehensive assessment of psychopathology in dementia. Neurology 44:2308-14,1994.

24. Maroco J, Garcia-Marques T. Qual a fiabilidade do alfa de Cronbach? Questões antigas e soluções modernas? Laboratório de Psicologia 4(1):65-90, 2006.

12

Bateria breve de rastreio cognitivo

• FÁBIO HENRIQUE DE GOBBI PORTO

O diagnóstico de alteração cognitiva frequentemente esbarra na baixa escolaridade, pois alguns testes utilizados nas avaliações são fortemente influenciados pelo nível educacional. O mesmo ocorre em populações onde o índice de analfabetismo é alto, sendo frequente a dúvida se o desempenho é ruim em função de um déficit cognitivo ou pela dificuldade inerente ao analfabetismo. No intuito de melhorar a avaliação neste grupo de indivíduos percebeu-se a necessidade de uma bateria de avaliação cognitiva que fosse menos influenciada pelo nível educacional. O grupo de neurologia cognitiva e comportamental do Hospital das Clínicas da Universidade de São Paulo (GNCC HC/USP) criou então a Bateria breve de rastreio cognitivo (BBRC)[1] (ver Anexos).

Esta minibateria consiste na apresentação inicial de uma folha de papel com 10 desenhos de figuras concretas. É solicitado ao indivíduo que nomeie os 10 itens. Em seguida, a folha é retirada e pede-se que ele diga quais as figuras que constavam da folha, dando o tempo de um minuto para a recordação. A folha então é reapresentada, com a instrução de que os itens sejam memorizados pelo indivíduo. Após 30 segundos a folha é novamente retirada, pedindo-se que sejam mencionadas as figuras mostradas (tempo de um minuto). Este procedimento é repetido mais uma vez, com a instrução de que será solicitada lembrança após um intervalo. Outros dois testes são aplicados: fluência verbal (animais por minuto) que avalia linguagem, memória semântica e funções executivas, e desenho do relógio, para funções executivas e habilidade visuoconstrutiva. Após cerca de cinco minutos, tempo para que esses dois testes sejam realizados, o examinador solicita ao indivíduo que evoque as figuras previamente apresentadas, oferecendo um minuto para a evocação. No último teste, apresentamos uma folha com 20 figuras, que contém as 10 figuras mostradas previamente e 10 outras figuras; o paciente deve reconhecer quais figuras ele já tinha visto. Obtêm-se cinco medidas relacionadas à memória: memória incidental, memória imediata, aprendizado, memória tardia e reconhecimento, além da fluência verbal e do desenho do relógio. Esta bateria pode ser aplicada em um tempo entre seis e sete minutos[2,3].

Quando o desempenho de indivíduos alfabetizados e analfabetos é comparado utilizando-se testes padronizados na literatura, como o *Consortium to Establish a Registry for Alzheimer's Disease* (CERAD)[4], a BBRC não apresentou diferença estatística nos itens memória imediata e tardia em relação ao CERAD[3]. Isso indica que a avaliação da memória por meio de figuras simples consegue isolar o efeito da escolaridade e avaliar com fidedignidade sujeitos com baixa escolaridade.

Em relação aos resultados limites nos testes, a avaliação deve ser sempre individualizada, levando-se em conta as características do indivíduo avaliado. Esperam-se escores maiores que seis na evocação da memória tardia, a pontuação da fluência verbal varia com a escolaridade[5] e o desenho do relógio é pontuado conforme Sunderland et al.[6].

Bibliografia

1. Nitrini R, Caramelli P, Herrera E et al. Diagnosis of dementia in illiterate elderly subjects. Neurology 52(Suppl. 2):A435–6, 1999.

2. Nitrini R, Lefèvre BH, Mathias SC et al. Testes neuropsicológicos de aplicação simples para o diagnóstico de demência. Arq Neuropsiquiatr 52:457-65, 1994.

3. Nitrini R, Caramelli P, Herrera Jr E et al. Performance of illiterate and literate nondemented elderly subjects in two tests of long-term memory. J Int Neuropsychol Soc 10:634-8, 2004.

4. Morris JC, Heyman A, Mohs RC, CERAD investigators. The Consortium to Establish a Registry for Alzheimer's disease (CERAD). Clinical and neuropsychological assessment of Alzheimer's disease. Neurology 39:1159–65, 1989.

5. Brucki SM, Malheiros SM, Okamoto IH, Bertolucci PH. Normative data on the verbal fluency test in the animal category in our milieu. Arq Neuropsiquiatr 55:56-61, 1997.

6. Sunderland T, Hill JL, Mellow AM, et al. Clock drawing in Alzheimer's Disease. A novel measure of dementia severity. J Am Geriatr Soc 37:725-9, 1989.

13

O exame cognitivo de Addenbrooke – versão revisada

• VIVIANE AMARAL CARVALHO
• PAULO CARAMELLI

O processo de reabilitação cognitiva deve ser iniciado com a avaliação das necessidades e potenciais do paciente. Tais dados deverão ser extraídos por meio de entrevista com a família ou o cuidador associando-os à avaliação cognitiva e funcional. Esse conjunto de informações auxiliará na definição dos objetivos terapêuticos e na escolha dos métodos de estimulação mais aplicáveis ao estado do paciente naquele momento.

Neste capítulo, discutimos sobre a utilização de um instrumento específico de avaliação cognitiva, o Exame Cognitivo de Addenbrooke – versão revisada (ACE-R)[1,2] (ver Anexos). Trata-se de uma bateria de avaliação cognitiva breve (no máximo 20 minutos de administração), que oferece diversas informações sobre o funcionamento cognitivo global e também de alguns domínios específicos. Ela foi inicialmente idealizada para auxiliar na diferenciação entre doença de Alzheimer (DA) e demência frontotemporal (DFT) em estágios iniciais da demência[1,3,4]. No entanto, tem se mostrado cada vez mais útil na avaliação de outras condições clínicas, como o comprometimento cognitivo leve (CCL)[3,5], doença de Parkinson[6,7], degeneração corticobasal[8], demência vascular subcortical isquêmica[9], acidente vascular cerebral[10,11] e em lesões cerebrais crônicas[12]. Também tem sido selecionada como parte de avaliação neuropsicológica[13].

A ACE-R fornece índices distintos para diversos domínios cognitivos, como orientação e atenção (18 pontos), memória (26 pontos), fluência verbal (14 pontos), linguagem (26 pontos) e habilidade visual-espacial (16 pontos), totalizando 100 pontos para a bateria completa. Todas as contagens dos escores são facilmente identificadas no instrumento como forma de facilitar a atribuição da pontuação a cada índice. A bateria também oferece o cálculo da nota para o MEEM (30 pontos)[14,15], que ainda é o instrumento de avaliação cognitiva breve com maior disseminação no mundo, embora apresente algumas falhas por ter sido concebido com o caráter de objeto de rastreio.

Os idealizadores da ACE-R também apresentam a fórmula VLOM, que pode auxiliar no diagnóstico diferencial entre DA e DFT. O resultado é obtido através da soma dos valores de fluência verbal (V) e linguagem (L) dividida pela soma das notas obtidas nas tarefas de orientação (O) e memória episódica/evocação tardia (M): [fórmula $(V + L)/(O + M)$]. Mioshi et al. notaram que esse valor tende a ser maior nos pacientes com DA (> 3,2: sensibilidade 75% e especificidade 84%) e menor naqueles com DFT (< 2,2: sensibilidade 58% e especificidade 97%)[1]. Qualquer número entre esses valores poderia indicar tanto DFT como DA ou outra forma de demência.

Tanto a versão brasileira da ACE-R como seu Guia de Instruções estão disponíveis para nosso meio desde 2007, e podem ser obtidos diretamente com os responsáveis pela adaptação brasileira, sem ônus[2]. Em 2010, publicamos também notas de corte para o diagnóstico de DA leve em indivíduos com idade igual ou superior a 60 anos, em considerando duas faixas de escolaridade: < 68 pontos para < 11 anos e < 78 pontos para 11 anos ou mais[16]. Em breve serão publicados dados normativos da bateria em voluntários saudáveis com idades entre 50 e 93 anos tendo 4 a 24 anos de estudo[17]. Acreditamos que tais informações poderão ter grande utilidade, já que representarão um parâmetro de normalidade diante de muitas possibilidades na investigação clínica.

Em caso de se avaliar um paciente que não se encaixe nos parâmetros fornecidos pelo estudo de normatização, acreditamos na possibilidade de se analisar qualitativamente o desempenho de qualquer paciente através da bateria. Ela pode ser uma ferramenta útil tanto no levantamento das dificuldades como na evidenciação das funções preservadas.

Entre os itens que compõem a subescala de Atenção e Orientação, encontramos a avaliação da orientação temporoespacial e do cálculo de cinco subtrações seriadas. A orientação no tempo e no espaço envolve a capacidade de se atualizar sobre informações que se modificam a todo o momento, o que depende da atenção e da memória episódica (memória de longo prazo). Já a habilidade matemática depende de aspectos atencionais, bem como da memória operacional (memória de curto prazo).

A subescala de Memória avalia a memória episódica verbal com a curva de aprendizagem em três tentativas de um nome e endereço, da recordação tardia espontânea e do reconhecimento do que foi aprendido previamente. Tais etapas auxiliam no entendimento de qual momento da aprendizagem está mais deficitário, já que as evocações imediata e tardia dependeriam mais da capacidade de seleção e recrutamento das informações (funções executivas e atencionais), enquanto a memória de reconhecimento evidenciaria se o material foi realmente estocado. Diante da ineficiência da estocagem/aprendizagem em si, o indivíduo não seria capaz de reconhecer as informações que lhe foram apresentadas minutos antes, o que demonstraria dificuldade evidente de reter material novo.

Também na subescala de Memória é feita uma breve investigação da memória retrógrada ao serem questionados nomes de presidentes do passado (na versão brasileira, Juscelino Kubitschek e John Fitzgerald Kennedy). Também são solicitados neste item os nomes dos presidentes atuais do Brasil e dos Estados Unidos, como forma de avaliar a capacidade de lembrança do cotidiano.

Diversos aspectos da linguagem são contemplados na bateria. A fluência verbal tanto semântica como fonêmica, leitura de uma frase simples e de palavras irregulares, escrita (elaboração de uma frase), repetição de palavras e frases, nomeação de 12 figuras entre objetos e animais comuns e menos comuns, e a compreensão (tanto no comando com a dobradura do papel como ao apontar determinadas figuras seguindo dica semântica). Vale chamar a atenção para a relação próxima também com a investigação da memória semântica nos itens de fluência verbal semântica, nomeação e apontar figuras entre aquelas nomeadas. Da mesma forma, deve-se considerar a implicação das funções executivas/atencionais para se executar a tarefa de fluência verbal fonêmica.

Em meio à subescala de Habilidades Visuoespaciais são encontradas tarefas que também fornecem sinais de algumas funções como habilidade visuoconstrutiva (pentágonos sobrepostos, cubo e desenho do relógio). Para a boa execução desses desenhos, o indivíduo também dependerá da capacidade de planejamento (funções executivas) e de percepção visual. Erros como números concentrados em uma parte do relógio e aplicação de números inexistentes em um modelo de relógio podem sugerir perseveração do pensamento (funções executivas).

A investigação da percepção visual é contemplada tanto na contagem de pontos, que avalia a busca visual, como na identificação de letras fragmentadas (K, M, A, T), que pode identificar sinais de agnosia visual aperceptiva. Vale lembrar que falhas na tarefa contagem de pontos podem eventualmente ser atribuídas à heminegligência espacial ou à simultanagnosia, o que também poderia acarretar dificuldade de identificação das letras fragmentadas.

Por fim, há a opção de se contabilizar as notas que representam o desempenho na bateria. Em um total de 100 pontos pertencentes a ela será possível se estimar a qualidade do funcionamento cognitivo global apresentado.

Vale comentar que alguns domínios cognitivos como praxias, memória episódica visuoespacial, *span* atencional e diversos aspectos do funcionamento executivo (flexibilidade mental, julgamento, resolução de problemas, conceituação) devem avaliados de forma mais aprofundada, por meio de instrumentos complementares.

Além disso, faz-se importante estar atento tanto ao contexto sociocultural como às deficiências cognitivas interdependentes que se apresentarem no paciente, o que pode interferir no seu desempenho em determinados itens da bateria. Por exemplo, um paciente com baixo nível de escolaridade pode não saber responder quem é o atual presidente dos Estados Unidos, ou o nome de um desenho de uma âncora, ou mesmo que ela é um objeto que "tem uma relação náutica", como solicitado no teste.

Caso sejam consideradas todas as análises citadas acima e ainda o perfil neuropsicológico do paciente candidato à reabilitação cognitiva não esteja claro, sugere-se a realização de avaliação neuropsicológica complementar.

Bibliografia

1. Mioshi E, Dawson K, Mitchell J et al. The Addenbrooke's Cognitive Examination Revised (ACE-R): a brief cognitive test battery for dementia screening. Int J Geriatr Psychiatry 21(11):1078-1085, 2006.

2. Amaral-Carvalho V, Caramelli P. Brazilian adaptation of the Addenbrooke's Cognitive Examination-Revised (ACE-R). Dement Neuropsychol. 1(2):212-216, 2007.

3. Alexopoulos P, Ebert A, Richter-Schmidinger T et al. Validation of the German revised Addenbrooke's cognitive examination for detecting mild cognitive impairment, mild dementia in alzheimer's disease and frontotemporal lobar degeneration. Dement Geriatr Cogn Disord. 29(5):448-456, 2010.

4. Torralva T, Roca M, Gleichgerrcht E et al. Validation of the Spanish Version of the Addenbrooke's Cognitive Examination-Revised (ACE-R). Neurologia. 11, 2011.

5. Lonie JA, Parra-Rodriguez MA, Tierney KM et al. Predicting outcome in mild cognitive impairment: 4-year follow-up study. Br J Psychiatry. 197:135-140, 2010.

6. Robben SH, Sleegers MJ, Dautzenberg PL et al. Pilot study of a three-step diagnostic pathway for young and old patients with Parkinson's disease dementia: screen, test and then diagnose. Int J Geriatr Psychiatry. 25(3):258-265, 2010.

7. Komadina NC, Terpening Z, Huang Y et al. Utility and Limitations of Addenbrooke's Cognitive Examination-Revised for Detecting Mild Cognitive Impairment in Parkinson's Disease. Dement Geriatr Cogn Disord. 31(5):349-357, 2011.

8. Mathew R, Bak TH, Hodges JR. Screening for Cognitive Dysfunction in Corticobasal Syndrome: Utility of Addenbrooke's Cognitive Examination. Dement Geriatr Cogn Disord. 31(4):254-258, 2011.

9. Kwak YT, Yang Y, Kim GW. Korean Addenbrooke's Cognitive Examination Revised (K-ACER) for differential diagnosis of Alzheimer's disease and subcortical ischemic vascular dementia. Geriatr Gerontol Int. Oct, 10(4):295-301, 2010.

10. Gaber TA, Parsons F, Gautam V. Validation of the language component of the Addenbrooke's Cognitive Examination–Revised (ACE-R) as a screening tool for aphasia in stroke patients. Australas J Ageing. Sep, 30(3):156-8, 2011.

11. Morris K, Hacker V, Lincoln NB. The validity of the Addenbrooke's Cognitive Examination-Revised (ACE-R) in acute stroke. Disabil Rehabil. 34(3):189-195, 2012.

12. Gaber TA. Evaluation of the Addenbrooke's Cognitive Examination's validity in a brain injury rehabilitation setting. Brain Inj. 22(7-8):589-593, 2008.

13. Hancock P, Larner AJ. Diagnostic utility of the Informant Questionnaire on Cognitive Decline in the Elderly (IQCODE) and its combination with the Addenbrooke's Cognitive Examination-Revised (ACE-R) in a memory clinic-based population. Int Psychogeriatr. 21(3):526-530, 2009.

14. Folstein MF, Folstein SE, McHugh PR. "Mini--mental state." A practical method for grading the cognitive state of patients for the clinician. *J Psychiatr Res.* 12:189-198, 1975.

15. Brucki SMD, Nitrini R, Caramelli P, Bertolucci PHF, Okamoto IH. Sugestões para o uso do Miniexame do Estado Mental no Brasil. Arq Neuropsiquiatr. 61(3B):777-781, 2003.

16. Amaral-Carvalho V, Barbosa MT, Caramelli P. Brazilian version of the Addenbrooke's Cognitive Examination-Revised (ACE-R) in the diagnosis of mild Alzheimer's disease. Cog Behav Neurol. 23:8-13, 2010.

17. Amaral-Carvalho V, Caramelli P. Normative data for healthy middle age and elderly Brazilian subjects on the Addenbrooke's Cognitive Examination-Revised (ACE- R). Cognitive Behavioral and Neurology. No prelo 2012.

14

Comprometimento cognitivo leve

• FÁBIO HENRIQUE DE GOBBI PORTO

O processo de envelhecimento normal é frequentemente associado a pequenas alterações cognitivas. Estudos mostram um declínio gradual, principalmente na atenção e na velocidade de processamento das informações. Entretanto, o limiar entre um declínio fisiológico e patológico nem sempre é claro na prática clínica, sendo motivo de discussões e divergências de opiniões mesmo entre especialistas. Na tentativa de objetivar essas avaliações, o termo "Comprometimento Cognitivo Leve" foi cunhado em 1999, por Petersen[1]. Comprometimento cognitivo leve (CCL) é definido como uma síndrome caracterizada por uma queixa cognitiva (normalmente esquecimentos), preferencialmente quando corroborada por um acompanhante, associada a uma alteração cognitiva (confirmada em avaliação neuropsicológica), com funcionalidade relativamente preservada[1]. São indivíduos que apresentam esquecimentos normalmente para fatos importantes para a rotina diária (diferenciando de esquecimentos benignos relacionados ao envelhecimento), mas que funcionam de maneira independente nas atividades básicas (não apresentando demência).

Os pacientes devem apresentar uma alteração objetiva na cognição, independentemente da forma de avaliação (testes de rastreio até baterias neuropsicológicas). Embora não exista regra, a maioria dos autores sugere que o diagnóstico seja considerado em pacientes com alterações neuropsicológicas situadas entre menos um e menos dois desvios-padrão em relação à população de comparação[2]. Testes que avaliam a funcionalidade nas rotinas diárias, com o questionário de atividades diárias de Pfeffer[3], são úteis como parâmetros objetivos de comprometimento funcional, mas o diagnóstico não exige testagem formal, sendo uma boa anamnese frequentemente suficiente para o diagnóstico deste comprometimento. O grupo CCL é extremamente heterogêneo, englobando desde extremos muito leves, próximos da normalidade até mais intensos, próximos da demência[4]. Os sintomas variam de acordo com o grau e tipo de acometimento da cognição.

No CCL pode ocorrer comprometimento isolado da memória (CCL amnéstico) ou de vários domínios cognitivos (CCL múltiplos domínios)[2]. É importante ressaltar que o comprometimento da memória não é essencial para o diagnóstico (CCL não amnéstico – único ou múltiplos domínios)[4]. Os sintomas apresentados refletem quais regiões cerebrais são inicialmente acometidas. Como o enfoque inicial no CCL foi em doenças degenerativas, especialmente a doença de Alzheimer (DA), a amnésia foi o sintoma mais valorizado (refletindo o acometimento precoce dos lobos temporais mediais). Porém, de acordo com o conceito de síndrome – um conjunto de sinais e sintomas que possuem várias etiologias – o CCL apresenta várias causas. Lesões isquêmicas, distúrbios metabólicos, deficiências vitamínicas, traumas cranioencefálicos e até mesmo distúrbios psiquiátricos podem causar CCL. Os CCL amnésticos, principalmente os que apresentam múltiplos domínios acometidos, são mais frequentemente associados à progressão para DA, enquanto os não amnésticos mais frequentemente refletem outra etiologia subjacente[1,4].

Na última década, devido ao melhor entendimento da fisiopatologia das doenças degenerativas, a atenção ofertada à síndrome de CCL aumentou exponencialmente. O CCL pode ser considerado, em alguns casos, uma transição entre normalidade e demência, ou um estágio oligossintomático de doenças degenerativas, como a DA. Por esse motivo, se tornou o foco para possíveis intervenções que poderiam prevenir ou atrasar o desenvolvimento de demência. Estudos mostram que a carga patológica de doenças degenerativas tem um gradiente em indivíduos normais, com CCL e demência, sendo que no CCL os valores normalmente são intermediários entre normalidade e demência[2].

O risco anual de progressão para demência tem sido estimado em 10% - 15%, principalmente para DA[5,6]. Porém, alguns indivíduos não apresentam progressão para demência[7]. As diferenças entre taxas de conversões refletem fatores diversos: tipo de população estudada, tempo de acompanhamento, critérios diagnósticos, entre outros.

Estudos realizados em centros de atendimentos terciários, por exemplo, demostram altas taxas de conversão, refletindo provavelmente um viés de seleção (pacientes com déficits cognitivos mais intensos). Por outro lado, estudos populacionais mostram taxas de conversão menores. É importante ressaltar que o diagnóstico de CCL não significa certeza de conversão para demência. Alguns pacientes ficam estáveis e/ou apresentam melhora dos déficits cognitivos. Porém, esse diagnóstico é um grande fator de risco para futura conversão para demência[5].

A prevalência global de demência no ano de 2001 foi estimada em 24,3 milhões de pessoas, enquanto que a de DA foi de 26,55 milhões em 2006[8]. Estima-se que em 2050, a prevalência de DA será de 106,2 milhões. Um atraso de 12 meses no desenvolvimento de demência produziria uma redução de 9,2 milhões de casos[8]. Por esse motivo, recentemente aumentou o interesse em fatores de predição do prognóstico no CCL, principalmente através de marcadores biológicos. Marcadores biológicos são variáveis (fisiológicas, bioquímicas e anatômicas) que ao serem mensuradas "in vivo" indicam uma característica específica de um processo patológico[9]. Alguns desses marcadores biológicos, especialmente a ressonância magnética (RM), com avaliação estrutural do lobo temporal medial[9,10], medidas da proteína B-amiloide e Tau no líquido cefalorraquidiano (LCR)[11-15], a tomografia por emissão de pósitrons (PET)[16], o PET com marcador de Pittsburgh[17] e a presença de apolipoproteína E4[18,19] têm sido implicados como preditores da conversão de CCL demência.

Estudos prospectivos em sujeitos com CCL, em que se avalia o volume do lobo temporal medial com RM, têm demonstrado que o risco de conversão para DA é maior quanto menor o volume dessas estruturas[9,10]. Estudos com análise histológica mostram envolvimento precoce dessa região por emaranhados neurofibrilares, substrato anatômico da DA[11]. Técnicas funcionais com imagem, como o PET têm sido usadas como biomarcadores de integridade sináptica neuronal e têm se mostrado bons preditores da progressão de CCL para demência[19].

Estudos indicam que sujeitos com diagnóstico de CCL que apresentam um padrão de hipometabolismo nos córtices temporais e parietais sugestivo de doença de Alzheimer, têm risco aumentado de progressão em relação a sujeitos sem o mesmo padrão[20,21]. Esse risco pode ser 11 vezes maior em dois anos de seguimento[22]. A dosagem liquórica da proteína B amiloide$_{(1\text{-}42)}$, da proteína Tau e de sua forma fosforilada (p-Tau) também se mostraram capazes de predizer um maior risco de conversão para demência em sujeitos com CCL[11-14]. Quanto menores os níveis da proteína B amiloide$_{(1\text{-}42)}$ e maiores os níveis de Proteína Tau e p-Tau no início do acompanhamento, maior a taxa de conversão para demência. A Apolipoproteína E4 é um fator de risco conhecido para DA. Em estudos prospectivos de conversão de CCL para demência (principalmente DA), a presença do alelo Épsilon 4 aumentou em até 10 vezes o risco de conversão[23,24]. Outro biomarcador recentemente implicado na gênese de doenças neurodegenerativas é o fator neurotrófico derivado do encéfalo (*Brain derived neurotrophic factor* - BDNF)[25]. Recentemente foi demonstrado que os níveis séricos de BDNF são reduzidos na DA[26] e no CCL[27] amnéstico, porém não na demência vascular[28]. Estudos genéticos sugerem um maior risco de DA em indivíduos com determinados polimorfismos do BDNF - (Val66Met)[29], maior progressão de atrofia cortical em idosos normais[30] e em CCL[31]. Porém, ainda existe controvérsia na literatura em relação à diminuição do BDNF nas fases iniciais ou pré-clínicas da DA. Alguns autores encontraram aumento dos níveis nestas fases[32].

Em relação ao tratamento, estudos que tentaram utilizar medicações anticolinesterásicas, usadas no tratamento da DA, falharam em mostrar benefício em termos de redução da progressão para demência[33]. Grupos específicos, com risco maior para conversão, podem se beneficiar, porém essas conclusões são retiradas de análises de grupos individuais de estudos.

Devido à falha no tratamento farmacológico, intervenções não farmacológicas têm sido tema de estudos recentes, principalmente exercício físico aeróbico e treinamento cognitivo[34]. Um estudo australiano mostrou que exercício físico aeróbico pode retardar o declínio cognitivo e até mesmo melhorar o desempenho cognitivo em idosos com queixas de memória[35]. Treinamentos cognitivos também têm sido estudados, com benefícios pelo menos a curto prazo[36].

Bibliografia

1. Petersen RC, Smith GE, Waring SC, Ivnik RJ, Tangalos EG, Kokmen E. Mild cognitive impairment: clinical characterization and outcome. Arch Neurol 56:303-8, 1999.
2. Petersen RC, Doody R, Kurz A et al. Current concepts in mild cognitive impairment. Arch Neurol 58:1985-92, 2001.
3. Pfeffer RI, Kurosaki TT, Harrah CH Jr, Chance JM, Filos S. Measurement of functional activities in older adults in the community. J Gerontol 37:323-9, 1982.
4. Petersen RC. Mild cognitive impairment as a diagnostic entity. J Intern Med 256:183-94, 2004.
5. Farias ST, Mungas D, Reed BR, Harvey D, DeCarli C. Progression of mild cognitive impairment to dementia in clinic- vs community-based cohorts. Arch Neurol 66:1151-7, 2009.
6. Bozoki A, Giordani B, Heidebrink J, Berent S, Foster N. Mild cognitive impairments predict dementia in nondemented elderly patients with memory loss. Arch Neurol 58:411-6, 2001.
7. Mitchell AJ, Monge-Argilés JA, Sánchez-Paya J. Do CSF biomarkers help clinicians predict the progression of mild cognitive impairment to dementia? Pract Neurol 10:202-7, 2010.
8. Ferri CP, Prince M, Brayne C et al. Global prevalence of dementia: a Delphi consensus study. Lancet 366:2112-7, 2005.
9. Jack CR Jr, Knopman DS, Jagust WJ et al. Hypothetical model of dynamic biomarkers of the Alzheimer's pathological cascade. Lancet Neurol 9:119-28, 2010.
10. Vemuri P, Wiste HJ, Weigand SD et al. MRI and CSF biomarkers in normal, MCI, and AD subjects: predicting future clinical change. Neurology 73:294–301, 2009.
11. Braak H, Braak E. Staging of Alzheimer-related cortical destruction. Int Psychogeriatr 9:257-61, 1997.
12. Bouwman FH, Schoonenboom SN, van der Flier WM et al. CSF biomarkers and medial temporal lobe atrophy predict dementia in mild cognitive impairment. Neurobiol Aging 28:1070 –4, 2007.
13. Forlenza OV, Diniz BS, Talib LL et al. Clinical and biological predictors of Alzheimer's disease in patients with amnestic mild cognitive impairment. Rev Bras Psiquiatr 2010.
14. Hansson O, Zetterberg H, Buchhave P, Londos E, Blennow K, Minthon L. Association between CSF biomarkers and incipient Alzheimer's disease in patients with mild cognitive impairment: a follow-up study. Lancet Neurol 5:228-34, 2006.
15. Mattsson N, Zetterberg H, Hansson O et al. CSF biomarkers and incipient Alzheimer disease in patients with mild cognitive impairment. JAMA 302:385-93, 2009.
16. Jagust WJ, Landau SM, Shaw LM et al. Relationships between biomarkers in aging and dementia. Neurology 73:1193-9, 2009.
17. Wolk DA, Price JC, Saxton JA et al. Amyloid imaging in mild cognitive impairment subtypes. Ann Neurol 6:557-68, 2009.
18. Petersen RC, Smith GE, Ivnik RJ et al. Apolipoprotein E status as a predictor of
the development of Alzheimer's disease in memory--impaired individuals. JAMA 273:1274-8, 1995.
19. Aggarwal NT, Wilson RS, Beck TL, Bienias JL, Berry-Kravis E, Bennett DA. The apolipoprotein E ε4 allele and incident Alzheimer's disease in persons with mild cognitive impairment. Neurocase 11:3-7, 2005.
20. Petersen RC. Clinical practice. Mild cognitive impairment. N Engl J Med 364:2227-34, 2011.
21. Landau SM, Harvey D, Madison CM et al. Comparing predictors of conversion and decline in mild cognitive impairment. Neurology 75:230-8, 2010.
22. Chetelat G, Desgranges B, de la Sayette V, et al. Mild cognitive impairment: can FDG-PET predict who is to rapidly convert to Alzheimer's disease? Neurology 60:1374-7, 2003.
23. Drzezga A, Grimmer T, Riemenschneider M et al. Prediction of individual clinical outcome in MCI by means of genetic assessment and (18)F-FDG PET. J Nucl Med 46:1625-32, 2005.
24. Tschanz JT, Welsh-Bohmer KA, Lyketsos CG et al. Cache County Investigators.Conversion to dementia from mild cognitive disorder: The Cache County Study. Neurology 67:229-34, 2006.
25. Tapia-Arancibia, L., Aliaga, E., Silhol, M., Arancibia, S. New insights into brain BDNF function in normal aging and Alzheimer disease. Brain Res. Rev 59:201-20, 2008.
26. Laske C, Stransky E, Leyhe T et al. Stage-dependent BDNF serum concentrations in Alzheimer's disease. J Neural Transm 113:1217-24, 2006.
27. Yu H, Zhang Z, Shi Y et al. Association study of the decreased serum BDNF concentrations in amnestic mild cognitive impairment and the Val66Met polymorphism in Chinese Han. J. Clin.Psychiatry 69:1104-11, 2008.
28. Yasutake C, Kuroda K, Yanagawa T, Okamura T, Yoneda H. Serum BDNF,TNF-alpha and IL-1beta levels in dementia patients: comparison between Alzheimer'sdisease and vascular dementia. Eur. Arch. Psychiatry Clin Neurosci 256:402-6, 2006.

29. Kunugi H, Ueki A, Otsuka et al. A novel polymorphism of the brain-derived neurotrophic factor (BDNF) gene associated with late-onset Alzheimer's disease. Mol.Psychiatry 6:83-6, 2001.

30. Nemoto K, Ohnishi T, Mori T et al. The Val66Met polymorphism of the brain-derived neurotrophic factor gene affects age-related brain morphology. Neurosci Lett 397:25-9, 2006.

31. Hashimoto R, Hirata Y, Asada T et al. Effect of the brain-derived neurotrophic factor and the apolipoprotein E polymorphisms on disease progression in preclinical Alzheimer's disease. Genes Brain Behav 8:43-52, 2009.

32. Angelucci F, Spalletta G, di Iulio F et al. Alzheimer's disease (AD) and Mild Cognitive Impairment (MCI) patients are characterized by increased BDNF serum levels. Curr Alzheimer Res 7:15-20, 2010.

33. Petersen RC. Clinical practice. Mild cognitive impairment. N Engl J Med 364:2227-34, 2011.

34. Teixeira CV, Gobbi LT, Corazza DI, Stella F, Costa JL, Gobbi S. Non-pharmacological interventions on cognitive functions in older people with mild cognitive impairment (MCI). Arch Gerontol Geriatr 54:175-80, 2012.

35. Lautenschlager NT, Cox KL, Flicker L et al. Effect of physical activity on cognitive function in older adults at risk for Alzheimer disease: a randomized trial. JAMA 300:1027-37, 2008.

36. Brum PS, Forlenza OV, Yassuda MS. Cognitive training in older adults with Mild Cognitive Impairment: impact on cognitive and functional performance. Dement. Neuropsychol 3:124-31, 2009.

15

Crenças de memória em idosos com comprometimento cognitivo leve

• PAULA SCHIMIDT BRUM

As crenças e atitudes sobre a memória podem ser entendidas como elementos constituintes do conceito mais amplo de metamemória, que engloba conhecimentos, afetos e crenças sobre a memória[1,2]. Na literatura, as crenças são frequentemente avaliadas por meio de questionários de queixas de memória ou de autoeficácia. Esta última pode ser entendida como avaliação que o indivíduo tem a respeito de sua capacidade para realizar determinadas ações[3], sendo considerada uma importante variável para o desempenho cognitivo.

Apesar de as primeiras pesquisas sobre crenças e atitudes sobre a memória e sua contribuição para as intervenções de memória terem sido realizadas há quatro décadas, este tema parece insuficientemente explorado na literatura e os estudos indicam resultados bastante controversos.

Os estudos envolvendo crenças e treino de memória podem ser divididos da seguinte maneira: os que investigaram o impacto do treino de memória sobre as crenças, supondo que o melhor desempenho talvez levasse a crenças mais positivas e outros que avaliaram a importância de alterar crenças negativas sobre memória e envelhecimento para potencializar os efeitos do treino. Zarit et al.[4] e Scogin, Storandt e Lott[5] documentaram que a melhora objetiva no desempenho de memória não leva a um menor número de queixas. Assim como, Best, Hamlett & Davis[6] e Rebok & Balcerak[7] que concluíram que a melhora objetiva da memória não se traduz em autoavaliações mais positivas.

Por outro lado, outras pesquisas indicaram que intervenções que focam as crenças e as estratégias mnemônicas podem melhorar simultaneamente a memória objetiva (desempenho) e subjetiva (crenças e atitudes)[8-10]. Em estudo meta-analítico, Floyd e Scogin[11] concluíram que o treino de memória tem maior efeito sobre o desempenho de memória do que sobre as crenças, sugerindo que a memória subjetiva é mais resistente a alterações.

Outros estudos documentaram que, às vezes, o idoso altera positivamente suas crenças sobre a memória, mas este fato não repercute no desempenho de memória[12]. Yassuda[13], por exemplo, analisou o impacto da alteração das crenças na eficácia do treino de memória. Neste estudo, idosos saudáveis receberam um dos seguintes treinos: a) treino de memória aliado a um componente educativo, visando alterar crenças negativas sobre memória e envelhecimento; b) apenas o treino de memória; c) grupo controle que recebeu treino após as avaliações. Os resultados indicaram que ao final da intervenção o primeiro grupo (crenças + estratégias) apresentou maior conhecimento e crenças mais positivas sobre a memória, quando comparado aos demais grupos. Entretanto, o desempenho em tarefas de memória episódica foi similar para os dois primeiros grupos, o que sugere que alterações na memória subjetiva (crenças e atitudes) não tornam o treino mais eficaz. Este dado também foi encontrado em pesquisa de Lachman et al. Desta forma, a alteração de crenças negativas ainda não tem suporte na literatura como mecanismo explicativo para o benefício do treino sobre o desempenho.

Yassuda et al.[15] buscaram replicar resultados internacionais referentes ao treino de memória e seus benefícios em idosos brasileiros saudáveis. As autoras investigaram 69 idosos subdivididos em grupo experimental (que realizou o treino - GE) e grupo controle (que apenas respondeu as avaliações - GC). Os idosos do GE receberam quatro sessões de treino de memória, que consistiram em informações sobre memória e envelhecimento, e ensino de estratégias mnemônicas: categorização e grifo, respectivamente para lista de supermercado e textos. O GE, após treino, mostrou melhor desempenho na recordação de texto e maior uso das estratégias de memória. Ambos os grupos relatam menor número de queixas no pós-teste.

As queixas de memória também são observadas em idosos com Comprometimento Cognitivo Leve (CCL), uma vez que segundo os novos critérios para ser caracterizado o CCL é necessário que o idoso perceba seu déficit e relate-o ao investigador[16].

Roberts et al.[17] revisaram 16 estudos sobre queixa subjetiva de memória e CCL. Observaram que os estudos são escassos e conflitantes, alguns apontando para o aumento das queixas e outros para sua diminuição no pós-treino. Os autores apontaram que a precisão para relatar dificuldades de memória e de seu funcionamento parece ser afetada no CCL, ou seja, alguns estudos sinalizam que CCLs se queixam de forma mais global sobre sua memória, e esta queixa não parece ter relação com seu desempenho em testes cognitivos. Os autores também buscaram entender a relação entre queixa e a conversão destes idosos para alguma forma de demência, encontrando que esta variável não parece predizer a conversão.

Clement et al.[18] realizaram estudo transversal buscando entender as queixas de memória em diferentes grupos: idosos saudáveis, com CCL e com Doença de Alzheimer (DA). Os autores encontraram que idosos CCL se queixavam mais da memória, em domínios específicos do que idosos saudáveis. E ainda observaram pouca relação entre as queixas e os déficits cognitivos indicados nos testes, apontando que as queixas parecem ser baseadas em uma avaliação mais global das habilidades cognitivas e não refletindo uma avaliação específica, apontando assim para um comprometimento no julgamento de idosos com CCL.

Outro estudo que também comparou idosos com CCL e idosos com DA foi realizado por Hanyu et al.[19] que avaliaram 37 idosos com DA e 44 idosos com CCL observando que os déficits objetivos de memória não tiveram relação com a queixa de memória em nenhum dos grupos, embora os idosos DA tenham relatado menos dificuldade de memória que os CCL.

Cook & Marsiske[20] estudaram a queixa de memória em 57 idosos saudáveis e 16 idosos com CCL, ambos com alta escolaridade. Os autores encontraram que as queixas de memória estavam significativamente relacionadas ao desempenho da memória verbal em idosos CCL, mas o mesmo não foi observado em idosos saudáveis.

Esses dados não se modificaram mesmo controlando sintomas depressivos e desigualdades entre os grupos, ou seja, os autores acreditam que as crenças de memória podem ser o melhor indicador de déficit em idosos CCL do que em idosos saudáveis.

Farias et al.[21] estudaram as queixas de memória em diferentes grupos diagnósticos: saudáveis, CCL e idosos com demência. Os autores encontraram que idosos com demência são os que mais se queixam sobre a memória. Enquanto que idosos com CCL e normais mostram o mesmo número de queixas. Os pesquisadores também entrevistaram os cuidadores/ parentes destes pacientes que avaliaram o desempenho dos seus idosos em tarefas diárias, o mesmo questionário foi respondido pelos idosos. Neste caso os autores encontraram que o relato sobre o funcionamento diário dos participantes não diferiu entre os grupos diagnósticos, mas os informantes relataram mudança no estado funcional dos idosos que diferiram os três grupos diagnósticos. Os autores relataram ainda que o desempenho em testes objetivos de memória teve relação com os dados referidos pelos informantes e não pelos participantes.

Nesta mesma linha, Kalbe et al.[22] entrevistaram 82 idosos DA e 79 idosos CCL e seus cuidadores e observaram que ambos os grupos avaliaram igualmente a memória, entretanto os cuidadores dos pacientes CCL relatam mais prejuízo dos idosos com CCL em habilidades cotidianas quando comparados a idosos com DA.

Okonkwo et al.[23] avaliaram 64 idosos com CCL, 73 idosos saudáveis e seus respectivos informantes em testes de habilidade financeira e de crenças sobre memória. Os autores observaram maior discrepância entre os testes de crenças em memória e o desempenho objetivo nos pacientes CCL quando comparados aos idosos saudáveis. Observaram também que idosos CCL que avaliavam pior a sua memória superestimaram suas capacidades cognitivas. Ressaltaram também que os informantes CCL subestimaram as habilidades financeiras de seus idosos.

Outra linha de pesquisa busca entender a relação entre queixas de memória e se esta poderia sinalizar déficits cognitivos futuros na população com CCL. Neste sentido, Crowe et al.[24] acompanharam 55 idosos com CCL durante dois anos, encontrando que a queixa de memória no início do estudo previu o declínio cognitivo após dois anos.

Schmand et al.[25] também realizaram um estudo longitudinal de quatro anos com 4.051 idosos saudáveis, dos quais 131 evoluíram para uma demência. Os autores encontraram que para esta amostra a queixa de memória foi preditiva na conversão para demência mais que outras variáveis identificadas pela literatura como indicativo de conversão como a idade, por exemplo. Ao contrário desta pesquisa, Jorm et al.[26], não encontraram relação entre a queixa e a conversão para demência. Os autores estudaram 2.169 idosos, mas ressaltam que os idosos não foram divididos em saudáveis e CCL. Geerlings et al.[27] seguiram a amostra de Jorm et al.[26], mas separando os idosos saudáveis dispostos a fazer reavaliações (n = 1.956) e com comprometimento leve de memória (n = 213). Os autores encontraram associação entre a queixa de memória e a Doença de Alzheimer incidente para idosos saudáveis, mas não para idosos com comprometimento leve de memória.

Sarazin et al.[28] avaliaram 251 idosos CCL de seis em seis meses, em um intervalo de três anos. Encontraram que as queixas parecem ser menores em participantes que converteram para uma demência do que aqueles que permaneceram estáveis. Além disso, os autores discutem que apesar dos estados afetivos (depressão e ansiedade) interferirem nas queixas de memória eles não apontam a conversão para uma demência.

Menciona-se ainda a importância de fatores afetivos para o desempenho cognitivo e a necessidade destas variáveis serem mensuradas em estudos de treino. É notória a associação entre estados depressivos e o desempenho cognitivo[5]. Assim, é plausível supor que uma diminuição em sintomas depressivos, originada pela participação em sessões de treino grupais, seja um dos mecanismos responsáveis pelo melhor desempenho após o treino.

Neste sentido, Minett et al.[29] também encontraram forte associação entre número de sintomas depressivos e queixas de memória e ressaltaram que a queixa tem maior propensão a refletir depressão que a avaliação rigorosa da memória.

Considerações finais

Os estudos sobre queixas de memória e idosos são bastante conflitantes, sobretudo os que buscam relacionar as queixas de memória e idosos com Comprometimento Cognitivo Leve (CCL). Pesquisas envolvendo treino mnemônico mostram que idosos CCL podem melhorar ou manter suas queixas de memória após a intervenção. Outros estudos buscaram entender a queixa de memória em CCL como possível preditor para uma demência. Neste caso, algumas pesquisas encontraram relação para conversão e outras não. Por fim, os idosos com CCL pareceram avaliar sua memória diferentemente dos dados encontrados em testes cognitivos objetivos, ou seja, talvez o idoso CCL tenha um prejuízo no julgamento da memória. Ressalta-se, sobretudo, que pesquisas precisam ser realizadas buscando responder a todas estas questões.

Bibliografia

1. Welch DC, West RL. Self-efficacy and mastery: Its application to issues of environmental control, cognition, and aging. Developmental Review 15:150-71, 1995.
2. Yassuda MS. Desempenho de memória e percepção de controle no envelhecimento saudável. In: Velhice bem-sucedida: Aspectos afetivos e cognitivos. Papirus: Campinas, 2004.
3. Bandura A. Self-efficacy: The exercise of control. W. H. Freeman: New York, 1997.
4. Zarit SH, Cole KD, Guider RL. Memory training strategies and subjective complaints of memory in the aged. The Gerontologist 21:158-64, 1981.
5. Scogin F, Storandt M, Lott L. Memory-skills training, memory complaints, and depression in older adults. Journal of Gerontology 40(5):562-8, 1985.
6. Best DL, Hamlett KW, Davis SW. Memory complaint and memory performance in the elderly: The effects of memory-skills training and expectancy change. Applied Cognitive Psychology 6:405-16, 1992.
7. Rebok GW, Balcerak LJ. Memory self-efficacy and performance differences in young and old adults: The effect of mnemonic training. Developmental Psychology 25:714-21, 1989.
8. Caprio-Prevette MD, Fry PS. Memory enhancement program for community-based older adults: Development and evaluation. Experimental Aging Research 22:281-304, 1996.
9. Troyer AK. Improving memory knowledge, satisfaction, and functioning via an education and intervention program for older adults. Aging, Neuropsychology, & Cognition 8(4):256-68, 2001.
10. West RL, Bramblett JP, Welch DC, Bellott B. Memory training for the elderly: An intervention designed to improve memory skills and memory evaluation. Paper presented at the Cognitive Aging Conference, 1992.
11. Floyd M, Scogin F. Effects of memory training on subjective memory functioning and mental health of older adults: A meta-analysis. Psychology and Aging 12(1):150-61, 1997.

12. West RL, Welch DC, Yassuda MS. Innovative approaches to memory training for older adults. In: Cognitive rehabilitation in old age. Oxford University Press: Oxford, 2000.
13. Yassuda MS. Memory beliefs and memory training: The effects of an educational intervention. Tese de Doutorado não publicada. Universidade da Flórida, Estados Unidos da América, 1999.
14. Lachman ME, Weaver SL, Bandura M, Elliott E, Lewkowicz CJ. Improving memory and control beliefs through cognitive restructuring and self-generated strategies. Journal of Gerontology 47(5):293-9, 1992.
15. Yassuda MS. Memória e envelhecimento saudável. In: Tratado de Geriatria e Gerontologia. Guanabara Koogan: Rio de Janeiro, 1245-51, 2006.
16. Albert MS, DeKosky ST, Dickson D, Dubois B, Feldman HH, Fox NC, Gamst A, Holtzman DM, Jagust WJ, Petersen RC, Snyder PJ, Carrillo MC, Thies B, Phelps CH. The diagnosis of mild cognitive impairment due to Alzheimer's disease: recommendations from the National Institute on Aging and Alzheimer's Association workgroup. Alzheimer's & Dementia 1-10, 2011.
17. Roberts JL, Clare L, Woods RT. Subjective Memory Complaints and Awareness of Memory Functioning in Mild Cognitive Impairment: A Systematic Review. Dement Geriatr Cogn Disord 28:95–109, 2009.
18. Clement F, Belleville S, Gauthier S. Cognitive complaint in mild cognitive impairment and Alzheimer's disease. J Int Neuropsychol Soc 14:222–32, 2008.
19. Hanyu H, Sakurai H, Iwamoto T. Are subjective memory complaints mandatory for the diagnosis of mild cognitive impairment? Intern Med 46:791–2, 2007.
20. Cook S, Marsiske M. Subjective memory beliefs and cognitive performance in normal and mildly impaired older adults. Aging Ment Health 10:413–23, 2006.
21. Farias ST, Mungas D, Jagust W. Degree of discrepancy between self and other-reported everyday functioning by cognitive status: dementia, mild cognitive impairment, and healthy elders. Int J Geriatr Psychiatry 20:827–34, 2005.
22. Kalbe E, Salmon E, Perani D, Holthoff V, Sorbi S, Elsner A, Weisenbach S, Brand M, Lenz O, Kessler J, Luedecke S, Ortelli P, Herholz K. Anosognosia in very mild Alzheimer's disease but not in mild cognitive impairment. Dement Geriatr Cogn Disord 19:349–56, 2005.
23. Okonkwo OC, Wadley VG, Griffith HR, Belue K, Lanza S, Zamrini EY, Harrell LE, Brockington JC, Clark D, Raman R, Marson DC. Awareness of deficits in financial abilities in patients with mild cognitive impairment: going beyond self-informant discrepancy. Am J Geriatr Psychiatry 16:650–9, 2008.
24. Crowe M, Andel R, Wadley V, Cook S, Unverzagt F, Marsiske M, Ball K. Subjective cognitive function and decline among older adults with psychometrically defined amnestic MCI. Int J Geriatr Psychiatry 21:1187–92, 2006.
25. Schmand B, Jonker C, Geerlings MI, Lindeboom J. Subjective memory complaints in the elderly: depressive symptoms and future dementia. Br J Psychiatry 171:373–6, 1997.
26. Jorm AF, Christensen H, Korten AE, Jacomb PA, Mackinnon A. Do cognitive complaints either predict future cognitive decline or reflect past cognitive decline? A longitudinal study of an elderly community sample. Psychol Med 27:91–8, 1997.
27. Geerlings MI, Jonker C, Bouter LM, Adèr HJ, Schmand B. Association between memory complaints and incident Alzheimer's disease in elderly people with normal baseline cognition. Am J Psychiatry 156:531–7, 1999.
28. Sarazin M, Berr C, De Rotrou J, Fabrigoule C, Pasquier F, Legrain S, Michel B, Puel M, Volteau M, Touchon J, Verny M, Dubois B. Amnestic syndrome of the medial temporal type identifies prodromal AD: a longitudinal study. Neurology 69:1859–67, 2007.
29. Minett TSC, Da Silva RV, Ortiz KZ, Bertolucci PHF. Subjective memory complaints in an elderly sample: a cross-sectional study. Int J Geriatr Psychiatry 23:49–54, 2007.

16

Estratégias de memorização

- THAÍS BENTO LIMA DA SILVA
- PAULA SCHIMIDT BRUM
- HENRIQUE SALMAZO DA SILVA
- MÔNICA SANCHES YASSUDA

Introdução

Ao longo do processo de envelhecimento, em especial na velhice, alguns subsistemas de memória sofrem maior declínio que outros e, conforme demonstra a literatura, os subsistemas de memória episódica e operacional são os mais atingidos na senescência (Gazzaniga & Heatherton 2005). Parente e colaboradores (2006), documentam que os déficits de memória em indivíduos idosos estão associados a dificuldades na codificação e recuperação das informações. Em consonância com estes autores, Lezak (2004), apontam que os idosos têm uma diminuição em seus recursos cognitivos (atenção, memória operacional e velocidade de processamento) e, assim, podem ter maior dificuldade de lançar mão de estratégias cognitivas que facilitem a codificação e recuperação da informação. Neste cenário, as estratégias de memorização ou mnemônicas são concebidas como uma ferramenta de aprendizagem, um meio eficaz de amenizar ou mesmo sanar os déficits de memória, em particular, os da memória episódica (Reuter-Lorenz e Park, 2010; Saltouse 2010).

Acredita-se que as estratégias mnemônicas possam auxiliar na organização dos materiais a serem codificados e ainda poderiam servir como mediadores para o processamento eficiente das informações (Klingberg, 2010; Wilson, 2011). Subdivididas em internas e externas, as estratégias tendem a ser importantes ferramentas para estimular os níveis residuais de plasticidade associados ao processo de envelhecimento (West, 1995; Schacter, 2003; Klingberg, 2010). A priori, assim como afirmam Ball e colaboradores (2002), Schacter (2003) e Willis e colegas (2006), não existem "fórmulas mágicas" para aumentar o nível de desempenho mnemônico na velhice, mas ganhos objetivos no desempenho de memória são observados em programas que estimulam o aprendizado de estratégias (West et al., 2000; Ball et al., 2002; Willis et al. 2006; Wilson, 2011).

Para auxiliar a evocação dos materiais pode-se utilizar pistas, que são entendidas como um recurso disponibilizado pelo terapeuta e que auxilia a recordação da palavra desejada. Pode ser semântica (quando o terapeuta fornece informações relacionadas à função ou característica da palavra a ser recordada) ou fonológica (quando o terapeuta fornece o início da palavra). Muitos idosos possuem dificuldade em se beneficiar das pistas, principalmente quando essas são complexas e envolvem diferentes passos que não são empregados devidamente.

Diante do exposto, o objetivo desse capítulo é apresentar diferentes estratégias de memorização aplicadas nos programas de treino e estimulação cognitiva para pessoas idosas sem declínio cognitivo evidente. A primeira parte do capítulo é voltada para as estratégias de memorização internas e a segunda parte a estratégias de memorização externas.

Estratégias de memória internas

As estratégias de memorização internas podem ser definidas como processos mentais conduzidos pelo ser humano, sem a utilização de quaisquer meios materiais. É dependente apenas de recursos mentais e pode ser de caráter específico ou geral. O específico refere-se à estratégia que só é utilizada para memorizar um determinado tipo de informação, por exemplo, a estratégia de grifos – utilizada apenas para informação escrita (textos). A estratégia mnemônica interna geral pode ser utilizada para memorizar mais de uma informação, por exemplo, a repetição e a imagem mental que podem ser usadas para guardar nomes, listas de mercado, textos, dentre outras informações.

A **Repetição**, considerada uma estratégia de memorização interna, consiste em repetir para si mesmo uma informação muitas vezes até que ela se torne consolidada. Define-se repetição como a técnica de se repetir mentalmente, pelo tempo possível, uma determinada informação que precisa ser memorizada. Esta estratégia é entendida como generalista, pois pode ser usada para qualquer informação: nomes, textos, listas. No entanto, devemos ter claro que essa é uma técnica eficaz para retenção de informações pontuais, não se prestando, portanto, a um aprendizado de longo prazo (Alvarez, 2003).

Outra estratégia mnemônica interna é denominada **Primeiras Letras**, que consiste na criação de uma frase, cujas primeiras letras sejam a inicial de uma série de informações que se queira memorizar. Um exemplo de utilização do método, conforme citado por Wilson (2011), é a frase usada para a memorização dos nomes de nove planetas do sistema solar: *"Minha Vó Tem Muitas Joias, Só Usa No Pescoço"* em uma referência a Mercúrio, Vênus, Terra, Marte, Júpiter, Saturno, Urano, Netuno e Plutão. Importante lembrar que essa técnica só funciona quando se conhece o conteúdo a ser memorizado e que seja relevante repeti-lo na ordem correta. Uma variação dessa técnica seria a criação de uma frase cuja quantidade de letras das palavras remetesse a uma informação numérica que se precisasse memorizar. Por exemplo, se o número 1548 fosse a senha de um cartão de crédito que se quisesse memorizar; segundo a técnica, essa senha poderia estar contida na quantidade de letras das palavras da frase: *A minha irmã dentista* (contando as letras: 1, 5, 4, 8).

Neste contexto destaca-se também o **aprendizado por Rimas**, que consiste em criar um pequeno texto rimado para facilitar a memorização de uma tarefa ou de informações. A rima funcionaria como uma pista para que a pessoa recupere a informação desejada. É uma técnica que utiliza informações verbais e visuais auxiliando a recuperação da informação mesmo em longo prazo (Alvarez, 2003).

A **categorização** pode ser entendida como uma estratégia mnemônica interna geral. Esta estratégia permite que as informações sejam colocadas em categorias no momento da gravação reduzindo a sobrecarga de dados no momento da memorização. Como exemplo, pode-se citar a memorização de uma lista de mercado. A pessoa lerá a lista e tentará encontrar alguma semelhança entre os itens. Ao encontrá-la, reescreverá a lista colocando os itens semelhantes, próximos uns dos outros, e em seguida tentará memorizar esses itens. O armazenamento e recuperação da informação se tornarão mais simples, uma vez que ao lembrar de um item este servirá como pista para recordar os demais itens dentro daquela categoria. É possível ainda reorganizar os itens categorizados em ordem alfabética ou mesmo colocar os itens altamente categorizáveis próximos uns dos outros para facilitar ainda mais o armazenamento e recuperação da lista. Vejamos um exemplo de lista a seguir.

Lista: pasta de dente, leite, manteiga, escova de dente, café, sabonete, fio dental, pão, papel higiênico, bolacha.

Lista Organizada em Categorias:

Pasta de dente, escova de dente, sabonete, fio dental, papel higiênico (categoria higiene pessoal)

Leite, manteiga, café, pão, bolacha (categoria café da manhã)

Reorganização da lista após reunir itens altamente categorizáveis:

Pasta de dente, escova de dente, fio dental, papel higiênico, sabonete

Leite, café, pão, manteiga, bolacha

Observa-se que a organização dos itens é extremamente pessoal. O objetivo é que ao lembrar, por exemplo, do leite, a pessoa se lembre do café e em seguida do pão, manteiga e a bolacha – por serem itens altamente categorizáveis. Assim como as demais estratégias mnemônicas, a prática com o uso da estratégia pode facilitar a sua utilização. Ressalta-se ainda que a categorização pode ser utilizada junto a outras estratégias mnemônicas internas como a imagem mental. A junção dessas, facilitar o armazenamento e recuperação da informação (Alvarez, 2003).

Outra importante estratégia de memorização interna é a criação de **imagens mentais** que consiste em uma poderosa ferramenta de aprendizagem por proporcionar que o processamento da informação seja contextualizado (Neely, 2000). Segundo West (1995), desde a década de 1970, a criação das imagens mentais têm sido uma das melhores estratégias para aumentar a eficiência da memória episódica na velhice. A preferência por essa estratégia associa-se à facilidade de acessar materiais semânticos por meio de representações visuais, expressas por formas, cores e significados. Para isso não basta ver dois objetos. É preciso estabelecer uma conexão entre eles e promover a interação entre os itens que serão evocados (West, 1995; Neely, 2000; Wilson, 2011). Por exemplo, para memorizar um guarda-chuva e um barco, a pessoa poderia imaginar um guarda-chuva aberto utilizado pelo passageiro do barco em um dia chuvoso. Para memorizar uma lista de itens a comprar, como maçã, laranja e banana, poderia imaginar-se uma maçã cortada em fatias, em associação com a laranja e a banana picada em rodelas em uma salada de frutas colorida.

No contexto dos programas de treino, as imagens mentais têm sido aplicadas para a memorização de listas, faces e nomes e de lugares. A técnica de face e nome baseia-se nas seguintes etapas: a) identificação de um ponto ou característica peculiar ao rosto a ser memorizado (por ex.: olhos azuis); b) uma palavra-chave que representa um objetivo que pode ser imaginado (por ex.: Solange – *sol* (estrela) *ange* (angel – anjo em inglês)); c) a conversão da palavra-chave para imagem mental (um sol brilhando em torno de um anjo); d) visualização da face, com ênfase na característica peculiar do rosto e associação com a imagem derivada da palavra-chave (uma mulher de olhos azuis de aparência angelical na frente de um sol radiante). Na prática, a integração entre os estágios solicita atenção, observação, estudo do nome e de palavras-chave, ou seja, a integração de todos os estágios na criação de uma imagem mental significativa.

Outra técnica associada às imagens mentais é o **método dos lugares**, em inglês, *method of loci*. A técnica originou-se nos anciões gregos que atuavam como oradores e foi criada com a finalidade de auxiliar a memorização dos discursos (Yates, 1966). É aplicada para lembrar os itens em sequência, como os itens para comprar em listas de supermercado ou tarefas a fazer no dia, por exemplo: ir ao banco, passar no supermercado, postar uma carta no correio e dar um recado à atendente da loja do outro lado da rua. O primeiro passo para aplicação da técnica é gerar uma lista com diferentes lugares e criar imagens vivas e dinâmicas a respeito dos diferentes locais. A seguir, deve criar uma imagem dinâmica entre cada lugar e um item da lista a ser recordada. A sequência dos lugares é fundamental, pois o primeiro lugar deverá estabelecer relação com o segundo, que por sua vez estabelecerá conexão com o terceiro e assim por diante. Para evocar, quem a aplica é incentivado a voltar ao primeiro lugar e resgatar o item da lista associado a ele, devendo relembrar os demais itens em forma sequencial ao percorrer mentalmente os lugares elencados.

As limitações da aplicação das técnicas de imagens mentais envolvem a falta de agilidade para criar as imagens mentais, a dificuldade de perceber propósito nas atividades de criação das imagens, a avaliação de que as estratégias são complexas e a dificuldade em implementá-las no dia a dia (West, 1995; Neely, 2000).

Outra estratégia mnemônica importante é a **associação verbal e visual** que consiste em ligar informações novas àquelas que a pessoa já possui. Trata-se de etapa natural do processo de aprendizado. Acrescentar informações verbais ou visuais ao material que estamos memorizando auxiliará a recordação dos dados, uma vez que durante o armazenamento utilizaremos duas modalidades de atenção: visual e auditiva. A associação pode dar sentido às informações, facilitando as etapas de codificação e memorização da informação alvo (Klingberg, 2010).

Um exemplo dessa prática é uma pessoa ao memorizar a senha 6021, fornecida por seu banco, associá-la a fatos conhecidos: "60 é a idade em que uma pessoa se torna idosa e 21, a idade em que se atinge a maioridade". Assim, o número 6021 adquiriu um significado e pode ser evocado por essa via. Outros exercícios seguem em Anexo.

Além das estratégias para auxílio de memorização, existem procedimentos para reabilitação da memória que se prestam a ajudar as pessoas com comprometimento de memória a aprender com mais eficácia. Neste sentido contamos com a estratégia de memorização interna: **aprendizagem sem erro** (SE). A aprendizagem SE é uma técnica de ensino, por meio da qual se evita, na medida do possível, que as pessoas cometam erros enquanto estão aprendendo uma nova habilidade ou adquirindo novas informações. Pode ser conduzida de diversas formas, tais como, por meio de instruções verbais ou escritas ou orientação à pessoa durante a tarefa. O princípio é evitar os erros cometidos durante a aprendizagem visando minimizar a possibilidade de respostas erradas.

Outra estratégia bastante interessante na reabilitação de memória são as **pistas evanescentes (PE) ou apagamento de pistas**. Trata-se de um método em que são dados estímulos/pistas e gradualmente retirados (Wilson, 2011). Por exemplo, pode-se esperar que uma pessoa aprenda uma palavra nova, em primeiro lugar copiando-a inteira; então, a última letra seria apagada, a palavra seria copiada novamente e a última letra inserida, então, as duas últimas letras seriam apagadas e o processo repetido até que todas as letras sejam completadas pela pessoa aprendendo a palavra. É semelhante ao **método do encadeamento**

reverso usado para ensinar novas habilidades a pessoas com deficiência de aprendizagem (Yule & Cart, 1987). No encadeamento reverso o paciente recebe estímulos e é orientado ao longo de todas as suas etapas de tarefa, exceto na última, quando se pede que ele complete sem ajuda; os dois últimos passos da tarefa encadeada são omitidos e assim por diante.

A **evocação espaçada**, também conhecida como repetição expandida ou em expansão, envolve a apresentação de conteúdo a ser lembrado (por exemplo, um novo número de telefone) seguida de testagem imediata e depois por um gradativo aumento do intervalo de retenção (Wilson, 2011). Dessa forma, se o número 355294 é apresentado, o paciente imediatamente o repete. Pessoas com *span* de dígitos normal (incluindo a maioria das pessoas com comprometimento de memória) serão capazes de fazê-lo sem muita dificuldade. O terapeuta então aguarda um ou dois segundos e pede (mas não o repete) que o número seja repetido. O intervalo de teste é gradualmente aumentado até que o número seja aprendido. Em caso de falha, a informação correta será fornecida e o intervalo de retenção diminuído e gradualmente aumentado outra vez. Uma alternativa para o uso dessa técnica é aumentar o número de itens entre o alvo e o teste ou situação a ser evocada (Grandmaison & Simard, 2003). Camp e Foss (1997), também descreveram um intervalo fixo (por exemplo, solicitar a informação correta a cada dois minutos) em vez de usar intervalo expandido, o qual é mais comum. Bjork (1998) demonstrou que, quanto menor o intervalo de distração entre a primeira e a segunda evocação, maior a chance de sucesso na terceira tentativa de evocação.

Além da repetição expandida, também se utiliza muito em estimulação de memória, o **método PQRST**, (em inglês: *preview, question, read, state and test*). O método é utilizado para trabalhar com texto, com os seguintes passos: a) *prévia*: leitura rápida para saber do que trata o conteúdo; b) *questão*: perguntas que podem ser respondidas com as informações obtidas no texto; c) *releitura:* reler com atenção e procurar responder às questões; d) *seleção*: selecionar as respostas corretas; e) *teste*: responder às perguntas olhando para o texto (Alvarez, 2003).

Wilson (2011), ao comparar as duas técnicas destaca, que há pelo menos três razões porque o PQRST poderia levar à melhor evocação do que a prática de repetição: a) dar melhores pistas de evocação, b) especificidade da codificação e c) níveis mais profundos de codificação. Talvez as próprias questões ofereçam pistas e há algo nelas que auxilia a evocação. A autora destaca, ainda, que por este motivo pessoas com amnésia grave têm desempenhado razoável nas questões após o intervalo.

As estratégias mnemônicas internas auxiliam a memorização de informações relevantes e devem ser incentivadas independente da condição clínica do idoso. Podem ser utilizadas em conjunto trazendo maior beneficio para o participante. É importante mostrar diferentes estratégias e permitir que o idoso escolha aquela que melhor se adapte a sua vida o que lhe permitirá dominar a estratégia e ampliá-la quando sentir necessidade. Destaca-se ainda que as estratégias de memorização internas podem também ser associadas a estratégias de memorização externas (que serão abordadas a seguir).

Estratégias de memória externas

As estratégias de memorização externas podem ser entendidas como as que buscam maximizar a memorização de determinada informação, utilizando-se para isso de recursos presentes no ambiente e podendo ser dividida em simples e complexa. A estratégia mnemônica externa simples é aquela em que o objeto fornece a informação necessária sem que haja qualquer esforço do observador como, por exemplo, o calendário. Já a estratégia mnemônica complexa exige o manuseio do recurso externo para obtenção da informação, como a agenda e o bipe.

Ambas as estratégias são descritas na literatura como organização do ambiente. O recurso do **calendário** é utilizado para recordação do dia em que se está, mas também pode ser usado para lembrar datas importantes como aniversários e feriados. A utilização do calendário deve ser feita da seguinte forma:

- O calendário deve conter letras e números grandes para facilitar a visualização;
- A pessoa deve consultar o calendário pela manhã fazendo uma bola no dia atual (nos primeiros dias o acompanhante pode informar o dia para evitar erro na construção do calendário);
- Após fazer uma bola no dia que está começando a pessoa pode se colocar de costas (de forma a não ter acesso visual ao calendário) e tentar se lembrar do dia, mês e ano atual. Se não se lembrar deve olhar novamente para o calendário. Este procedimento deve ser repetido até que a pessoa se lembre da data atual;
- Durante o dia, se houver dúvida sobre a data, a pessoa deve ser incentivada a ir até o calendário para observar a data, lembrando que o dia atual terá uma bola;

- À noite a pessoa deve retornar ao calendário para fechar o dia. Para isso fará um *X* no dia que está se encerrando. No dia seguinte todo procedimento descrito deve ser seguido novamente, lembrando que a pessoa fará uma bola no dia ao lado do *X* que foi marcado no dia anterior.

O ideal é que o idoso faça o calendário todos os dias evitando assim qualquer esquecimento com relação a datas. Se para ele for importante saber de datas especiais para a família, feriados e outros compromissos, como visita ao médico é importante que essas datas sejam marcadas no dia correto no calendário. Como ele o consulta todos os dias perceberá que uma data importante se aproxima e poderá tomar as providências necessárias. O objetivo da organização do ambiente é trazer autonomia e independência à pessoa que as está perdendo ou mantê-las naqueles que as têm preservadas.

A **agenda** é outro recurso externo para lembrar-se de datas e compromissos. A diferença entre esta e o calendário é que a agenda é um recurso complexo. É necessário marcar o compromisso e se lembrar de abrir a agenda algumas vezes por dia para checar se existe alguma anotação. Além disso, todos os dias anotar novos compromissos e ir trocando as páginas. Tanto a agenda quanto o calendário têm a mesma finalidade e podem ser utilizados juntos se a pessoa passa muito tempo fora de casa, reforçando assim a informação. Importante salientar que se a pessoa não fez uso desse recurso durante sua vida dificilmente ela introduzirá esse hábito quando se tornar idosa.

A perda de objetos é outro relato bastante comum entre as pessoas com queixa de dificuldade de memória. Esta dificuldade também pode ser sanada, ou ao menos amenizada, com a **organização do ambiente**. O ideal é que tudo tenha um lugar específico em casa, no carro, no trabalho, e que esta organização seja respeitada sempre. Também é possível manter uma caixa logo na entrada da casa para momentos de pressa. Neste caso, o ideal é que ao chegar em casa se coloque tudo dentro da caixa e quando voltar do compromisso, com calma, tudo volte para o lugar estabelecido previamente. Assim, quando um objeto for perdido, por exemplo, a chave, a pergunta não é 'onde estão minhas chaves' e sim 'aonde geralmente eu coloco minhas chaves'.

As estratégias de memorização externas devem ser utilizadas independente da condição clínica do participante para auxiliar na memorização de informação e facilitar sua autonomia e independência. A sua associação com estratégias mnemônicas internas facilitará a recordação de informações relevantes permitindo que o idoso melhore sua qualidade de vida e expanda seus conhecimentos.

Considerações finais

Conforme relatado ao longo deste capítulo, existem inúmeras técnicas e estratégias para amenizar ou mesmo sanar as diversas dificuldades no processo de memorização. Observou-se que a compilação de técnicas mnemônicas permite melhor recordação da informação, ou seja, associar estratégias pode ser a melhor maneira de armazenar um determinado dado. As estratégias mostram resultados positivos no desempenho dos idosos em testes e no cotidiano, sendo consideradas relevantes tanto na senescência (para manter as habilidades cognitivas) como na senilidade (para amenizar os déficits de memória).

Segundo Neely (2000), abordagens multifatoriais levam a resultados mais eficazes, considerando: as atividades de consolidação (organização, repetição, estratégias de memória), características subjetivas (habilidades motoras, habilidades verbais, atenção, crenças e estados emocionais), tipo de medida de eficácia (tipo do material de teste) e a natureza dos materiais (verbal ou visual). Sendo assim, o perfil da população idosa que leva em consideração hábitos de vida, crenças, escolaridade, dentre outros, sugerirá o tipo de treino a ser oferecido, com vistas a garantir os melhores resultados.

Bibliografia

1. Alvarez, A. M. M. (2003). Deu Branco. São Paulo, SP, Best Seller.
2. Ball, K., Berch, D. B., Helmers, K. F., Jobe, J. B., Leveck, M. D., Marsiske, M., Morris, J. et al. (2002). Effects of cognitive training interventions with older adults: A randomized controlled trial. In: Journal of the American Medical Association. 288(18), 2271-2281.
3. Camp, C. J., & Foss, J. W. (1997). 16 Designing Ecologically Valid Memory Interventions for Persons With Dementia. In Intersections in Basic and Applied Memory Research. In: Psychology Press: Third International Practical Aspects of Memory Conference Held at the University of Maryland from July 31 to August 5, p. 311.
4. Gazzaniga, M. S., & Heatherton, T. F. (2005). Ciência Psicológica: Mente, cérebro e comportamento. Porto Alegre: Artemed.
5. Grandmaison, E., & Simard, M. (2003). A critical review of memory stimulation programs in

Alzheimer's disease. In: The Journal of neuropsychiatry and clinical neurosciences, 15(2), 130-144.

6. Klingberg, T. (2010). Training and plasticity of working memory, In: Trends in cognitive sciences, 14, 317-324.

7. Lezak, M. D. (2004). Neuropsychological Assessment 4e. Oxford University Press, USA.

8. Neely, A. S. (2000). Multifatorial memory training in normal aging: Search of Memory improvement beyond the ordinary. In: Robert D. Hill, Lars Bäckman, Anna Stigsdotter Neely (edited by) Cognitive Rehabilitation in old age. In: New York: Oxford University Press, cap. 4, p.63-80.

9. Parente, M. M. P., Oliveira, A. A, Jaeger, A. et al. (2006). Cognição e Envelhecimento. São Paulo: Artmed.

10. Reuter-Lorenz, P. A., & Park, D. C. (2010). Human neuroscience and the aging mind: a new look at old problems. In: The Journals of Gerontology Series B: Psychological Sciences and Social Sciences, 65(4), 405-415.

11. Salthouse, T. A. (2010). Influence of age on practice effects in longitudinal neurocognitive change. In: Neuropsychology. Vol 24 (5), 563-572.

12. Schacter, P. (2003). Os sete pecados da memória. São Paulo, SP: Rocco.

13. West, R. L. (1995). Compensatory strategies for age-associated memory impairment. In: A. D. Baddeley, B. A. Wilson, F. N. Watts (edited by) Handbook of memory disorders. New York: John Wiley & Sons Ltda, cap.20, p. 481-500.

14. West, R. L., Welch, D. C., & Yassuda, M. S. (2000). Innovative approaches to memory training for older adults. In: Cognitive rehabilitation in old age, 81-105.

15. Willis, S. L. (2006). Long-term effects of cognitive training on every-day functional outcomes in older adults. In: Journal of American Medical Association, v. 296, n.23, p.2805-2814.

16. Wilson, B. A. (2011). Memória. São Paulo: Artmed.

17. Yates, F. A. (1966). The art of memory. London: Routledge.

17

Estudos de treino cognitivo realizados no Brasil

- THAÍS BENTO LIMA DA SILVA
- HENRIQUE SALMAZO DA SILVA
- PAULA SCHIMIDT BRUM
- MÔNICA SANCHES YASSUDA

Introdução

Algumas habilidades cognitivas sofrem alterações no envelhecimento, em particular, habilidades como a memória episódica e a memória operacional, com redução do nível de funcionamento em função da idade[1-3]. A manutenção da cognição e importante para a promoção da independência e autonomia do idoso, e estudos, como o de Zekry et al.[4], sugerem que declínio cognitivo e funcional são preditivos de mortalidade, dependência e redução do bem-estar e da qualidade de vida.

Em estudo de revisão sistemática sobre treino de memória com idosos saudáveis e com Comprometimento Cognitivo Leve (CCL) publicados entre 2007 e 2012, Reijnders et al. observaram que os benefícios das intervenções se aplicam a uma variedade de funções cognitivas objetivas (memória, atenção e inteligência fluida) e subjetivas (queixas de memória e autoeficácia). Os autores observaram que não existem evidências de dose e resposta entre a duração do treino, quantificada em horas, e a extensão dos ganhos para cognição. Houve grande variabilidade quanto às medidas, avaliações e qualidade dos estudos. Para minimizar a heterogeneidade, os autores propõem a criação de um protocolo único de avaliação do treino, que considere avaliações objetivas (funções cognitivas), subjetivas (avaliação subjetiva da memória) e ecológicas, considerando a extensão para tarefas de vida diária. Outra questão refere-se aos tipos de intervenção oferecidos ao grupo controle (educativas, sociais e sem intervenção). Conforme Reijnders et al. destacaram, grupo controle exposto a intervenções educativas apresentaram mais ganhos para cognição do que o grupo controle que não participou de nenhuma intervenção. Ainda assim, torna-se necessário padronizar os tipos de estratégias ensinadas, a descrição da composição amostral, a duração e as medidas para captar o uso eficiente ou não das estratégias. Uma importante parcela dos idosos se preocupa em perder a eficiência de suas funções cognitivas e de apresentar prejuízos que os impeçam de manter uma vida autônoma e independente[5]. Frente a esse dado, estudiosos preocupam-se em aplicar técnicas para otimizar as habilidades mentais, empenhando-se em dissemina-las entre grupos de idosos saudáveis e com potencial declínio cognitivo, com o objetivo de estimular a plasticidade cognitiva na velhice.

Plasticidade cognitiva refere-se à capacidade de mudança mediante a experiência e ao uso, propiciando o aumento do desempenho em diferentes domínios. Estudos nacionais e internacionais indicam que a plasticidade cognitiva pode ser ampliada e estimulada por programas de treino cognitivo[6-9]. Quando estimulados, os idosos podem apresentar melhor desempenho em tarefas cognitivas, efeito que supera o efeito da retestagem no pós-teste e dos grupos placebo[10].

Os primeiros estudos sobre treino cognitivo tiveram início na década de 1970 com o programa ADEPT (*Adult Development and Enrichment Program*) liderado por Paul Baltes e Sherry Willis[11], na universidade de *Penn State*. O principal objetivo deste programa era avaliar a possibilidade de modificar habilidades que compõem o conceito de inteligência fluida.

A partir de então, diferentes estudos conduzidos nas décadas de 1980, 1990 e 2000, tiveram como foco o desempenho em tarefas de memória episódica verbal, visual e em tarefas de memória operacional, raciocínio indutivo e atenção, com boa eficácia para as diferentes habilidades estimuladas (para uma revisão desta literatura ver Verhaegen et al.[10] e Hertzog et al.[6]).

Para avaliar a eficácia dos programas, os estudos nessa área são do tipo intervenção, no qual os idosos são divididos aleatoriamente segundo o tipo de exposição, com condições semelhantes de desempenho cognitivo na linha de base para fins de comparação. Assim, as pesquisas dividem os idosos nos que receberam a intervenção (Grupo Experimental – GE), os que participaram de intervenções placebo (Grupo Placebo), e os que participaram somente da testagem e retestagem (Grupo Controle – GC).

Os estudos de treino divergem, não somente quanto à duração, mas em particular, quanto às estratégias ensinadas e a metodologia empregada, havendo na literatura grande diversidade quanto à magnitude dos efeitos, sua generalização para tarefas não treinadas e manutenção em longo prazo. Assim, os estudos foram agrupados e revisados em diversos artigos (por exemplo, Dunlosky & Hertzog[12]) e em estudos meta-analíticos[13,14].

No Brasil, os programas de treino de memória para idosos com foco acadêmico são escassos e ainda requerem investimentos. Diferente do perfil de idosos recrutados em estudos internacionais, o Brasil congrega idosos com menor escolaridade, renda e menor acesso a bens e serviços, o que exige a adaptação das técnicas e abordagens já consolidadas na literatura internacional (por exemplo, Salmazo-Silva & Yassuda[15]). Nesse contexto, as estratégias aplicadas nos programas de treino realizados em outros países podem ter baixa eficácia para a população idosa brasileira, com padrão cultural e social diferenciados.

Estudos recentes, como os de Ardila et al.[16], Tardif e Simard[7] e Weston et al.[17], identificaram que as diferenças educacionais podem estar associadas ao nível de aprendizado e a eficácia das estratégias mnemônicas ensinadas ao longo das sessões de treino. Em alguns casos, os idosos aprendem as técnicas, mas não conseguem se beneficiar objetivamente delas para aumentar o desempenho[15]. Este fato pode estar associado ao perfil socioeconômico dos participantes ou as características do treino oferecido que pode não se ajustar ao perfil dos participantes[18].

Neste sentido, o objetivo do presente capítulo, foi apresentar as experiências das pesquisas de treino cognitivo aplicadas em idosos brasileiros, documentando as intervenções realizadas nos últimos anos com a expansão dos conhecimentos sobre treino e plasticidade cognitiva na velhice[19].

Serão apresentados estudos que aplicaram diferentes estratégias e abordagens de treino, incluindo o treino da atenção, funções executivas e técnicas de memorização episódica baseadas em categorização, imagens mentais e técnicas de agrupamento. Ao final, foram apresentados os desafios atuais para o avanço das pesquisas e efetivação dos programas sobre de treino cognitivo voltado para a população idosa brasileira.

Estudos de treino cognitivo com base em imagens mentais

A criação de imagens mentais e uma das estratégias mais utilizadas nos programas de treino cognitivo. Essa estratégia de memória estimula a memorização de informações por meio de representações visuais, expressas por formas, cores e significados. Para tanto não basta ver dois objetos, e preciso estabelecer conexão entre eles e promover a interação entre os itens que serão evocados[19-21]. Por exemplo, para memorizar um livro e uma bolsa, o idoso poderia imaginar um livro sendo colocado na bolsa. Para memorizar uma lista de itens a comprar como: alface, tomate e rúcula o idoso poderia imaginar uma pessoa que, no lugar do cabelo, tenha muitas alfaces de um lado da cabeça e do outro tenha rúculas e esteja brincando com vários tomates como se estes fossem bolas de malabarismo.

No contexto dos programas de treino, as imagens mentais têm sido aplicadas para a memorização de listas, faces e nomes, com diferentes aplicações. Para uma discussão mais ampla dessas estratégias, ver o capítulo sobre estratégias de memória nesse livro.

Os estudos baseados na criação de imagens mentais identificaram que essas estratégias podem ser difundidas na população idosa brasileira, inclusive entre idosos com baixa escolaridade. Salmazo-Silva e Yassuda[15] investigaram idosos com zero a dois anos de escolaridade, observando que o grupo que recebeu instruções para criação de imagens mentais (imaginação de objetos, frases e pequenas histórias compostas por uma ou mais frases) apresentou maiores ganhos na memória episódica para histórias do Rivermead (RBTM –*Rivermead Behavioral Memory Test*) quando comparado ao grupo que treinou a categorização de objetos de supermercado e figuras coloridas. Observou-se que o grupo que treinou categorização aprendeu a estratégia, mas não se beneficiou dela para aumentar o desempenho em prova de categorização de 18 figuras em preto e branco de Carvalho et al.[9]. No grupo de idosos que treinou imagens mentais, observou-se, além do aumento do desempenho de memória tardia no teste Rivermead, diminuição dos sintomas depressivos. Essa diminuição dos sintomas depressivos pode estar associada a maior socialização e discussão agenciada pelas atividades e imagens trabalhadas.

Em estudo posterior, Lima-Silva et al.[22] conduziram um programa de treino cognitivo com ênfase na construção de imagens mentais ensinando idosos com três ou mais anos de escolaridade a usarem essa estratégia. Os autores dividiram aleatoriamente os idosos em grupo experimental (GE) e controle (GC). O treino cognitivo consistiu inicialmente em uma aula introdutória com informações acerca da memória e envelhecimento e posteriormente intervenção de treino que enfatizou a criação de imagens mentais com imaginação e visualização de objetos e pequenas frases e histórias que aumentaram gradativamente de tamanho, número e complexidade ao longo das sessões.

Os autores observaram que o GE apresentou ganho significativo entre o pré o pós-teste no resgate tardio das 10 figuras na Bateria Cognitiva Breve de Rastreio Cognitivo e na autoeficácia para a memorização de histórias, o GC não apresentou ganhos evidentes. Diferentemente do estudo de Salmazo-Silva e Yassuda[15], não foi observado aumento na tarefa de memorização de histórias do Rivermead e nem diminuição dos sintomas depressivos. Apesar disso, esse estudo sugeriu que cinco sessões representam um número mínimo para gerar ganhos na memória episódica e na autoeficácia, indicando que as crenças podem estar relacionadas ao desempenho cognitivo.

Aramaki e Yassuda[23], em estudo de seguimento com a mesma amostra, realizado 18 meses após o final do estudo de Lima-Silva et al.[22], ofereceram cinco sessões de reforço aos idosos do GE. Observou-se na retestagem inicial a manutenção dos ganhos documentados por Lima-Silva et al.[22] e ganhos adicionais na tarefa de memória incidental da Bateria Cognitiva Breve de Rastreio Cognitivo e na evocação tardia no subteste história do Rivermead, indicando que as sessões adicionais possibilitaram o aprimoramento das funções cognitivas.

Estudos de treino cognitivo baseados em estratégias de categorização

A estratégia de categorização refere-se à tentativa de organizar informações em categorias no momento da gravação, propiciando que a informação seja recordada mais facilmente. Como exemplo pode-se citar a memorização de uma lista de supermercado que não precisa conter muitos itens. Os itens são divididos em categorias que estabelecem semelhanças entre si. O armazenamento e recuperação da informação se tornarão mais simples, uma vez que ao lembrar um item este servira como pista para recordar os demais itens dentro daquela categoria.

Apesar de divergirem quanto ao tempo de intervenção, metodologia utilizada, e tamanho da amostra, estudos realizados no Brasil envolvendo categorização mostraram benefícios para as diferentes populações estudadas, principalmente relacionados ao aprendizado da estratégia. Ressalta-se que, mesmo aprendendo a estratégia, alguns estudos não encontraram relação entre a utilização desta e a melhora no desempenho de memoria[24], enquanto outros estudos conseguiram estabelecer esta relação[25].

Yassuda et al.[18] realizaram treino de memória em 69 idosos saudáveis, divididos em GC e GE, com e na categorização (para lista de supermercado) e grifos (para textos). Os idosos do GE receberam quatro sessões de treino e mostraram melhora na recordação de textos com maior uso da estratégia de grifos e categorização após a intervenção. Os autores também encontraram diminuição das queixas de memória e melhora na velocidade de processamento nos idosos que receberam treino. O GC mostrou desempenho semelhante ao inicial nos testes cognitivos na retestagem. Os autores ressaltaram ainda que o uso da estratégia não garantiu melhora no desempenho da tarefa, ou seja, apesar de categorizarem mais itens da lista de supermercado os idosos do GE não recordaram mais itens no pós-teste, sugerindo uma deficiência de utilização (os idosos usam a estratégia, mas não se beneficiam desta na recordação).

Carvalho, Neri e Yassuda[26] realizaram treino de memória com ênfase em categorização em 57 idosos divididos em GE e GC. O treino aconteceu duas vezes por semana, com duração de 60 minutos cada, e consistiu em ensinar a estratégia de categorização para lista de mercado e figuras. Neste estudo, os participantes eram incentivados a realizar categorização em casa também e para isso recebiam tarefas que traziam resolvidas na sessão seguinte. Os dados do pós-treino indicaram melhora significativa no GE quando comparado ao GC em tarefas que envolviam memória episódica e maior uso da categorização, corroborando os achados da literatura. Observou-se após a intervenção, maior uso da estratégia mnemônica ensinada e benefícios para as habilidades treinadas.

Lima-Silva et al.[3] realizaram treino cognitivo de oito sessões com ênfase em categorização e tarefas ecológicas (atividades similares as do cotidiano) como fazer compras em um mercado e calcular o troco após uma compra envolvendo 33 idosos, divididos em GC (n = 12) e GE (n = 21). As sessões aconteceram uma vez por semana, com duração de noventa minutos e envolveram tarefas de compra com itens de supermercado e cálculos matemáticos. Após o treino, os autores encontraram que o GE melhorou em memória episódica (resgate imediato da lista de palavras da bateria CERAD) e em fluência verbal (categoria animais) enquanto o GC manteve o desempenho inicial, o que pode indicar que o exercício com tarefas ecológicas pode aumentar o desempenho em funções executivas. Os autores ressaltaram que o treino trouxe benefícios em tarefas de memorização e cálculo mental, ou seja, nas habilidades treinadas ao longo das sessões.

Teixeira-Fabricio et al.[27] objetivaram em outro estudo testar a eficácia do treino cognitivo de seis sessões para idosos baseado na apresentação e pratica de estratégias de memória (categorização utilizando listas de palavras e embalagens tridimensionais de supermercado); adicionalmente foram realizados exercícios envolvendo o recrutamento das funções executivas. Para isso, identificaram e compararam as estratégias mnemônicas utilizadas pelos participantes segundo faixas de escolaridade antes e após treino. Participaram do estudo 31 idosos, divididos em Grupo 1 (com até 8 anos de escolaridade) e Grupo 2 (com 9 anos ou mais). Os instrumentos utilizados pelos pesquisadores envolviam questões sociodemográficas, escalas cognitivas, e uma lista de estratégias possíveis para identificação das estratégias usadas. Os resultados indicaram a influencia da escolaridade no uso de estratégias de memória no pré-teste. Os resultados encontrados no pós-teste apontaram para aumento na velocidade de processamento e maior utilização de estratégias. Concluiu-se que o uso de estratégias, a autoeficácia para a memória e o ganho após o treino cognitivo podem ser influenciados pela escolaridade.

A categorização também foi empregada em estudos nacionais de treino cognitivo envolvendo idosos com Comprometimento Cognitivo Leve (CCL). O CCL pode ser definido como uma condição na qual idoso mostra desempenho abaixo do esperado para sua idade e escolaridade em testes neuropsicológicos, na presença de independência funcional. Os novos critérios estabelecidos em 2011, mostram que estes idosos devem manter as atividades básicas de vida diária intactas, sendo o prejuízo cognitivo observado apenas em atividades complexas do cotidiano ou em testes cognitivos[28,29]. Os estudos envolvendo treino têm mostrado benefícios significativos para esta população, como os mencionados a seguir.

Olchik et al.[30] realizaram estudo randomizado, controlado, duplo-cego com 47 idosos com Comprometimento Cognitivo Leve (CCL) e 65 idosos saudáveis oferecendo sessões de treino cognitivo. Os idosos foram realocados aleatoriamente em três grupos diferentes: o grupo de treinamento de memória (com ênfase em exercícios para memorização), outro com intervenção educacional (conteúdo educacional) e um grupo controle (não recebeu nenhum tipo de intervenção). Os idosos do grupo de memória trabalharam e aprenderam, durante oito sessões, estratégias mnemônicas usando tarefas ecológicas (incluindo a categorização), além de receberem informações sobre memória e envelhecimento. O grupo de caráter educativo também participou de oito sessões de treino, mas neste caso somente recebeu o conteúdo educacional. O grupo controle por sua vez só realizou o pré e pós-teste. Como resultado, os autores destacaram a melhora nos testes de Rey aprendizado e teste de Rivermead (*Rivermead Behavioral Memory Test*) para os idosos que participaram do treino de memória. Os autores destacaram ainda que os idosos CCL após o treino mostravam desempenho semelhante a idosos saudáveis que não fizeram treino. Com relação aos dados relacionados aos idosos saudáveis os autores destacaram que o grupo que recebeu o treino de memória mostrou melhor desempenho nos testes cognitivos após a intervenção quando comparados aos idosos saudáveis que não receberam treino. Ressaltaram também que a maneira como o idoso julga sua memória, independente de ser saudável ou com CCL, parece melhorar após as sessões de treino. Mas que esta melhora parece ser ainda maior no grupo que trabalhou apenas o conteúdo educacional (onde os assuntos relacionados a essa temática foram abordados com mais ênfase).

Brum, Forlenza e Yassuda[31] realizaram treino cognitivo com ênfase em tarefas ecológicas (que simulam atividades do cotidiano, como ir ao supermercado e calcular troco) e categorização em 34 idosos com CCL divididos em GE e GC. As sessões tiveram duração de 90 minutos e aconteceram duas vezes por semana, durante um mês. Os idosos foram incentivados a utilizar a categorização para memorizar uma lista de supermercado, e recursos externos para recordar datas. Além disso, uma parte das sessões foi dedicada ao conteúdo educacional, ou seja, os idosos recebiam informações sobre memória, cognição e envelhecimento e podiam tirar possíveis dúvidas e expor suas questões. Após a intervenção, os idosos do GE melhoraram em tarefa de atenção, orientação temporal, habilidade para fazer compras e lidar com o dinheiro, além de diminuir os sintomas depressivos (calculados pela Escala de Depressão Geriátrica), enquanto o GC manteve o desempenho prévio. Os autores ressaltaram que a melhora foi observada nas tarefas treinadas ao longo das sessões e que idosos com CCL, assim como idosos saudáveis, também se beneficiaram do treino cognitivo.

Estudos de treino de memória para idosos com CCL nacionais e internacionais vêm mostrando a importância deste tipo de intervenção como forma de amenizar ou mesmo sanar as dificuldades cognitivas relativas ao CCL. Este grupo diagnóstico mostra benefícios significativos após treino em tarefas treinadas e possíveis efeitos de generalização[30,31].

Estudos de treino cognitivo para idosos com doenças crônicas aliados à ação psicoeducativa

Diversos estudos tem documentado que pessoas com hipertensão arterial sistêmica (HAS) mostram desempenho abaixo do esperado para sua idade e escolaridade em testes cognitivos, o que pode estar associado às microlesões cerebrovasculares, ao tempo de exposição da doença, e aos danos causados a massa cerebral cinzenta, decorrentes desta entidade nosologica[32]. Apesar desta associação, poucos são os estudos no Brasil envolvendo essa casuística e o treino cognitivo. Destacam-se assim as pesquisas que trabalharam com o treino cognitivo para idosos com doenças crônicas, como o estudo de Lima-Silva e Yassuda[33] que testaram a eficácia do treino de oito sessões entre idosos com doenças crônicas como a hipertensão arterial, e avaliaram a possibilidade de aliar o treino cognitivo a intervenção psicoeducativa sobre a hipertensão visando melhor manejo desta patologia.

Foram entrevistados 59 idosos que participaram anteriormente da pesquisa do Estudo Rede Fibra de base populacional e que se autodeclararam hipertensos. O protocolo utilizado continha questionários que incluíram dados sociodemográficos e clínicos: Miniexame do Estado Mental (MEEM), Escala de Depressão Geriátrica (EDG), Questionário sobre Conhecimento sobre Hipertensão, Teste Comportamental de Memória de Rivermead (RBMT), Fluência Verbal animais (FV) e *Short Cognitive Test* (SKT). Em comparação ao GC, o GE apresentou aumento do desempenho cognitivo no MEEM, FV e SKT em seus subdomínios memória e atenção. Também foram observados benefícios em relação aos conhecimentos acerca da hipertensão, em atitudes, e na conscientização em relação ao uso dos fármacos anti-hipertensivos. Não foi encontrada diferença estatisticamente significante para aos valores de pressão sistólica após a intervenção nos dois grupos. Houve diferença significativa apenas em relação às medidas de pressão arterial diastólica. Este estudo indicou que uma intervenção cognitiva oferecida a idosos hipertensos pode gerar ganhos para esses participantes.

Na mesma vertente, a abordagem psicoeducativa aliada ao treino cognitivo também foi oferecida por Vianna-Paulo e Yassuda[34] em idosos com Diabetes *Mellitus* (DM). A DM caracteriza-se como desordem metabólica de múltiplas etiologias que possivelmente interfere no desempenho cognitivo em função da hiperglicemia crônica e ineficiência na secreção e/ou ação da insulina, prejudicando estruturas corticais e subcorticais[35]. Vianna-Paulo e Yassuda[34] avaliaram os efeitos do treino cognitivo aliado a intervenção psicoeducativa no desempenho cognitivo, no conhecimento dos participantes sobre aspectos específicos do diabetes, e na autoeficácia dos participantes para enfrentar esta patologia. Participaram do estudo 34 idosos, que se autodeclararam diabéticos e que eram frequentadores de centro de convivência na zona leste do município de São Paulo. Estes foram subdivididos aleatoriamente em GE (n = 19) e GC (n = 15). Foram realizadas oito sessões de treino, nas quais os idosos receberam conteúdo educativo sobre envelhecimento cognitivo e sobre DM. Foram incentivados a utilizar estratégias mnemônicas internas (associações e imagens mentais) e externas (lembretes, alarmes, calendários), tendo como objetivo o manejo da condição crônica. As estratégias cognitivas foram usadas como aliadas a promoção de alimentação e hábitos de vida mais saudáveis. Ao final da intervenção, os participantes demonstraram mais consciência com o autocuidado e relataram terem adotado um estilo de vida mais saudável. As autoras concluíram que o treino cognitivo, combinado com psicoeducação para pessoas com DM resultou em ganhos tanto do conhecimento e manejo da doença, quando nas tarefas de atenção e de memorização de histórias.

Estudos de treino cognitivo com base na inclusão digital

Os estudos envolvendo treino cognitivo com base no uso do computador têm crescido nos últimos anos. Ordonez, Yassuda e Cachioni[36] organizaram uma oficina de introdução a informática, para investigar os efeitos do programa da inclusão digital no desempenho cognitivo dos participantes. Participaram do estudo 42 idosos, 22 no GE e 20 no GC. Todos completaram um protocolo que incluía um questionário sociodemográfico e uma avaliação cognitiva breve (*Addenbrooke's Cognitive Examination-Revised* (ACE-R) adaptada por Carvalho[37]). O GE recebeu também um questionário semiestruturado que abordava questões referentes à informática.

As sessões consistiram em cinco tarefas (ligar o computador, acessar a Internet, entrar no e-mail, responder a pergunta que estivesse no e-mail e, em seguida, criar e enviar um e-mail para um endereço selecionado pelo monitor). Observou-se que o GE após o uso do computador, apresentou ganhos no desempenho cognitivo e, em especial, na habilidade de linguagem, quando comparados ao GC. Estes achados sugerem que os idosos que participaram das sessões se tornaram mais rápidos na busca semântica, apresentando benefícios em habilidades de memória verbal e velocidade de processamento para materiais verbais. Neste estudo, os resultados indicam que a aquisição de novos conhecimentos e o uso de uma nova ferramenta (o computador ligado a Internet) pode promover ganhos significativos em relação à cognição.

Outro estudo envolvendo idosos sem declínio cognitivo foi realizado por Souza e Chaves[38] que ofereceram oito sessões de treino computadorizado, com duração de duas horas cada, enfatizando tarefas de treino de raciocínio e memória episódica. Esses exercícios eram essencialmente compostos por resolução de problemas, cálculos, imagens mentais e leitura. Os autores observaram aumento do desempenho no Miniexame do Estado Mental após a intervenção. Pela ausência de um GC, não foi possível assegurar se o aumento documentado foi devido ao efeito da retestagem ou ao impacto do treino computadorizado. Não houve diminuição nas medidas de ansiedade e dos sintomas depressivos.

Estudos de treino cognitivo com base na estratégia de grifos e psicoeducação

A estratégia de grifos refere-se a técnica de sublinhar ideias relevantes em um texto, buscando facilitar sua recordação em curto e longo prazo. Como exemplo, tem-se a memorização de um artigo de jornal. Em um primeiro momento o leitor faz uma leitura rápida pelo texto buscando identificar a ideia principal. Em seguida volta a ler o artigo agora sublinhando as ideias relevantes. Ao final escreve o que sublinhou em uma folha a parte e tenta apenas com essas palavras resgatar todo o artigo. E importante que os primeiros textos contenham poucas informações e que estas sejam aumentadas à medida que a técnica seja apreendida.

Os estudos sobre treino de memória com ênfase em grifos apontaram para maior utilização desta estratégia após o treino e, consequentemente, para o aumento de desempenho em testes que avaliam a recordação de textos, como aponta o estudo de Yassuda et al.[18]. Participam deste estudo 69 idosos saudáveis, subdivididos em GE e GC. O treino consistiu em oferecer informações sobre memória e envelhecimento, instrução e pratica em organização de listas de supermercado e grifo de ideias principais em textos. Os resultados indicaram que no pós-teste o GE apresentou melhor desempenho na recordação de texto e maior uso de estratégias (uso de grifo). Os dois grupos relataram menor número de queixas (medidas através do *Memory Complaint Questionnaire* – MAC-Q) e o processamento de informações tornou-se mais rápido (símbolos do WAIS-R).

Talib et al.[39] realizaram quatro sessões de treino de memória com ênfase em grifos e categorização em idosos saudáveis com alta escolaridade (media de 15 anos). As sessões aconteceram duas vezes por semana com duração de 90 minutos cada e foi oferecido conteúdo educacional, treino no uso de estratégias e tarefas de atenção. Os autores encontraram que tanto o GE quanto o GC melhoram na recordação do texto e na categorização, mas o GE mostrou melhor desempenho nessas tarefas e na velocidade de processamento (medido pelos dígitos do WAIS-III, Nascimento[40]).

Impacto dos programas de treino sobre as queixas de memória, humor e variáveis psicológicas

A relação entre o treino de memória, sintomas depressivos, e queixas de memória tem sido descrita por diferentes estudos. Parte desses estudos observou que esses ganhos são secundários ao programa de treino, ou seja, mesmo sem destaque ao longo das sessões de treino para o conteúdo educacional existe uma redução das queixas de memória e sintomas depressivos. Outros apontaram que a diminuição dos sintomas depressivos e das queixas de memória só foi significativa porque parte da sessão de treino foi dedicada ao conteúdo educacional (momento em que são discutidas questões relativas ao envelhecimento, memória e cognição). Partes desses achados são enfatizadas por estudos que consideram a relação entre a saúde emocional e o desempenho cognitivo[41].

Neste sentido, Almeida et al.[42] elaboraram uma proposta de oficina para treinamento de memória visando à promoção da saúde para os idosos. O treino foi oferecido a 45 idosos, avaliados pelo MEEM. Foram oferecidas dez sessões de treino, com enfoque em múltiplas estratégias e psicoeducação que objetivavam auxiliar os participantes a manterem um bom desempenho de memória. Qualitativamente observou-se melhor aprendizado sobre conceitos da memória no processo de envelhecimento, mas não foram observadas mudanças significativas no MEEM após a intervenção.

Salmazo-Silva e Yassuda[15], em treino cognitivo para idosos de baixa escolaridade, observaram que o grupo de idosos, que foi estimulado a criar imagens mentais apresentou redução dos sintomas depressivos na EDG (Escala de Depressão Geriátrica). Esse dado pode indicar que essa estratégia incentiva a socialização. Outra possibilidade e a provável conexão das imagens com as emoções, incentivando o manejo de materiais que possuem significados emocionais. Outros estudos que fizeram uso de estratégias mentais não observaram relação com humor o que ressalta a importância de novos estudos envolvendo esta temática.

Irigaray et al.[43] verificaram que após treino cognitivo oferecido a 76 idosos (sendo 38 pertencentes ao GE e 38 ao GC) houve aumento de desempenho do GE em testes que avaliaram atenção, memória, linguagem, praxia, resolução de problemas, e funções executivas, em relação ao GC. Além disso, constatou-se que os efeitos do treino cognitivo se estenderam para outras dimensões, levando a uma melhora significativa da percepção de qualidade de vida e de bem-estar psicológico dos participantes do GE no pós-teste. Uma possível explicação para esse achado seria a de que existe uma associação entre bom funcionamento cognitivo em idosos e boa percepção de qualidade de vida, assim, o aumento no funcionamento cognitivo dos idosos do GE resultaria em uma melhor percepção de sua qualidade de vida ou vice-versa.

Outros estudos documentaram associação positiva entre função cognitiva e qualidade de vida[44,45]. Ribeiro e Yassuda[46] destacaram que a capacidade cognitiva e um dos determinantes da qualidade de vida, pois as perdas cognitivas podem resultar em comprometimento do funcionamento físico, social e emocional dos idosos.

Estudos com ênfase no treinamento das funções executivas

As funções executivas (FE) representam as capacidades cognitivas necessárias para formular um objetivo, planejar, executar planos de modo eficiente, monitora-los e corrigi-los se necessario[47]. A literatura vem mostrando que as FE sofrem alterações durante o processo de envelhecimento normal. Baseando-se nesse contexto, Lima-Silva et al.[48] objetivaram treinar habilidades relacionadas às FE em idosos e detectar o impacto desta intervenção em testes objetivos de FE e em autorrelato de desempenho funcional. Participaram desta pesquisa idosos matriculados em atividades na Universidade Aberta a Terceira Idade da Universidade de São Paulo sendo que destes 26 compuseram o GE e receberam intervenção cognitiva de seis sessões e 17 participaram do GC. Como medida de eficácia foram usados o MEEM, EDG, o subteste história do Teste Comportamental de Memória de Rivermead (versões A e B), fluência verbal categoria semântica frutas (FV), e com restrição fonológica (FAS), Dígitos da bateria WAIS-III, o Teste do Desenho do Relógio (TDR), Trilha A e o Questionário de Avaliação Funcional de Pfeffer (PFAQ). Para a avaliação do impacto da intervenção foram calculados deltas (escore do pós-teste menos o escore do pré--teste). Os resultados indicaram que no pós-teste o GC apresentou melhora no resgate da história e no desempenho nos Dígitos, entretanto, apresentou pior desempenho em fluência verbal. A pontuação do GE permaneceu inalterada. Os dados sugerem que a intervenção não gerou impacto nos testes associados ao conceito de FE. Destaca-se que os idosos do GE receberam um número limitado de sessões que pode não ter sido suficiente para gerar alterações. Alternativamente, a ausência de diferença entre os grupos pode estar associada a participação em outras oficinas oferecidas na universidade.

Irigaray et al.[49] testaram os efeitos de um programa de treino de atenção, memória e funções executivas de 12 sessões de 90 minutos cada na cognição de idosos saudáveis (38 idosos compuseram o GE e 38 o GC). Buscaram ainda identificar os diversos mecanismos que poderiam explicar os efeitos do treino sobre o funcionamento cognitivo dos idosos como: pratica de exercícios cognitivos regulares, convivência em um ambiente de estimulação cognitiva, maior uso de estratégias para memorização e para focar a atenção, melhor humor ou ainda a percepção de maior autoeficácia cognitiva. Nesse estudo, verificou-se um aumento significativo do desempenho dos idosos do

GE, no pós-teste, em medidas de funções executivas, indicando que o treino tem efeitos positivos sobres essas funções. Os autores ressaltaram que esses benefícios podem ser devido ao efeito de retestagem (uma vez que não foram usados testes com diferentes versões no pré e pós-teste).

Ressalta-se ainda que o estudo de Irigaray et al.[49] mostrou aumento significativo no escore total no MEEM no GE após a intervenção. E observou-se uma diminuição dos sintomas de ansiedade e de depressão nos participantes do GE após a intervenção. Uma das hipóteses propostas a respeito da referida associação seria a de que a diminuição nos sintomas de ansiedade e de depressão foi originada pela participação nas sessões grupais de treino, que proporcionava aos idosos espaços para se sentirem valorizados e estimulados, a adquirir novas informações e a ampliar conhecimentos. As atividades grupais, com pessoas da mesma geração, podem ter favorecido a diminuição de sintomas de ansiedade e de depressão porque possibilitaram a vivência e a construção de significados comuns, a conquista de novas amizades e a obtenção de suporte social.

Considerações finais

Em revisão recente da literatura sobre treino cognitivo e idosos, Tardif e Simard[7] observaram que a memória é um dos domínios mais trabalhados nos programas de treino. As estratégias face-nome, imagem mental, associação entre objetos de uma lista e o método dos lugares foram as mais utilizadas nas pesquisas. Todos os estudos indicaram melhora no desempenho dos idosos entre uma e sete habilidades utilizadas para medir a eficácia do treino. No entanto, houve grande variação entre o desenho, o número de sessões e as habilidades enfatizadas, inviabilizando a comparabilidade entre os achados.

Em síntese, no Brasil, as intervenções de memória para idosos saudáveis, assim como a estimulação cognitiva para idosos com CCL, têm crescido nos últimos anos e mostram resultados semelhantes aos estudos internacionais. Destaca-se a grande variabilidade no tamanho da amostra, metodologia empregada e duração do treino. Os resultados, de modo geral, sugerem melhora no desempenho em testes cognitivos e funcionais dentre idosos que realizaram treino quando comparados aos que não participaram da intervenção.

As estratégias baseadas em imagens mentais e em tarefas ecológicas parecem ser promissoras no contexto de nossa população e merecem ser melhor investigadas. Entretanto, a relação entre maior uso de estratégias cognitivas e melhor desempenho cognitivo ainda não foi demonstrada adequadamente no Brasil e em estudos internacionais. Em outras palavras, a melhora no desempenho cognitivo observada após o treino pode estar associada ao uso das estratégias ensinadas ou a outros fatores como a realização de exercícios que estimulam atenção e memória.

Ressalta-se uma vez mais a relevância deste tema, visto que as funções cognitivas do idoso estão relacionadas à sua saúde e qualidade de vida. E importante que os próximos estudos possam testar a eficácia de diferentes tipos de intervenção, sempre visando a obtenção de resultados duradouros (manutenção) e que se generalizem para os desafios cognitivos diários dos idosos.

Bibliografia

1. Wood GMO, Haase VG, Araujo JR, Scalioni IG, Lima EP, Sampaio JR. Desenvolvimento cognitivo adulto: A avaliação e a reabilitação da capacidade de memória de trabalho. In: Haase VG, Rothe-Neves R, Kappler C, Teodoro MLM, Wood GMO. Psicologia do desenvolvimento: Contribuições interdisciplinares. Belo Horizonte, Health: 121-144, 2001.
2. Yassuda MS, Lasca VB, Neri AL. Meta-memoria e autoeficácia: Um estudo de validação de instrumentos de pesquisa sobre memória e envelhecimento, Psicol. Reflex. Crit 18(1):78-90, 2005.
3. Lima-Silva TB, Oliveira ACV, Paulo DLV, Malagutti MP, Danzini VMP, Yassuda MS. Cognitive training for elderly adults based on categorization strategies and calculations similar to everyday tasks. Rev. Bras. Geriatr. Gerontol. 14(1):65-74, 2011.
4. Zekry D, Herrmann FR, Graf CE, Giannelli S , Michel JP, Gold G, Krause KH. High levels of comorbidity and disability cancel out the dementia effect in predictions of long-term mortality after discharge in the very old, Dement Geriatr Cogn Disord 32(2):103-10, 2011.
5. Anderson LA, McConnell SR. Cognitive health: An emerging public health issue. Alzheimer´s & Dementia 3(2):70-73, 2007.
6. Hertzog C, Kramer AF, Wilson RS, Lindenberger U. Enrichment effects on adult cognitive development can the functional capacity of older adults be reserved and enhanced? Psychological Science in the Public Interest 9(1):1-65, 2009.
7. Tardif S, Simard M. Cognitive stimulation programs in healthy elderly: A review. International Journal of Alzheimer´s Disease, 2011. Disponivel na in-

ternet: http://www.ncbi.nlm.nih.gov/pmc/articles/PMC3157742/(27 jun. 2012).

8. Willis SL, Tennstedt SL, Marsiske M, Ball K, Elias J, Koepke KM, et al. Long term effects of cognitive training on everyday functional outcomes in older adults. JAMA 296(23):2805-2814, 2006.

9. Carvalho FCR, Neri AL, Yassuda MS. Episodic memory training with emphasis on categorization for older adults without dementia and depression. Psicol. Reflex. Crit 23(2):317-323, 2010.

10. Verhaeghen P, Cerella J, Basak C, Bopp KL, Zhang Y, Hoyer WJ. The ins and outs of working memory: dynamic processes associated with focus switching and search. In: Osaka N, Logie R. Working Memory: Behavioral and Neural Correlates. Oxford: Oxford University Press: 81–98, 2007.

11. Baltes PB, Willis SL. Plasticity and enhancement of intellectual functioning in old age: PennState's Adult Development and Enrichment Project (ADEPT). In: Craik FI, Trelub SE. Aging and cognitive process. New York, Pleem um press: 353:389, 1982.

12. Dunlosky J. Hertzog C. Training programs to improve learning in later adulthood: Helping older adults educate themselves. In: Hacker DJ, Dunlosky J, Graesser AC. Metacognition in educational theory and practice Mahwah, Erlbaum: 249-276, 1998.

13. Floyd M, Scogin F. Effects of memory training on the subjective memory functioning and mental health of older adults: A meta-analysis. Psychology and Aging 12(1):150-161, 1997.

14. Verhaeghen P, Marcoen A, Goosens L. Improving memory performance in the aged through mnemonic training: A meta-analytic study. Psychology and Aging 7(2):242-251, 1992.

15. Salmazo-Silva H, Yassuda MS. Memory training for older adults with low education: mental images versus categorization. Educational Gerontology 35(10):890-905, 2009.

16. Ardila A, Bertolucci PH, Braga LW, Castro-Caldas A, Judd T, Kosmidis MH, et al. Illiteracy: the neuropsychology of cognition without reading. Arch Clin Neuropsychol 25(8):689-712, 2010.

17. Weston A, Barton C, Lesselyong J, Yaffe K. Functional deficits among patients with mild cognitive impairment. Alzheimers Dement 7(6): 611-614, 2011.

18. Yassuda MS, Batistoni SST, Fortes AG, Neri AL. Treino de memória no idoso saudável: Benefícios e Mecanismos. Psicol.Reflex. Crit 19(3):470 – 481, 2006.

19. Neely AS. Multifatorial memory training in normal aging: Search of Memory improvement beyond the ordinary. In: Hill R, Backman L, Neely AS. Cognitive rehabilitation in old age. New York; Oxford: Oxford University Press: 63-80, 2000.

20. West RL. Compensatory Strategies for Age-Associated Memory Impairment. In: Baddeley AD, Wilson BA, Watts FN. Handbook of Memory Disorders. John Wiley & Sons, Chichester: 481-500, 1995.

21. Wilson BA. Memória. Sao Paulo; Artmed, 2011.

22. Lima-Silva TB, Ordonez TN, Santos GD, et al. Effects of cognitive training based on metamemory and mental images. Dementia & Neuropsychologia 4(2):114-119, 2010.

23. Aramaki FO, Yassuda MS. Cognitive training based on metamemory and mental images: Follow-up evaluation and booster training effects. Dementia & Neuropsychologia 5(1): 48-53, 2011.

24. Yassuda MS. Memória e envelhecimento saudável. In: Freitas EV, Py L, Cancado FAX, Doll J, Gorzoni ML, Rocha SM. Tratado de Geriatria e Gerontologia. Rio de Janeiro, Guanabara Koogan: 1245-1251, 2006.

25. Carvalho FCR. Treino de memória episódica com idosos normais. Dissertação de Mestrado. Faculdade de Educação. Universidade Estadual de Campinas. Campinas, 2006.

26. Carvalho FC, Neri AL, Yassuda MS. Treino de memória episódica com ênfase em categorização para idosos sem demência ou depressão. In: Psicol. Reflex. Crit 23(1):23-33, 2010.

27. Teixeira-Fabricio A, Lima-Silva TB, Guidetti MV, Ordonez TN, Kissaki PT, Yassuda MS. Treino cognitivo em adultos maduros e idosos: impacto no uso de estratégias segundo faixas de escolaridade. Psico-USF 17(1):85-95, 2012.

28. Albert MS, DeKosky ST, Dickson D, Dudois B, Feldman HH, Fox NC, et al. The diagnosis of mild cognitive impairment due to Alzheimer's disease: recommendations from the National Institute on Aging-Alzheimer's Association workgroups on diagnostic guidelines for Alzheimer's disease. Alzheimer's & Dementia 7(3):270-279, 2011.

29. Petersen MD. Mild Cognitive Impairment. The New England Journal of Medicine 364(23):2227-2234, 2011.

30. Olchik MR. Treino de memória: um novo aprender no envelhecimento. Tese de Doutorado. Faculdade de Educação. Universidade Federal do Rio Grande do Sul, 2008.

31. Brum PS, Forlenza OV, Yassuda MS. Cognitive training in older adults with Mild Cognitive Impairment: impact on cognitive. Dementia & Neuropsichologia 3(2):124-131, 2009.

32. Jennings JR, Muldoon MF, Price J, Christie IC Meltzer CC. Cerebrovascular support for cognitive processing in hypertensive patients is altered by blood pressure treatment. Hypertension 52(1)65-71, 2008.

33. Lima-Silva TB, Yassuda MS. Treino cognitivo e intervenção psicoeducativa para indivíduos hipertensos: efeitos na cognição. Psicol. Reflex. Crit 25(1):30-40, 2012a.

34. Vianna-Paulo DL, Yassuda MS. Elderly individuals with diabetes: adding cognitive training to psychoeducational intervention. Educational Gerontology 38:257-270, 2012.

35. Alvarenga KF, Duarte JL, Silva DPC, Agostinho--Pesse RS, Negrato CA, Costa OA. Potencial cognitivo P300 em indivíduos com diabetes *mellitus*, Revista Brasileira de Otorrinolaringologia 71(2):202-207, 2005.

36. Ordonez TN, Yassuda MS, Cachioni M. Elderly online: effects of a digital inclusion program in cognitive performance. Arch Gerontol Geriatr 53(2): 216-9, 2011.

37. Carvalho VA, Caramelli P. Brazilian adaptation of the Addenbrooke's Cognitive Examination-Revised. Dementia & Neuropsychologia 2:212-216, 2007.

38. Souza JN, Chaves EC. O efeito do exercício de estimulação da memória em idosos saudáveis. Revista da Escola de Enfermagem da USP 39(1):13-9, 2005.

39. Talib LL, Yassuda MS, Diniz BSO, Forlenza OV, Gattaz WF. Cognitive training increases platelet PLA2 activity in healthy elderly subjects. Prostaglandins, Leukotrienes and Essential Fatty Acids 78:265-269, 2008.

40. Nascimento E. Adaptação e Validação do Teste WAIS-III para Contexto Brasileiro. Dissertação de Doutorado. Universidade de Brasília, Brasília, 2002.

41. Yesavage JA, Rose LT. Semantic elaboration and the method of loci: a new trip for older learners. Experimental Aging Research 10:155-159, 1984.

42. Almeida MH, Beger M, Watanabe HAW. Oficina de memória para idosos: estratégia para promoção da saúde. Interface. Comunicação Saúde e Educação 11:271-280, 2007.

43. Irigaray TQ, Schneider RH, Gomes I. Efeitos de um treino cognitivo na qualidade de vida e no bem-estar psicológico de idosos Psicol. Reflex. Crit 24(4):810-818, 2011.

44. Missotten P, Squelard G, Ylieff M, Di Notte D, Paquay L, De Lepeleire J, et al. Relationship between quality of life and cognitive decline in dementia. Dementia and Geriatric Cognitive Disorders 25(6):564-572, 2008.

45. Ready RE, Ott BR. Quality of life measures for dementia. Health and Quality of Life Outcomes 1:11-19, 2003.

46. Ribeiro PCC, Yassuda MS. Cognição, estilo de vida e qualidade de vida na velhice. In: Neri AL. Qualidade de vida na velhice: Enfoque multidisciplinar. Campinas, Alinea: 189-204, 2007.

47. Yassuda MS, Abreu VPS. Avaliação Cognitiva. In: Freitas EV, et al. Tratado de Geriatria e Gerontologia. Rio de Janeiro, Guanabra Koogan: 1252-1259, 2006.

48. Lima-Silva TB, Teixeira-Fabricio A, Vinholi e Silva LS, Oliveira GM, Turci-Silva W, Kissaki PT, et al. Dement Neuropsychol 6(1):35-41, 2012b.

49. Irigaray TQ, Gomes-Filho I, Schneider RH. Efeitos de um treino de atenção, memória e funções executivas na cognição de idosos saudáveis. Psicol. Reflex. Crit 25(1):182-187, 2012.

50. Reijnders, J., Van Heugten, C., Van Boxtel, M. Cognitive intervention in healthy older adults and people with mild cognitive impairment: A systematic review. Ageing Research Reviews, 12, p.263-275, 2013.

18

Treino cognitivo no contexto dos idosos de baixa escolaridade

• HENRIQUE SALMAZO DA SILVA
• THAÍS BENTO LIMA DA SILVA

Introdução

A relação entre a escolaridade e cognição tem sido destacada em estudos epidemiológicos, de neuroimagem e em investigações de avaliação neuropsicológica, indicando que adultos e idosos com baixa escolaridade apresentam menor desempenho em testes de desempenho cognitivo global e relacionado a domínios, incluindo a memória visual e verbal, o sistema fonológico, as funções executivas, e habilidades visuoespaciais e visuomotoras[1,2].

A hipótese de reserva cognitiva explicaria o fato de que pessoas mais escolarizadas tenderiam a apresentar maior desempenho em função das redes neurais mais densas e eficientes, compensando as perdas nas habilidades mentais associadas ao processo de envelhecimento[3]. Na velhice a escolaridade estaria relacionada a saúde, renda, estilo de vida, ocupação, etnia, sexo e a exposição a ocupações mentalmente complexas. Essas variáveis, quando consideradas em estudos populacionais, explicariam não só o efeito da escolarização, mas o impacto do ambiente e do curso de vida nas funções cognitivas observadas na velhice[2].

Dados do IBGE[4] indicam que 9,6% da população brasileira é analfabeta (representando aproximadamente 14 milhões de habitantes), valor que aumenta para 28% nos municípios com até 50 mil habitantes no Nordeste e em populações que se declararam negras e pardas. Em regiões do semiárido 65% da população idosa referiu não saber ler e escrever, indicando um efeito de coorte associado às oportunidades sociais, educacionais e culturais ao qual foram expostos ao longo do curso de vida.

Projeções da pesquisa SESC/Fundação Perseu Abramo indicam que a escolaridade reflete o nível de renda da população idosa. Os pesquisados que apresentavam ganhos igual ou superior a 10 salários mínimos estavam entre os grupos que apresentavam maior escolaridade, sendo 46% da amostra composta por idosos com curso superior, 15% com pós-graduação e apenas 32% o ensino médio[5]. Segundo esse levantamento, 71% da amostra de idosos e 42% dos não idosos apresentam o ensino fundamental, sendo subdivididos entre os que alcançaram a 4ª série (57% dos idosos e 18% dos não idosos) e a 8ª série (14% idosos e 24% não idosos). Os níveis de escolaridade posteriores, apesar de desfavorecerem sensivelmente todos os grupos etários, parecem desprivilegiar em especial os mais velhos, com menores índices entre os que alcançaram o ensino médio ou que finalizaram (7% dos idosos contra 42% dos não idosos que alcançaram o ensino médio e 5% dos idosos e 29% dos não idosos que concluíram). Para o ensino superior, as diferenças parecem ser ainda mais nítidas, com 4% dos idosos e 15% dos não idosos que mencionaram o curso superior contra 7% dos não idosos e 3% dos idosos que revelaram que concluíram o 3º grau.

Segundo Santos, Lopes e Neri[5] se a escolaridade for analisada segundo etnia e sexo, serão observadas desvantagens para as mulheres e idosos de etnia parda e negra. Essas projeções populacionais justificam a necessidade de traçar intervenções e avaliações que sejam compatíveis com a escolaridade e o universo cultural dos idosos brasileiros, expostos a poucas oportunidades socioeducacionais e de acesso a bens culturais e serviços.

O objetivo desse capítulo é apresentar o impacto da escolaridade nas funções cognitivas e, com base nos estudos de treino cognitivo aos idosos com baixa escolaridade, sugerir recomendações para o planejamento de intervenções cognitivas a esse segmento. Serão apresentados estudos nacionais e internacionais que se concentraram em mapear as diferenças de desempenho e processamento das informações em função da escolaridade.

Processamento das informações e o desempenho cognitivo segundo a escolaridade

Dados de neuroimagem evidenciam que o domínio dos símbolos e da linguagem escrita influenciam o desenvolvimento do sistema auditório-verbal, confirmando a relação entre a arquitetura neurofuncional do cérebro e o alfabetizado[6,7].

Segundo Dehaene et al.[8] o aprendizado da leitura influencia a organização cerebral em três vias: 1) Estimula a organização dos córtices visuais, particularmente por meio da indução de uma resposta na *Visual Word From Area* (do inglês - área para formas do mundo visual) localizada no córtex occipitotemporal esquerdo e aumentando as primeiras respostas visuais no córtex occipital; 2) Dominância do hemisfério esquerdo nas frases escritas; 3) Refina o processamento da linguagem falada, reforçando uma região fonológica, o plano temporal, e fazendo um código ortográfico disponível de forma de cima para baixo (*top-down processing*). Ocupa parte das regiões cerebrais responsáveis pela percepção sensorial visual, modulando a recepção das informações e como essas são processadas.

Estudos comparativos entre pessoas letradas e iletradas observaram atividade reduzida no córtex parietal posterior e na conexão entre hemisférios (corpo caloso) em tarefas que envolviam repetição verbal imediata[9,10]. Por exemplo, para as tarefas de repetição de palavras "falsas" e "verdadeiras" (*words and pseudo-words*) houve diferenças estatisticamente importantes. Observou-se que nas tarefas que envolviam as palavras verdadeiras o grupo de pessoas letradas apresentou maior ativação do córtex parietal esquerdo. Já para as tarefas de palavras "falsas" ou *pseudo-words* as diferenças entre letrados e iletrados se concentraram para a ativação bilateral do córtex insular anterior; córtex frontal inferior direito e córtex frontal opercular, região da gânglia basal esquerda (putâmen, globo pálido e cabeça do núcleo caudado), regiões mediais talâmicas/hipotalâmicas e porção média do cerebelo, observando-se maior ativação entre o grupo de pessoas letradas. As diferenças de desempenho entre letrados e iletrados confirmam que as diferenças neurofuncionais parecem ser substanciais nas tarefas em que foram submetidos. No mesmo estudo o nível de acerto para as tarefas de repetição de palavras falsas ou não palavras foi de 84% para os letrados e somente 33% para os iletrados[7].

Acredita-se que a desvantagem dos grupos iletrados centra-se em competências como interpretar dados visuais que remetem à compreensão de símbolos e distinguir estruturas lexicais e fonológicas, inabilidades que podem ser atribuídas a diferenças no desenvolvimento do processamento fonológico, ao nível sensorial ou ainda para a inter-relação entre o sistema fonológico e visual[6,7]. Petersson et al.[7] observaram que em provas ecológicas, como no fluência verbal para itens de supermercado, os três grupos de escolaridade analisados (iletrados, pessoas com quatro anos de escolaridade e acima de quatro anos) apresentaram nível similar de desempenho, integrando o repertório de atividades diárias desempenhadas por todos os grupos.

Reis et al.[6] ao pesquisarem o desempenho em tarefas de reconhecimento visual e nomeação observaram que para os iletrados houve desempenho significativamente menor no reconhecimento de objetos representados em duas dimensões (através de desenhos e fotos) do que para objetos reais, formados por três dimensões. Quanto ao reconhecimento dos objetos, a ausência de diferenças foi notável para a média de itens nomeados, para o tempo de reação e para média de erros observada entre os letrados e iletrados.

Em estudo posterior, Reis et al.[11] pesquisaram a interação entre cores e o reconhecimento de figuras entre letrados e iletrados. Os autores observaram que os sujeitos iletrados se beneficiaram de modo significativo quando as figuras eram coloridas do que quando impressas em preto e branco.

Além das diferenças no reconhecimento e leitura dos símbolos e figuras, o domínio da leitura e da escrita também parece influenciar o desempenho em tarefas de detecção visual. Bramão et al.[12] compararam o desempenho de letrados e iletrados em provas de detecção visual ou *visual scanning*, na qual os participantes eram solicitados a tocar pontos luminosos que aparecessem em uma tela de *touch screen*. A tela era composta por 80 pequenos quadrados, subdividindo-se em quatro quadrantes. Todos os participantes eram destros e para realizar a tarefa de detecção deveriam permanecer com uma das mãos (direita ou esquerda) no centro da tela, deslocando a mão até o ponto. A cada 20 trilhas as mãos eram alternadas, de modo que os pesquisadores compararam a velocidade de desempenho para a mão direita e esquerda.

Os resultados encontrados pelos autores revelam que, em geral, os iletrados foram mais lentos que os letrados (p = 0,009). Houve também diferenças em relação ao lado da tela e a mão utilizada, sendo que os letrados apresentaram maior velocidade para os pontos que apareciam do lado esquerdo da tela e quando a tarefa envolvia a mão direita. Já os iletrados apresentaram níveis semelhantes de velocidade para ambas as mãos e para o reconhecimento dos dois lados da tela. Os autores concluem que o domínio da linguagem escrita também possui implicações para a realização das tarefas de detecção visual.

Silva et al., em estudo comparativo com iletrados e letrados, investigaram a influência do conhecimento ortográfico em componentes da memória operacional (visuoespacial, alça fonológica e funcionamento executivo central). Aplicou-se prova de dígito e espacial que solicitava a manipulação inversa ou não de dígitos, relações espaciais e dados visuais. Os resultados indicaram que a alça fonológica, expressa nas provas aplicadas, foi significativamente influenciada pelo domínio da leitura e escrita, ao passo que o domínio visuoespacial da memória operacional parece não sofrer impacto da escolaridade.

Alguns estudos, como os de Brucki e Nitrini[13], se concentraram em pesquisar as diferenças de desempenho cognitivo entre indivíduos que possuem de zero a um ano de estudo. Os autores avaliaram indivíduos residentes em comunidades rurais nas margens dos rios amazônicos, Brasil. Todos os participantes, letrados e iletrados, foram submetidos a testes de cancelamento, um tipo de prova cognitiva que avalia as funções visuoespaciais e executivas e que é estruturada por símbolos como letras, números e pequenos desenhos distribuídos em diferentes linhas e colunas. Os resultados do estudo de Brucki e Nitrini[13] revelam que os indivíduos iletrados possuíram menor nível de desempenho, em especial para o número de alternativas corretas (p = 0,008) e para o número de itens falso-positivos (p = 0,006). A comparação de desempenho entre iletrados que frequentaram a escola e iletrados que nunca frequentaram revelou diferença significativa em relação ao item organização (itens organizados ou aleatórios), evidenciando que o conhecimento prévio e mínimo a respeito da representação de símbolos e figuras, observados entre os iletrados que frequentaram a escola, esteve relacionado ao uso de estratégias para resolver a tarefa de cancelamento.

Os estudos comparativos entre iletrados e pessoas com variados graus de escolaridade parece indicar que existem diferenças no processamento das informações (principalmente aquelas que envolvem o sistema audiofonológico), no desenvolvimento das áreas cerebrais recrutadas em testes cognitivos e no uso de estratégias para resolução de problemas[13]. Esses dados devem subsidiar, conforme será apresentada na próxima seção, a elaboração de programas de treino.

Treino cognitivo para idosos de baixa escolaridade

Estudos de treino em idosos de baixa escolaridade são escassos na literatura. Grande parcela dos estudos não compartilha do perfil sociodemográfico, cultural e econômico observado em países em desenvolvimento como o Brasil, com coortes de idosos expostas a elevados níveis de pobreza e vulnerabilidade social nos primeiros anos de vida. Frente a isso, as intervenções documentadas se baseiam nas experiências educacionais e em grupos de treino cuja metodologia tenha sido adaptada ao contexto dos idosos de baixa escolaridade e iletrados[14].

Em um programa de alfabetização Ardila, Ostrosky-Solis e Mendoza[15] formataram encontros que, além de ensinarem o domínio da linguagem escrita, envolviam exercícios cognitivos e tarefas baseadas no contexto diário dos alunos. As habilidades cognitivas estimuladas foram: abstração fonológica, categorização semântica, identificação de similaridades e diferenças, memória verbal e habilidades gerais de abstração.

No estudo, os autores compararam o desempenho cognitivo em três grupos de alfabetização, dois utilizando-se de métodos convencionais (diferenciação fonológica e aprendizado das palavras que faziam parte do ambiente dos pesquisados) e outro utilizando o aprendizado da linguagem escrita aliado ao treino das habilidades cognitivas (grupo experimental). Os resultados encontrados evidenciam que, em comparação com o nível de desempenho observado no pré e pós-teste, todos os grupos apresentaram níveis de desempenho superior ao encontrado no início do estudo. Todavia, a comparação entre grupos revelou que o grupo experimental obteve maiores benefícios, apresentando ganhos significativos para o domínio da linguagem escrita e para as tarefas de dígitos, detecção visual, memória verbal, cópia de figuras complexas da escala psicométrica de Rey, compreensão da linguagem, fluência verbal fonológica, tarefas que envolviam similaridades, sequência, cálculo e evocação.

A priori, os dados descritos por Ardila, Ostrosky-Solis e Mendoza[15] confirmam benefícios objetivos para o desempenho quando as pessoas iletradas são estimuladas em múltiplas estratégias e tarefas cognitivas. Assim como indicam os autores, além das habilidades cognitivas, o aprendizado e o domínio da linguagem escrita foram facilitados pelas aulas que recorriam ao universo sociocultural e ao interesse dos pesquisados.

Este tipo de formatação é confirmado pelos estudos de Paulo Freire[16], sugerindo a criação de programas educacionais que envolvam contextos de aprendizagem contextualizada e que apresentem significados na relação educando-educador. De acordo com Freire[16] o aprendizado não compreende somente o recebimento passivo das informações, mas sim, o autodesenvolvimento, espírito crítico, o desenvolvimento da curiosidade e mudanças de atitudes. Empiricamente, esses achados sugerem que as intervenções que envolvem a aprendizagem contextualizada parecem resultar em maiores benefícios no contexto dos idosos com baixa escolaridade.

Em estudo para documentar o impacto da alfabetização, Landgraf et al. observaram que adquirir o domínio da leitura requer o aumento de processos fonológicos. No entanto, aspectos específicos, tais como a melhoria da memória a curto prazo ou a atenção visual, devem ser consideradas a fim de melhorar e otimizar os programas de alfabetização para adultos. Carreiras et al. observaram em estudo de neuroimagem que após a participação em um programa de alfabetização, adultos iletrados apresentaram aumento da massa cerebral cinzenta no corpo caloso e aumento das redes envolvendo as áreas temporais e occiptais. A exposição a esses programas oferece a possibilidade de plasticidade sobre o desempenho cognitivo objetivo e sobre o processamento das informações.

Kwok et al., ao conduzir um programa de treino em 200 idosos chineses letrados e iletrados, delinearam oito sessões que estimulavam atenção, fluência verbal, método dos lugares, técnicas mnemônicas, mudanças ambientais e no estilo de vida, e auxílios de memória. O grupo controle foi exposto a atividades socioeducativas e de discussão. Os resultados do programa indicaram que o grupo experimental (GE) apresentou ganhos em provas de avaliação global (Miniexame do Estado Mental e Escala Mattis de Demência) e na avaliação de qualidade de vida. A análise entre o segmento do GE que mais se beneficiou da intervenção indicou que os iletrados apresentaram maiores ganhos na escala Mattis total e nos domínios relativos a atenção e conceitualização, com diferença estatística entre grupos (letrados e iletrados). Uma das hipóteses para esses ganhos foi o formato do treino e os benefícios a curto prazo para a resolução de problemas, maximizando os escores de desempenho nas provas após o treino.

Em estudo brasileiro, Salmazo-Silva e Yassuda[14] propuseram um programa de treino para idosos de zero a dois anos de estudo. Os idosos foram subdivididos em dois grupos, o grupo de categorização (GC) de objetos tridimensionais e figuras coloridas e o grupo visual (GV), que recebeu treino para criação de imagens mentais de figuras e históricas que aumentavam de grau de complexidade. O programa foi composto por oito encontros, com duração de 90 minutos para cada sessão. Os autores observaram que grupo que recebeu instruções para criação de imagens mentais (imaginação de objetos, frases e pequenas histórias compostas por uma ou mais frases) apresentou maiores ganhos na memória episódica para histórias do Rivermead (RBTM - *Rivermead Behavioral Memory Test*) quando comparado ao grupo que treinou a categorização de objetos de supermercado e figuras coloridas. Observou-se que o GC aprendeu a estratégia de categorização, mas não se beneficiou dela para aumentar o desempenho em prova de categorização de 18 figuras em preto e branco de Carvalho et al.[17]. No grupo de idosos que treinou imagens mentais, observou-se, além do aumento do desempenho de memória tardia no teste Rivermead, diminuição dos sintomas depressivos. Essa diminuição pode estar associada à socialização e discussão agenciada pelas atividades e imagens trabalhadas.

É possível que a escolaridade influencie o uso e os benefícios dos tipos de estratégias ensinadas. Em estudo brasileiro, Yassuda et al.[18] ensinaram a estratégia de categorização para idosos com escolaridade entre quatro a oito anos, e encontraram resultados semelhantes aos do presente estudo, isto é, os idosos pesquisados aumentaram o uso da estratégia de categorização mas não se beneficiaram dela na memorização de listas de supermercado. A hipótese formulada pelas autoras centra-se na ideia de que a estratégia, para ser bem utilizada, deveria ser ensinada até o estágio no qual seria usada de forma automatizada pelos idosos. Esta hipótese foi confirmada por Carvalho et al.[17] que demonstrou que treinos com mais de quatro sessões que enfatizam uma única estratégia podem superar este estágio no aprendizado da estratégia. É importante citar que Carvalho et al.[17] ofereceu quatro sessões de treino, enquanto o estudo de Salmazo-Silva e Yassuda[14] oito sessões. O treino focado em uma única estratégia oferecido em oito sessões deveria ter gerado efeitos semelhantes ou maiores aos relatados por Carvalho et al.[17].

Outra hipótese refere-se à discordância entre os exercícios e os materiais estimulados no estudo de Salmazo-Silva e Yassuda[14] e a situação teste proposta pelo teste de memorização de 18 figuras de Carvalho et al.[17], uma vez que utilizaram-se objetos tridimensionais e figuras coloridas durante o programa de treino.

Em relação à diminuição dos sintomas depressivos no GV, é possível que o conteúdo das imagens e o exercício de criação de imagens mentais tenham influenciado no escore no pós-teste. As imagens apresentadas no GV faziam referência a frases e histórias que, de forma indireta, podem ter tido maior conteúdo emocional do que as figuras apresentadas no GC (objetos de supermercado e itens isolados como frutas, utensílios domésticos, entre outros). Se considerarmos que os participantes apresentavam ausência de sintomas depressivos, o reconhecimento da valência emocional das figuras e fotografias, principalmente para as que ocasionam emoções positivas, é preservado para pessoas com ausência de depressão[19]. Carstensen et al.[20] descrevem que os idosos possuem maior desempenho nas tarefas de atenção e de evocação para figuras que proporcionam experiências emocionais positivas. Na velhice os indivíduos parecem destacar os atributos positivos dos itens que almejam armazenar, negligenciando ou deixando em segundo plano os atributos que podem provocar emoções negativas.

O impacto do treino cognitivo em medidas relativas ao bem-estar e qualidade de vida têm sido documentado em outros estudos, como o de Fernandéz-Prado[21], observando aumento das medidas de qualidade de vida relacionadas a saúde, integração social, capacidade funcional e atividades pós-treino de quatro sessões para idosos saudáveis residentes em uma comunidade rural da Espanha.

Com base nos dados apresentados, recomenda-se aos estudos de treino com idosos de baixa escolaridade:

- Planejar atividades cognitivamente estimulantes que partam do universo cultural e do cotidiano dos participantes. Propor tarefas simples e que os integrantes consigam visualizar o objetivo e o passo a passo para a resolução. Planejar atividades que incentivem a socialização, a motivação e a partilha das experiências.
- Implantar atividades que utilizem figuras e objetos tridimensionais, facilitando o manejo dos dados a serem armazenados em tarefas de memória episódica. Ao usar esses materiais destacar as principais características, atributos, cores, formato e utilidade, incentivando o armazenamento contextualizado das informações.
- Nas sessões de treino que enfatizarem a resolução de problemas e as funções executivas focalizar o exercício de tarefas ecológicas, baseadas nas finanças, organização do ambiente e em problemas de inteligência de vida diária.
- Planejar treino com maior número de sessões e menor arsenal de estratégias ensinadas, garantindo com que o aprendizado seja diluído e direcionado.
- Coletar informações sobre os contextos de aprendizado informais e o arsenal de atividades desempenhadas pelos participantes. Esses dados auxiliarão a planejar as atividades desenvolvidas. Sebastián e Moretti[22] observaram em um programa de alfabetização para adultos chineses que o nível inicial de conhecimento fonológico apresentou com o nível de aquisição de leitura ao longo do curso. Segundo os autores essa relação se baseia nas atividades desempenhadas pelos participantes ao longo do curso de vida, influenciando a habilidade de adquirir o domínio da leitura.
- Estabelecer metas concretas com os participantes, destacando que é possível aprender e estimular as habilidades cognitivas.
- Trabalhar em pequenos grupos e usar materiais variados como materiais de supermercado (objetos tridimensionais), músicas, figuras, provérbios, ditados populares e pequenas histórias.
- Aplicação dos pressupostos de Paulo Freire[16] que versam sobre o processo de ensino e aprendizagem dialético, dinâmico, contextualizado e multideterminado, com vistas a promover o crescimento e a troca de conhecimento.
- Avaliar os benefícios objetivos, associados ao desempenho cognitivo pré e pós-treino e os benefícios subjetivos, ligados a percepção, crenças e avaliação pessoal do desempenho em tarefas do dia a dia que demandam a cognição.
- Nas escalas cognitivas, priorizar aquelas que se baseiam em tarefas ecológicas e que são menos suscetíveis ao efeito da escolaridade, como o Fuld *Memory Objetive Evaluation* – FOME[23] e o Rivermead *Behavioural Memory Test*[24]. Yassuda et al.[25], ao aplicarem os dois últimos testes em idosos com diferentes graus de escolaridade, observaram que não houve diferenças de desempenho segundo a escolarização.

Considerações finais

A avaliação cognitiva e o desenvolvimento de programas de treino a idosos de baixa escolaridade constituem um desafio para profissionais e pesquisadores. Parte da dificuldade referida pelos profissionais é a ausência de uma metodologia adequada aos participantes. Essa preocupação também tem sido explorada na criação de novas tecnologias a esse segmento, como por exemplo, aparelhos celulares a iletrados, dispondo de figuras e imagens interativas (consultar Lalji e Good[26]).

Os dados disponíveis sugerem que o treino cognitivo deve envolver atividades que partam do contexto cultural e social dos participantes, enfatizando tarefas ecológicas e atividades instrumentais de vida diária. Os programas desenvolvidos, embora sejam escassos, documentaram que o treino parece beneficiar as habilidades de leitura, escrita e memória episódica. Sugere-se que a avaliação do impacto do programa inclua a adoção de provas menos suscetíveis ao viés de desempenho mediado pela escolaridade, reduzindo as chances de efeito teto para os idosos com alta escolaridade e efeito chão aos com baixa escolarização. Em síntese, o desenvolvimento de mais estudos a idosos de baixa escolaridade permitirá mapear os materiais e as estratégias de memória mais efetivas a esse segmento.

Bibliografia

1. Ardila A, Bertolucci PH, Braga L, Castro-Caldas A. Illiteracy: The neuropsychology of cognition without reading. Archives of Clinical Neuropsychology 25(8):689-712,2010.

2. Ardila A, Ostrosky-Solis F, Rosselli M, Gómez C. Age-related cognitive decline during normal aging: The complex effect of education. Archives of Clinical Neuropsychology 15(6):495-513,2000.

3. Stern Y What is cognitive reserve? Theory and research application of the reserve concept. Journal of the International Neuropsychological Society 8(3):448–460,2002.

4. Brasil. Instituto Brasileiro de Geografia e Estatística - IBGE. Resumo dos dados do Censo Populacional Brasileiro de 2010. Disponível em: www.ibge.com.br (10/07/2012).

5. Santos GA, Lopes A, Neri AL. Escolaridade, raça e etnia: elementos de exclusão social de idosos. In: Neri AL. Idosos no Brasil: vivências, desafios e expectativas na terceira idade.– Perseu Abramo: São Paulo, 65-79, 2007.

6. Reis A, Petersson KM, Castro-Caldas A, Ingvar M. Formal Schooling Influences Two- but Not Three--Dimensional Naming Skills. Brain and Cognition 47(3):397-411,2001.

7. Petersson KM, Reis A, Ingvar M. Cognitive processing in literate and illiterate subjects: A review of some recent behavioral and functional neuroimaging data. Scandinavian Journal of Psychology 42(3):251-267, 2001.

8. Dehaene S, Pegado F, Ventura P, Filho GN. How learning to red changes the cortical networks for vision and language. Science 330(6009):135-137,2010.

9. Petersson KM, Reis A, Castro-Caldas A, Ingvar M. Effective auditory-verbal encoding activates the left prefrontal and medial temporal lobes: A generalization to illiterate subjects. Neuroimage 10(1):45-54, 1999.

10. Petersson KM, Reis A, Askelof S, Castro-Caldas A, Ingvar M. Language processing modulated by literacy: A network-analysis of verbal repetition in literate and illiterate subjects. Journal of Cognitive Neuroscience 12(3):364-382, 2000.

11. Reis A, Faísca L, Ingvar M, Petersson KM. Color Makes a difference: Two-dimensional object naming in literate and illiterate subjects. Brain and Cognition 60: 49-51,2006.

12. Bramão I, Mendonça A, Faísca L, Ingvar M, Petersson K, Reis A. The impact of reading and writing skills on a visuo-motor integration task: A comparison between illiterate and literate subjects. Journal of the International Neuropsychological Society 13(2):359-364,2007.

13. Brucki SMD, Nitrini R. Cancellation task in very low educated people. Archives of Clinical Neuropsychology 23(2):139-147,2008

14. Salmazo-Silva H, Yassuda MS. Memory training for older adults with low education: mental images versus categorization. Educational Gerontology 35(10):890-905,2009.

15. Ardila A, Ostrosky-Solis F, Mendonza VV. Learning to read is much more than learning to read: A neuropsychology based reading program. Journal of the International Neuropsychological Society 6(7):781-801,2000.

16. Freire, P. Pedagogy of freedom. Rowman & Littlefield: Lanhan, 1998.

17. Carvalho FCR, Neri AL, Yassuda MS. Episodic memory training with emphasis on categorization for older adults without dementia and depression. Psicol. Reflex. Crit 23(2):317-323, 2010.

18. Yassuda MS, Batistone S, Neri AL. Treino de memória no idoso saudável: Benefícios e Mecanismos. Psicologia, Reflexão e Crítica 19(3):470-481, 2006.

19. Dunn BD, Dalgleish T, Ogilvie AD. Categorical

and Dimensional Reports of Experience Affect to Emotion-Inducing Pictures in Depression. Journal of Abnormal Psychology 113(4): 654-660,2004.

20. Carstensen LL, Mikels JA, Mather M. Aging and the Intersection of Cognition, Motivation, and Emotion. In: Birren J, Schaie K. Handbook of the Psychology of Aging, 6 ed. Academic Press: San Diego, 343-362, 2006.

21. Fernández-Prado S, Conlon S, Mayán-Santos JM, Gandoy-Crego M. The influence of a cognitive stimulation program on the quality of lite perception among the elderly. Archives of Gerontology and Geriatrics 54(1):181-184,2012.

22. Sebástien C, Moretti R. Profiles of cognitive precursors to reading acquisition. Contributions to a developmental perspective of adult literacy. Learning and Individual differences 2012.

23. Fuld PA. Fuld Object-Memory Evaluation. Wood Dale: Stoelting.

24. Wilson BA, Cockburn J, Baddeley AD. The Rivermead Behavioural Memory Test. Tichfield: Thames Valley Test Company, 1985.

25. Yassuda MS, Diniz BS, Flaks MK, et al. Neuropsychological profile of Brasilian older adults with heterogeneous educational backgrounds. Archives of Clinical Neuropsychology 24(1):71-79,2009.

26. Lalji Z, Good J. Designing new tecnologies for illiterate populations: A study in mobile phone interface design. Interacting with computers 20(6):257-586, 2008.

27. Carreiras, M.; Seghier, M.L.; Baquero, S. Et al. An anatomical signature for literacy. Nature, 461(7266), p.983-986, 2009.

28. Kwok, T.; Wong, A.; Chang, G.; Shiu, V.Y.; Lam, K.C.; Young, D.; Ho, D.W.; Ho, F. Effectivenness of cognitive training for chinese elderly in Hong Kong. Clin Interv Aging, 2013, 8:213-9.

29. Landgraf, S, Beyer, R, Hild, I, Schneider, N, Horn, E, Schaadt, G, Foth, M, Pannekamp, A, der Meer, EV. Impact of phonological processing skills on written language acquisition in illiterate adults. Cognitive Neuroscience, 2012, 2S: S129-S138.

30. Silva, C.; Faísca, L.; Ingvar, M.; Petersson, K.M.; Reis, A. Literacy: Exploring working memory systems. Journal of Clinical and Experimental Neuropsychology, 2012, 1-9.

19

Estimulação cognitiva para idosos com comprometimento cognitivo leve

• PAULA SCHIMIDT BRUM

Introdução

Com o aumento da expectativa de vida e do número de idosos, a demanda por programas que agreguem qualidade de vida a essa faixa etária tem crescido, dentre eles a estimulação cognitiva. O número de estudos envolvendo idosos e estimulação tem aumentado nas últimas décadas permitindo maior compreensão de como diferentes grupos diagnósticos respondem à terapêutica não farmacológica[1].

Entende-se que a velhice, como última fase no processo de envelhecimento, é a mais heterogênea e composta por aspectos positivos e negativos, como em qualquer outra fase dentro desse processo. Se a velhice é a última fase dentro do processo de envelhecimento ela também é dependente das demais fases e influenciada por fatores intrínsecos e extrínsecos, o que explica a heterogeneidade nesta faixa etária[2].

Assim sendo, temos grupos de idosos com importantes diferenças com relação à cognição como: saudáveis, com Comprometimento Cognitivo Leve, com diferentes tipos de demência, depressão, transtornos de ansiedade, dentre outros. Neste capítulo nos atentaremos aos idosos com Comprometimento Cognitivo Leve (CCL).

Estimulação cognitiva para idosos com Comprometimento Cognitivo Leve

O Comprometimento Cognitivo Leve (CCL) é, em muitos artigos, entendido como uma transição entre senescência (envelhecimento normal) e senilidade (envelhecimento patológico). É uma condição, e não uma entidade nosológica, onde o paciente mostra desempenho inferior ao esperado para sua idade e escolaridade em testes cognitivos e relata dificuldade em alguma habilidade cognitiva, mas sem que esta leve a déficits funcionais importantes[3,4].

Pacientes CCL podem ser divididos em quatro tipos distintos: CCL amnéstico única função (com déficits de memória), CCL amnéstico múltiplas funções (com déficits de memória e em outras habilidades cognitivas), CCL não amnéstico única função (com déficits em uma habilidade cognitiva que não a memória), e CCL não amnéstico múltiplas funções (com déficits em habilidades cognitivas que não a memória). É importante que estes grupos sejam identificados, pois esta divisão pode indicar maior probabilidade de conversão para demências especificas. Idosos CCL amnéstico única função têm maior probabilidade de conversão para demência de Alzheimer, CCL amnéstico múltiplas funções pode ter como desfecho uma possível demência de Alzheimer, CCL não amnéstico única função para demência frontotemporal ou afasia progressiva primária e CCL não amnéstico múltiplas funções para demência vascular ou demência frontotemporal[5,6]. Apesar desta classificação, é importante destacar que idosos CCL podem manter-se CCL, voltar à taxa de normalidade (mostrando mesmo desempenho de idosos saudáveis), ou evoluírem para outra demência que não as do desfecho citado acima.

Ressalta-se que o conceito de CCL sofreu algumas modificações desde seu surgimento[7]. Pereira et al. mostraram que estes idosos apresentam não apenas déficits cognitivos, mas também funcionais, corroborando achados internacionais. Estes déficits estariam presentes principalmente em atividades complexas do cotidiano (como, por exemplo, fazer troco)[8].

Assim sendo, devido à sua maior probabilidade de conversão para uma demência, pela possibilidade de melhora significativa em testes cognitivos e funcionais e em tarefas do dia a dia, idosos com CCL vêm participando cada vez mais de pesquisas envolvendo estimulação cognitiva[9,10].

Os estudos têm mostrado melhora significativa após o treino de memória em idosos CCL para testes cognitivos e em tarefas cotidianas. Os idosos parecem utilizar as estratégias mnemônicas ensinadas durante as sessões e com elas mostram melhor desempenho cognitivo e funcional. Sabendo das dificuldades de memória é importante que durante as sessões de estimulação reserve-se um momento para que os idosos possam tirar dúvidas e entender o que está acontecendo e como podem melhorar sua condição atual (conteúdo educacional)[11].

As sessões de estimulação cognitiva podem seguir diferentes padrões. Para decidir qual o melhor é importante levar em consideração as características específicas de cada idoso/grupo, o tempo e recurso disponíveis, e os objetivos que se pretende alcançar.

Neste contexto, se o idoso CCL apresentar dificuldade para guardar datas pode-se utilizar como orientação temporal o recurso do calendário. Considerado um recurso externo, o calendário deve ser de parede e com letras grandes para facilitar a visualização. É importante que nos primeiros dias uma pessoa que esteja o tempo todo com este idoso, lembre-o de ir ao calendário, informando-o, se necessário, a data real para que ele se situe. A estratégia consiste na seguinte sequência de passos: pela manhã o idoso deve ir ao calendário de parede e fazer uma bola no dia atual. Ele voltará ao calendário à noite e fará um X no dia que está se encerrando. Caso o idoso queira se lembrar da data durante o dia, o ideal é que ele consulte o calendário. Em poucos dias o idoso estará se lembrando da data sem que ninguém precise auxiliá-lo. É importante que este recurso não seja abandonado mesmo depois que o idoso não tiver mais dificuldades para se recordar da data, evitando assim que ele volte a apresentar a dificuldade. Ressalta-se que o calendário também pode conter datas importantes para a pessoa que o está utilizando, como aniversários e datas comemorativas – para que este idoso se organize e possa se planejar.

Caso o idoso não se adapte a este recurso pode-se usar o jornal, neste caso o idoso deve prestar atenção às datas presentes no jornal e não apenas às noticias. Assim, quando abrir o jornal o idoso olha primeiro a data do dia e só então volta sua atenção às noticias e, sempre que puder, durante a leitura, olha a data para poder fixá-la, realizando estes passos todos os dias é possível que em poucas semanas o idoso esteja lembrando as datas corretamente.

Outra habilidade cognitiva que pode ser trabalhada no CCL é a atenção. A atenção pode ser entendida, dentro do processo de memorização, como importante fonte para o armazenamento de informação. Pode ser visual, auditiva, tátil, olfativa e gustativa. As duas primeiras são as que mais se modificam na velhice, ambas tendendo à piora, mas podendo ser melhoradas com exercícios durante a estimulação[12].

A atenção visual, requisitada para guardar cenas de um filme, lugares novos e detalhes de fotos e pessoas, sofre decréscimo ao longo do processo de envelhecimento e está presente com frequência em idosos com CCL. A tendência é se ater a ideias e observar imagens de modo geral, e não específico; desta forma acaba-se por perder certos detalhes, muitas vezes essenciais para se entender o contexto de uma determinada situação.

Existem exercícios específicos para esta atenção que são utilizados buscando melhorar esta habilidade no CCL como: caça-palavras, olhar imagens tentando observar os detalhes e jogos de sete-erros. Todos esses exercícios podem ser realizados pelo idoso sozinho e devem começar pelo grau de dificuldade mais simples até o mais complexo.

A atenção auditiva, importante para o armazenamento de informações adquiridas durante uma conversa, para guardar um recado, entender um discurso, também pode ser melhorada com exercícios específicos, como por exemplo, escutar uma música. Neste caso, se a música for conhecida o objetivo é contar quantas vezes aparece uma determinada palavra, se a música é desconhecida o objetivo torna-se entender o sentido da música. Em ambos os casos a pessoa estará treinando sua atenção auditiva.

Ressalta-se a atenção dividida, que também precisa ser trabalhada. Requisitada quando se faz duas tarefas ao mesmo tempo também pode sofrer declínio e deve ser trabalhada de forma a amenizar os problemas decorrentes desta perda.

O ideal é que as tarefas comecem a ser realizadas separadamente, ou seja, que se faça uma coisa de cada vez, isso evitará constrangimentos como queimar uma panela, ou até mesmo cair na rua. Mas a atenção dividida também pode ser trabalhada, inclusive com o exercício já mencionado. Neste caso, basta que o idoso conte quantas vezes aparecem duas palavras durante a música e não apenas uma. Observa-se apenas que esta tarefa é bastante complexa e deve ser realizada quando o idoso já está desempenhando, com êxito, a tarefa de contar quantas vezes uma palavra aparece[13-15].

Além da atenção existem outras habilidades, como a memória recente que também pode estar deficitária no CCL. Muitas vezes, melhorando a atenção observa-se melhora significativa da memorização, isto porque a atenção esta ligada à memória, uma vez que grande parte da retenção de uma informação é feita pela atenção.

A memorização pode ser didaticamente dividida em três importantes processos: retenção, armazenamento e recuperação da informação. Todos esses processos são dependentes entre si. A atenção pode ser inserida na fase de retenção, ou seja, prestar atenção em alguma informação, seja ela visual ou auditiva, nos permite reter e nos possibilita armazenar ou não esta informação. O armazenamento somente ocorrerá se a informação for considerada relevante, do contrário ela será descartada. O armazenamento depende, portanto, do interesse dado pela pessoa a uma determinada informação. Quando esta pessoa então quer se lembrar do que memorizou temos o estágio de recuperação da informação aonde ela irá se recordar do que foi memorizado previamente[16].

Outra dificuldade que pode ser relatada é a perda de objetos; dentre diversas estratégias, podemos citar a de arrumação – todo objeto deve ter um lugar e o idoso deve tentar guardar tudo sempre no lugar destinado, assim quando o idoso esquece onde colocou determinado objeto a pergunta correta não é: "Onde coloquei as chaves" e sim: "Aonde geralmente eu coloco minhas chaves". Se as chaves estiverem no local escolhido ele só terá de ir até o local e as encontrará.

Dificuldades de memória também podem ser percebidas para lembrar nomes de pessoas. Existem algumas estratégias descritas na literatura, sendo uma delas a associação face-nome. Esta consiste em associar o nome da pessoa quando a conhece a alguma coisa, por exemplo, Isaac a Isaac Newton ou Floriano – aquele que tem uma flor na cabeça e é ariano. A associação pode ser diferente dependendo da pessoa Um idoso pode associar o nome Maria a um comercial de televisão mais antigo onde a frase "Maria sai da lata" era muito marcante, pessoas que não assistiram a este comercial e são religiosas podem associar Maria a mãe de Jesus ou criar outras associações que lhe façam sentido. O importante desta estratégia é que faça sentido para quem a cria.

O idoso pode apresentar dificuldade na leitura, não conseguindo reter as informações que leu. Neste caso uma das estratégias mnemônicas que pode ser utilizada é o grifo. O ideal é que se comece com textos pequenos de jornal ou revista e vá aumentando até livros e periódicos mais complexos. Nesta estratégia o idoso deve ler o texto pela primeira vez buscando entender a ideia geral (idosos CCL não mostram grande dificuldade para entender a ideia central do texto). Em seguida ele deve ler o texto novamente grifando as ideias principais (frases inteiras não devem ser grifadas) e depois escrever todas as palavras que grifou em um papel ou ao lado do próprio texto. Ressalta-se a importância de escrever apenas as palavras grifadas e na ordem em que aparecem no texto.

Logo após, o idoso apenas olhando para as palavras que copiou deve tentar lembrar os detalhes do texto. Com o passar do tempo as palavras grifadas tendem a diminuir e a lembrança para detalhes do texto aumentar.

Com relação às demais habilidades cognitivas, tais como planejamento, organização e visuoconstrução também podem sofrer declínio no CCL. Para estes casos, o idoso pode montar quebra-cabeças, sempre começando com poucas peças e aumentando com o passar do tempo. Deve-se atentar ao tamanho das peças (é importante que estas sejam grandes para que o idoso possa perceber as diferenças de cores e formas)[17,18].

Diante do exposto, observa-se que as dificuldades cognitivas em idosos CCL podem ser das mais variadas e para cada uma delas é possível encontrar estratégias mnemônicas ou recursos externos que os auxiliem a lidar com o problema. É importante que profissionais da saúde e a família estejam atentos as queixas de memória dos idosos e que busquem auxilio o mais breve possível. Estudos mostram que o treino de memória é influenciado pelo grau de escolaridade do participante (quanto mais escolarizado melhor é o seu aproveitamento nas sessões), e o momento em que se buscou auxílio farmacológico e não farmacológico (quanto antes melhor os resultados)[19].

Estudos de treino de memória em idosos com Comprometimento Cognitivo Leve

Os estudos sobre treino de memória em idosos com Comprometimento Cognitivo Leve (CCL) são bastante recentes. Um dos primeiros estudos que compararam idosos saudáveis com idosos com CCL foi o realizado por Belleville et al., 45 idosos foram divididos em dois grupos: treino de memória composto por 20 idosos com CCL e nove normais, num total de 29 e um grupo controle com oito CCLs e oito idosos saudáveis[10].

Foram realizadas oito sessões de treino com o objetivo de melhorar a memória episódica, sendo as estratégias mnemônicas ensinadas: imagem visual e categorização, além de realizar tarefas de função executiva, imagem mental, velocidade de processamento, e trabalhar conteúdo educacional sobre memória e envelhecimento. No grupo experimental, tanto os idosos saudáveis quanto os idosos com CCL melhoraram a memória episódica. Os idosos com menor idade e maior escolaridade foram os que mais se beneficiaram. O grupo controle, independente do perfil cognitivo, não mudou seu desempenho objetivamente do pré para o pós-teste.

Os autores ressaltaram também que os idosos saudáveis tiveram melhor aproveitamento do que os idosos com CCL no pós-teste. Entretanto ao comparar os idosos com CCL no pós-treino com o desempenho dos idosos saudáveis no pré-teste, foi encontrado, em alguns testes, desempenho semelhante. Os autores interpretaram que após o treino alguns CCLs voltaram a apresentar perfil cognitivo semelhante aos idosos saudáveis sem treino. Outros autores buscaram entender a plasticidade neural no CCL e em idosos saudáveis. Calero e Navarro realizaram um estudo com 133 idosos divididos em grupo experimental (27 CCL, 51 saudáveis) e controle (28 CCL, 27 saudáveis)[20]. Foram realizadas 14 sessões com duração de 60 minutos, duas vezes por semana. A ênfase foi dada à atenção, memória, orientação, e fluência verbal. Os autores observaram que logo após o treino todos os idosos melhoraram ou mantiveram as habilidades treinadas. Após nove meses do termino das sessões, os idosos foram testados novamente e os benefícios só foram observados nos idosos saudáveis. Os autores destacaram ainda que o grupo controle manteve o desempenho do pré para o primeiro pós-teste, mas na testagem nove meses após todos os participantes, independente do perfil cognitivo, pioraram.

A literatura nacional sobre treino em CCL é bastante escassa. Brum et al., realizaram treino ecológico com 34 idosos com CCL, sendo estes divididos em grupo experimental (16) e controle (18)[11]. O treino cognitivo durou oito sessões de 90 minutos, que aconteceram duas vezes por semana. O objetivo foi avaliar o impacto do treino na funcionalidade e cognição. Para isso os idosos foram avaliados pré e pós-intervenção com testes de atenção, memória, número de sintomas depressivos, teste do desenho do relógio e a DAFS (*Direct Assessment of Funcional Scale Revised*), que avalia a funcionalidade. Os autores encontraram aumento significativo no grupo experimental do pré para o pós-teste na atenção, orientação temporal, habilidade para fazer compras e lidar com o dinheiro e diminuição no número de sintomas depressivos. Mudança esta que não foi observada no grupo controle.

Considerações finais

Estudos envolvendo a estimulação cognitiva vêm mostrando melhora em testes cognitivos e funcionais após o treino em idosos com Comprometimento Cognitivo Leve (CCL), sendo que a melhora parece ser especifica para a habilidade treinada. Os idosos CCL parecem melhorar o desempenho nos testes e na vida, mantendo sua condição ou melhorando-a. Assim sendo, é importante que os profissionais da saúde e familiares se atentem as queixas de memória dos idosos e que procurem auxilio não farmacológico o quanto antes, para que melhores resultados sejam alcançados.

Bibliografia

1. Ramos, LR. Fatores determinantes do envelhecimento saudável em idosos residentes em centro urbano: Projeto Epidoso, São Paulo. Cadernos de Saúde Pública 19:793-7, 2003.
2. Ardila A. Normal aging increases cognitive heterogeneity: analysis of dispersion in WAIS-III scores across age. Arch Clin Neuropsychol 22(8):1003-11, 2007.
3. Morris JC, Storandt M, Miller JP, Mckeel DW, Price JL, Rubin EH. Mild cognitive impairment represents early-stage Alzheimer disease. Arch Neurol 58(3):397-405, 2001.
4. Hansson O, Zetterberg H, Buchhave P, Londos E, Blennow K, Minthon L. Association between CSF biomarkers and incipient Alzheimer's disease in patients with mild cognitive impairment: a follow-up study. Lancet Neurol 5(4):293, 2006.
5. Petersen RC, Doody R, Kurz A, Mohs RC, Morris JC, Rabins PV. Current concepts in mild cognitive impairment. Arch Neurol 58(12):1985-92, 2001.
6. Winblad B, Palmer K, Kivipelto M et al. Mild cognitive impairment – beyond controversies, towards a consensus: report of the International Working Group on Mild Cognitive Impairment. 256(3):240–6, 2004.
7. Petersen RC, Smith GE, Waring SC, Ivnik RJ, Tangalos EG, Kokmen E. Mild cognitive impairment: clinical characterization and outcome. Arch Neurol 56:303-8, 1999.
8. Pereira FS, Yassuda MS, Oliveira AM, Diniz BS, Radanovic M, Talib LL, Gattaz WF, Forlenza OV. Profiles of functional deficits in mild cognitive impairment and dementia: benefits from objective measurement. Journal of the International Neuropsychological Society 16:297-305, 2010.

9. Belleville S. Cognitive training for persons with mild cognitive impairment. International psychogeriatrics 20(1):57-66, 2008.
10. Belleville S, Gilbert B, Fontaine F, Gagnon L, Menard E, Gauthier S. Improvement of episodic memory in persons with mild cognitive impairment and healthy older adults: evidence from a cognitive intervention program. Dementia and geriatric cognitive disorders 22:486-99, 2006.
11. Brum PS, Forlenza OV, Yassuda MS. Cognitive training in older adults with Mild Cognitive Impairment Impact on cognitive and functional performance. Dementia & Neuropsychologia 3(2):124-31, 2009.
12. Verhaeghen P, Cerella J. Aging, executive control, and attention: a review of meta-analyses. Neurosci Biobehav Rev 26(7):849-57, 2002.
13. Castel A, Craik FIM. The effects of aging and divided attention on memory for item and associative information. Psychol Aging 18(4):873-85, 2003.
14. Naveh-Benjamin N, Guez J, Marom M. The effects of divided attention at encoding on item and associative memory. Mem Cognit 31(7):1021-35, 2003.
15. Verhaegen P, Cerella J, Basak C. Aging, task complexity, and efficiency modes: the influence of working memory involvement on age differences in response times for verbal and visuospatial tasks. Neuropsychol Dev Cogn B Aging Neuropsychol Cogn.13(2):254-80, 2006.
16. Ávila R, Moscoso MAA, Ribeiz S, Arrais J, Jaluul O, Bottino CMC. Influence of education and depressive symptoms on cognitive function in the elderly. International Psychogeriatrics 21:560-7, 2009.
17. Ronnlund M, Nilsson L. Adult life-span patterns in WAIS-R block design performance: cross-sectional versus longitudinal age gradients and relations to demographic factors. Intelligence 34(1):63-78, 2006.
18. Park D, Reuter-Lorenz P. The adaptive brain: aging and neurocognitive scaffolding. Ann Rev Psychol 60:173-96, 2009.
19. Habib R, Nyberg L, Nilsson L. Cognitive and non-cognitive factors contributing to the longitudinal identification of successful older adults in the Betula study. Neuropsychol Dev Cogn B Aging Neuropsychol Cogn 14(3):257-73, 2007.
20. Calero, Navarro E. Cognitive plasticity as a modulating variable on the effects of memory training in elderly persons. Arch of Clinical Neuropsy 22:63-72, 2007.

20

Grupo de apoio a familiares de pacientes com comprometimento de memória

• DÉBORA LEE VIANNA PAULO

Família

Segundo Reis e colegas[1] a família é um sistema dinâmico com a função de ajudar-nos a desenvolver uma presença afetiva, responsável e livre no mundo. Provavelmente, todos tivemos ou teremos, ao longo de nossa existência, várias famílias: a de nossos ancestrais, a de nossa infância, a de nossa adolescência, vida adulta e velhice, assumindo em cada fase características peculiares, mas mantendo a função primordial, como a de preservar a integridade física e emocional de seus membros e do próprio grupo, propiciando o seu desenvolvimento.

O suporte familiar contribui de maneira significativa para a manutenção e a integridade física e psicológica do indivíduo. Seu efeito é tido como benéfico, no membro da família que o recebe, na medida em que o suporte é percebido como disponível e satisfatório. Desta forma, compreende-se ser fundamental para o planejamento assistencial adequado ao idoso[1].

O Estatuto do Idoso[2] em seu artigo terceiro legitima a família como responsável por assegurar ao idoso "com absoluta prioridade, a efetivação do direito à vida, saúde, alimentação, educação, cultura, esporte, lazer, trabalho, cidadania, liberdade, dignidade, respeito e convivência familiar e comunitária", o que nos remete a importância de se estudar este assunto.

Compreender o contexto familiar e cotidiano do idoso implica na compreensão das questões que envolvem a formação e a dinâmica de funcionamento das famílias em geral, a identificação da presença de incapacidades funcionais e as suas principais necessidades de cuidado para lidar com as suas incapacidades[1].

Além disso, o conhecimento das condições de apoio familiar, ambiente físico e psíquico de vida do idoso é importante para o desenvolvimento de mecanismos de assistência ao idoso. E impõe-se como indispensável, em todos os níveis sociais, seja por suas características de respeito à individualidade e privacidade do idoso, seja pela possibilidade de minimizar o estresse inerente à atenção à saúde, aumentando a possibilidade de aceitação dos cuidados e consequente eficiência dos procedimentos[1].

Comprometimento de memória e demência

Segundo Laks et al.[3], os transtornos e comprometimentos de memória não chegam a completar os critérios requeridos para o diagnóstico de demência. O comprometimento de memória é o intermédio entre as características do envelhecimento normal e o diagnóstico de demência.

Frota et al.[4] afirmam que o Manual Diagnóstico e Estatístico de Transtornos Mentais (DSM-IV) relata que para se ter um diagnóstico de demência é necessário um comprometimento da memória. No entanto, várias doenças envolvem declínio cognitivo e perda funcional, como a demência frontotemporal, demência vascular e demência com corpos de Lewy, e podem não apresentar comprometimento de memória nas fases iniciais. Assim, os autores sugerem a revisão desses critérios para acomodar estas formas de demência.

Herrera et al.[5] em um estudo realizado na cidade de Catanduva, com idosos de 65 anos ou mais, relataram que num total de 1.656 indivíduos, 118 apresentaram demência, correspondendo a uma prevalência de 7,1%. Os principais diagnósticos clínicos foram a Doença de Alzheimer (DA, 55,1%), Demência Vascular (9,3%), e DA com Doença cerebrovascular (14,4%). Idade, sexo feminino, e baixo nível educacional foram significativamente associados com uma maior prevalência de demência. Constatamos assim que a Doença de Alzheimer é a demência mais prevalente na população idosa.

O cuidado

Segundo Gonçalves et al.[6] "cuidar é mais que um ato, é uma atitude. Portanto, abrange mais que um momento de atenção, de zelo e de desvelo. Representa uma atitude de ocupação, preocupação, responsabilização e de envolvimento afetivo com o outro".

O significado etimológico da palavra "cuidado", deriva do latim *cura*, cuja forma antiga *coera* era usada num contexto de relações de amor e amizade, expressando atitudes de cuidado, devoção, preocupação e, também, inquietação sobre o objeto amado/estimado. Assim, o sentido original da palavra já traz em si elementos em contradição e conflito que sintetizam tensões, ao que nos parece, sempre presentes em qualquer relação de cuidado[7].

Gonçalves et al.[7] relatam que os "cuidados da saúde" são produzidos em dois contextos distintos, porém inter-relacionados: a rede oficial de serviços e a rede informal. Na rede oficial é incorporado o saber biomédico científico e as tecnologias terapêuticas modernas. E na rede informal, que tem na família seu principal personagem, se produzem cuidados essenciais à saúde, como, interações afetivas necessárias ao pleno desenvolvimento da saúde mental e da personalidade madura de seus membros, aprendizagem da higiene e da cultura alimentar até a adesão aos tratamentos prescritos pelos serviços (medicação, dietas e atividades preventivas).

Cuidador familiar

Segundo Nakatani et al.[8] aquele que presta cuidados ao idoso, é chamado de "cuidador". Os cuidadores oriundos de redes informais de apoio, como filhos, parentes e amigos, constituem a mais importante fonte de suporte de idosos, cerca de 80% a 90% dos serviços e cuidados recebidos por estes, são dispensados pelos familiares. Assim, a qualidade e a manutenção dos cuidados com os idosos, e consequente prevenção de sua institucionalização, relacionam-se com o suporte dado a estes cuidadores, através de programa de treinamento, supervisão e assessoria.

Caldas[9,10] aponta que a designação do cuidador é decorrente de quatro fatores: parentesco, com frequência maior para os cônjuges, antecedendo sempre a presença de algum filho; gênero, com predominância da mulher; proximidade física, considerando quem vive com a pessoa que requer cuidados; e proximidade afetiva, destacando a relação conjugal e a relação entre pais e filhos.

Caldas[9,10] aponta também que, em geral, são as mulheres que assumem o cuidado, e esse papel é visto como natural, pois está inscrito socialmente no papel de mãe. Cuidar dos familiares idosos, portanto, é mais um dos papéis que a mulher assume na esfera doméstica. E esse fato pode ser explicado pela tradição de, no passado, as mulheres não terem desempenhado funções fora de casa, justificando sua maior disponibilidade para o cuidado dos membros da família. Contudo, essa realidade vem sendo modificada em função da inserção social da mulher, e sua participação progressiva no mercado de trabalho[11].

Pimenta et al.[11] apontam que, geralmente, as cuidadoras residem com o idoso, são casadas e, por isso, somam às suas atividades de cuidar, as atividades domésticas, papéis de mãe, esposa, avó, entre outros. Isto gera um acúmulo de trabalho no lar e uma sobrecarga nos diversos domínios da vida, seja social, físico, emocional, espiritual enfim, contribuindo para o seu descuido e comprometimento de sua saúde em geral.

Um estudo teve como objetivo a identificação das condições socioeconômicoculturais dos cuidadores informais de idosos com déficit de autocuidado, atendidos no Programa Saúde da Família (PSF) da região norte, Jardim Guanabara III, em Goiânia, Goiás. Foram estudados nove cuidadores de idosos, inseridas no PSF, de outubro a novembro de 2001. Os resultados mostram que os cuidadores são pessoas do gênero feminino (esposas, filhas, netas e vizinhas), entre 18 a 67 anos, com renda mensal oscilando entre um a sete salários mínimos e com escolaridade entre o primeiro e o segundo grau[8].

Outro estudo[6] com o objetivo de traçar o perfil da família cuidadora do idoso foi desenvolvido aplicando-se os questionários: Questionário de Perfil da Família Cuidadora (QPFC) e Questionário Breve de Qualidade de Vida da Organização Mundial da Saúde (WHOQOL Brief), durante o ano de 2005.

Com uma amostra total de 115 cuidadores selecionados entre os idosos cadastrados nos Programas de Saúde da Família de Florianópolis, os resultados mostraram que os cuidadores em sua maioria é representada por mulher e atuam em grande parte como cuidadoras únicas em tempo prolongado.

Elas referiam dificuldades econômicas por terem de deixar o trabalho; sofriam de doenças como: Hipertensão Arterial, Diabetes Mellitus e osteomusculares. Contudo, as cuidadoras não se aborreciam com os comportamentos repetitivos ou cuidados de difícil realização com o idoso. Além disso, atribuíram ao cuidado a missão necessária e dignificante, como parte dos princípios morais e religiosos.

Pimenta et al.[11] em um estudo descritivo com o objetivo de caracterizar o perfil do familiar cuidador, cujo método foi a aplicação dos instrumentos QPFC e WHOQOL-Brief da Organização Mundial da Saúde (OMS) a uma amostra de 120 familiares cuidadores de idosos dependentes, representantes da população referida de três Centros de Saúde da Região do Porto, Portugal. Com dados coletados durante o período de janeiro de 2005 a março de 2005. Destacou-se, como cuidador principal, a mulher na idade em torno de 55 anos, que tem aos seus encargos, além do idoso, outros dependentes da família. E que as circunstâncias de cuidado, sejam pelas necessidades do idoso ou requerimentos familiares, impunham consequências negativas à sua vida e saúde. Contudo, ao mesmo tempo, esses cuidadores manifestavam suas percepções e sentimentos positivos da sensação confortadora, da dignificação de suas vidas ao assumirem o papel de cuidador do idoso.

Alguns estudos relatam as experiências dos cuidadores como Karin et al.[12], por meio de análise qualitativa das respostas de 51 participantes, para questões abertas sobre a experiência de ser cuidador familiar de um ente querido afetado pela doença de Alzheimer (DA).

Os participantes haviam exercido o papel do cuidador por pelo menos oito anos e os resultados indicaram que o cuidador passa por uma sobrecarga inicial, e encontra alívio em apoios sociais, quando disponíveis, e no longo prazo, se não devidamente tratada, essa sobrecarga causará angústia.

Mazza e Lefèvre[13] investigaram o cotidiano de cuidadores familiares de idosos com idade a partir de 70 anos e com incapacidade funcional. O objetivo foi compreender o que é para esse cuidador familiar o ato de cuidar e como ele vê esse idoso objeto do cuidado. Foram analisados 17 cuidadores, circunscritos na área de abrangência do Centro de Saúde Escola Geraldo Paula Souza da Faculdade de Saúde Pública da USP, do município de São Paulo, e participantes do "Projeto Capacidade", intitulado Programa de Assistência ao Idoso no Domicílio, fundamentado num Sistema de Vigilância à Incapacidade Funcional e Dependência. A metodologia utilizada foi qualitativa e a estratégia metodológica para análise das entrevistas foi a do Discurso do Sujeito Coletivo (DSC). Diferentes representações sociais foram extraídas dos discursos desses cuidadores familiares. Concluiu-se que os cuidadores do estudo cuidam de seus idosos com respeito e dignidade embora se sintam, muitas vezes, desencorajados pelo desgaste e pelas dificuldades que, cotidianamente têm de enfrentar no seu trabalho, sem a ajuda e respaldo necessários, solitários e desprovidos de atenção.

Shanley et al.[14] estudaram as experiências e necessidades dos cuidadores familiares de pessoas com demência em estágio final. O projeto envolveu em profundidade, entrevistas qualitativas com quinze cuidadores. As principais experiências relatadas foram: a obtenção de apoio; gerir a solidão de ser um cuidador; testemunhar um ente querido desaparecer; antecipar e experimentar a morte, e restabelecer a vida após o funeral. O estudo destacou a necessidade de prestadores de cuidados para fornecer suporte através de grupos de apoio e amizade associados, e salientou a importância de profissionais de saúde reconhecerem e respeitarem essa capacidade dos prestadores de cuidados.

Alguns estudos mostraram que os cuidados podem acarretar em sobrecarga para os cuidadores familiares.

Santos et al.[15] definem a sobrecarga do cuidador como o conjunto de problemas físicos, psicológicos, emocionais, sociais e financeiros experimentados por aqueles que cuidam de pacientes com algum tipo de comprometimento. Normalmente, o cuidador deve responsabilizar-se pela rede de cuidados necessários ao sujeito. No entanto, é comum o desconhecimento sobre como lidar adequadamente com o idoso com demência, surgindo à necessidade de orientação e suporte. O cuidador pode ser conduzido ao estresse crônico e ao isolamento social, o que incrementa os riscos de patologias físicas e mentais, como depressão e ansiedade. Portanto, o cuidador também se torna foco de cuidado, recebendo cada vez mais atenção dos profissionais e serviços de saúde[15].

De acordo com Caldas[9], a sobrecarga física, emocional e socioeconômica do cuidado de um familiar é imensa e não se deve esperar que os cuidados sejam entendidos e executados corretamente sem que os responsáveis pelo paciente sejam orientados. Seria fundamental que profissionais de saúde treinassem o cuidador e supervisionassem a execução das atividades assistenciais necessárias ao cotidiano do idoso até que a família se sentisse segura para assumi-las. A família deve ser preparada também para lidar com os sentimentos de culpa, frustração, raiva, depressão e outros sentimentos que acompanham essa responsabilidade. E nos estágios finais da doença, as famílias muitas vezes consideram institucionalizar o idoso[16].

Caldas[10] concluiu que, quando contam com uma estrutura de apoio institucional, estratégico, material e emocional, os cuidadores têm a possibilidade de exercer o cuidado e permanecer inseridos socialmente sem imobilizar-se pela sobrecarga determinada pela difícil e estafante atenção ao doente dependente.

Concluiu também que o cuidador informal poderia e deveria ser visto como um agente de saúde e receber orientações direcionadas para prestar um cuidado adequado ao idoso, incluindo medidas preventivas para evitar a dependência precoce e específica sobre os cuidados com o idoso dependente que envelhece na comunidade[9,10].

A atenção ao idoso está intimamente relacionada à presença do cuidador, ou melhor, da pessoa que, no espaço privado doméstico, realiza ou ajuda o idoso a realizar suas atividades de vida diária e atividades instrumentais de vida diária, com o objetivo da preservação de sua autonomia e de sua independência[13]. Especialmente nos casos de portadores de demência, os quais necessitam de cuidados especiais e expõem o cuidador ao estresse prolongado[11]. Nesses casos, além de treinamento específico para lidarem com a situação de cuidar de outrem, os cuidadores precisam de suporte social para manter a própria saúde e poderem cuidar de si mesmo, pois ficam expostos a riscos de adoecer, não pela tarefa do cuidado em si, mas pela sobrecarga deste cuidado[11].

Grupos de apoio a familiares

Com o objetivo de auxiliar os cuidadores familiares e reduzir essa sobrecarga foram criados grupos de apoios e intervenções.

Koening[17] enfatiza que participar de um grupo de apoio faz com que a pessoa descubra que ela não está sozinha, que os outros participantes já passaram por situações semelhantes no ato de cuidar. Os grupos também são importantes métodos de se compartilhar sentimentos, opiniões e experiências.

As intervenções direcionadas ao cuidador podem ser de cunho psicoeducacional, psicossocial ou psicoterapêutico e objetivam a compreensão e a aceitação do diagnóstico, a criação de estratégias de enfrentamento e o conhecimento sobre recursos possíveis para o manejo e possibilidade de expressar preocupações e emoções[15]. Essas intervenções apresentam resultados significativos no alívio da sobrecarga e da depressão dos cuidadores, acarretando aumento das habilidades relacionadas ao cuidar, além de melhora da qualidade de vida dessas pessoas[15].

Santos et al.[15] enfatizam que a maioria dos estudos não caracteriza os pressupostos teóricos utilizados nessas intervenções, transformando as pesquisas na área em um campo heterogêneo e de difícil replicação. E realizaram uma revisão nas bases de dados ISI, PubMed/Medline, SciELO e Lilacs de artigos sobre a eficácia de intervenções não farmacológicas com cuidadores de pessoas com demência, entre janeiro de 1999 e agosto de 2010.

O objetivo do estudo foi avaliar os modelos teóricos e metodológicos utilizados, assim como o efeito das intervenções de grupo na sobrecarga de cuidadores de pessoas com demência. Os estudos encontrados foram organizados em duas categorias: intervenções psicoeducacionais ou psicossociais e psicoterapêuticas. E foram selecionados 37 artigos, sendo 31 de abordagem psicoeducacional ou psicossocial e seis, psicoterapêutica, com resultados estatisticamente significativos relacionados à eficácia das intervenções em grupo para a sobrecarga de cuidadores de pacientes com demência. Em 33 casos, houve melhora principalmente nos escores de depressão e estresse dos cuidadores. Concluiu-se que apesar de apresentarem índices de eficácia, as intervenções em grupo para cuidadores de pessoas com demência ainda necessitam de estudos randomizados que visem à solução de problemas metodológicos importantes desse tipo de tratamento, como a falta de padronização das abordagens educacionais, o número de participantes ou o período de duração do grupo[15].

Karlin et al.[12] realizaram uma revisão através de análise retrospectiva dos efeitos de grupos de apoio ao longo de um período de oito anos. Os resultados sugeriram que as pessoas que enfrentam dificuldades no cuidado são as mais propensas a frequentar os grupos de apoio e que os benefícios de participar do grupo se tornam mais aparentes ao longo do tempo. A maioria das informações fornecidas nos grupos era sobre o cuidado inicial e que a falta de orientação para os cuidados terminais foi a principal razão dada pelos participantes abandonarem os grupos.

Outros trabalhos também relataram a dinâmica e eficácia de grupos de apoio como Butcher et al.[18], que através de um estudo fenomenológico, descreveram a experiência de cuidar de um membro da família com a doença de Alzheimer (DA) ou de distúrbios relacionados em casa. A amostra foi de 103 cuidadores e envolveu uma análise secundária de dados em entrevista transcrita em profundidade.

Cuidar de um membro da família que vive em casa com DA foi relatado como: «estar imerso em cuidados, estresse e frustração duradoura; sofrimento com as perdas; preservação da integridade, busca de apoio em reuniões; mover-se com a mudança contínua; e busca em encontrar significado e alegria», nos mostrando os diversos sentimentos e formas de estresse que o cuidador poderá sofrer.

Utilizando um desenho de pesquisa longitudinal, também com cuidadores primários de pacientes com DA, Shifflett e Blieszner[19], entrevistaram quatro vezes 11 cuidadores durante o primeiro ano após o diagnóstico de DA. Eles observaram as reações dos cuidadores diante dos sintomas característicos da DA nos idosos que cuidavam. Eles notaram a importância dos grupos de apoio no fornecimento de informações sobre as características psicossociais do idoso com DA para um melhor enfrentamento do cuidador.

Molinari et al.[20] realizaram um estudo sobre as diferenças entre 96 cuidadores que participam de grupos de apoio sobre DA e 40 cuidadores que não participam desses grupos. Os participantes dos grupos de apoio relataram que o tempo e a localização dos grupos de apoio são convenientes, que obtiveram opiniões mais claras sobre a finalidade dos grupos de apoio, e tiveram alguém que os aconselhou a participar. Os apoios emocionais não são recebidos em outros lugares e eles acreditam que através do grupo, passaram a obter preocupação com as demais pessoas que enfrentam problemas semelhantes. Os cuidadores que participavam dos grupos também eram mais informados sobre a doença.

Além da DA, um estudo mostrou grupos de apoio a cuidadores de pacientes com demência frontotemporal. Diehl et al.[21] em um ambulatório de distúrbios cognitivos iniciaram um grupo de apoio específico para cuidadores de pacientes com demência frontotemporal (DFT). O projeto-piloto teve quatro objetivos: 1) fornecer informação, aconselhamento e apoio aos cuidadores; 2) saber mais sobre os problemas e necessidades específicas dos familiares cuidadores de pacientes com DFT e explorar as diferenças de sobrecarga do cuidador na DFT e AD; 3) incentivar o apoio mútuo e desenvolvimento de estratégias de enfrentamento; 4) avaliar a intervenção através de um questionário preenchido pelo cuidador. Oito cuidadores cônjuges dos pacientes diagnosticados com DFT participaram do grupo de apoio especial e foram realizadas sete sessões semanais com duração de 90 minutos. Os cuidadores preencheram um questionário sobre sua satisfação com o grupo de apoio imediatamente após a sessão final. Seis meses após a intervenção eles receberam um questionário sobre informações de eficácia por e-mail. Muitos problemas enfrentados pelos cuidadores de pacientes com DFT são diferentes dos encontrados na DA. Durante as reuniões os participantes eram incentivados a expressar suas próprias necessidades para lidar com emoções dolorosas, incluindo agressão, raiva, luto e culpa. Os cuidadores sentiam-se aliviado ao compartilhar seus problemas com os outros. Eles foram capazes de aprender uns com os outros e compartilhar estratégias de enfrentamento. O grupo também ajudou a estabelecer novos contatos sociais e até mesmo relações de amizades. Os participantes classificaram o programa como útil e disseram que os benefícios foram mantidos mesmo seis meses após o término. Os pesquisadores concluíram que grupos de apoio são um componente útil no tratamento de pacientes com DFT e que os grupos devem ser adaptados aos problemas e necessidades específicas dos cuidadores.

Gaugler et al.[22] relatam que há uma ênfase crescente na prestação de serviços para pessoas com demência em estágio inicial e seus familiares. E realizaram um estudo para determinar se a participação no "Clube de Memória", um grupo de apoio, no período de 10 a 13 sessões, resultaria em diminuição de perigo, preparação reforçada para o cuidado e melhoras dos sentimentos de confiança diante da gestão dos cuidados em demência em estágio inicial. Um grupo com 61 cuidadores participaram do estudo. Eles relataram aumento na preparação dos cuidados, aumento nos sentimentos de confiança e gestão da perda de memória dos parceiros. Os resultados sugerem que o Clube de memória pode preencher uma lacuna importante no estágio inicial de demência, oferecendo atendimento de cuidados aos parceiros e a oportunidade de planejar, preparar e aumentar a capacidade de enfrentamento da progressão da demência precoce.

Os cuidados se diferenciam segundo o gênero do cuidador familiar. Aproximadamente 30% de todos os cuidadores são homens, e pouco se tem dado atenção clínica às necessidades únicas desses cuidadores[23].

McFarland e Sanders[23] revisaram a literatura atual sobre cuidadores do gênero masculino e grupos de apoio, e descreveram as experiências dos autores como colíderes de um grupo de apoio para os cuidadores do sexo masculino. Foram entrevistados oito cuidadores e uma série de temas inter-relacionados foi identificada. Eles relataram experimentar sentimento de perda e isolamento, necessidade de recursos adicionais e assistência. Relataram também se aproximar do seu papel de cuidar com uma perspectiva educacional e querer aprender sobre as tarefas concretas de seu novo papel. Ao final do grupo se sentiram menos estressados e com mais controle da situação. Os homens tiveram o cuidado de não deixar que seus sentimentos interferirem em suas responsabilidades de cuidar e que um grupo de apoio educativo é útil para ensinar-lhes técnicas de cuidado.

O cuidado familiar também se diferencia de acordo com as áreas geográficas em que é desenvolvido. Szymczynska et al.[24] relatam que a obtenção de um diagnóstico precoce de DA em áreas rurais pode ser difícil. E realizaram uma revisão da literatura publicada em Inglês entre as anos de 1999 a 2011, identificadas no Medline, PsycINFO, PubMed, Biblioteca Cochrane, e Sciece Direct. Os resultados mostraram que as pessoas que residem na zona rural relataram treinamento e apoio limitado a pessoas com demência e que podem ser mais relutantes em buscar tais serviços. Dificuldades de transporte e a distância dos serviços especializados agem como uma barreira para a busca dos serviços. Esses serviços de memória fornecem uma forma de prestação de serviços em áreas rurais, mas é necessário mais atenção e capacitação de prestação de serviços nessas áreas.

As diferenças étnicas e culturais também interferem nos cuidados familiares dos idosos com demência. Wood e Parham[25] investigaram os padrões diferenciais de lidar com a tensão de prestação de cuidados a um DA entre as famílias de diferentes origens étnicas e culturais. A amostra foi de 85 mulheres cuidadoras primárias de parentes com a DA. Os indivíduos foram classificados por raça (preto/branco) e de residência (rural/urbano). O estudo examinou diferenças no uso de várias estratégias cognitivas e comportamentais de enfrentamento e diferenças nos padrões de suporte social.

A análise dos dados coletados através de entrevistas estruturadas mostrou diferenças complexas, mas significativas nos padrões de enfrentamento de acordo com a raça e área de residência. Os cuidadores categorizados como brancos participaram de grupos de apoio com mais frequência do que negros. Os negros relataram uso mais frequente de estratégias cognitivas de enfrentamento da situação em termos positivos e expressando a determinação para sobreviver. Os negros que moram em regiões rurais procuraram informações sobre a doença ou sobre os serviços com menos frequência do que os cuidadores "brancos" ou que residem na área urbana.

Os cuidadores negros tinham disponível, e bastante utilizada, uma ampla gama de suporte informal. Esses dados contribuem para a elaboração de intervenções eficazes e mais voltadas para diferenças individuais, focando na realidade de cada cuidador e idoso que é um ser heterogêneo.

Alguns estudos brasileiros se destacam como o de Ponce et al.[26], que levantaram as percepções sobre o cuidar e seu impacto entre cuidadores familiares de portadores de DA participantes de um Grupo de Intervenção Psicoeducativa. E detectaram possíveis impactos em variáveis objetivas e subjetivas, pré e pós-intervenção psicoeducacional por meio de estudo prospectivo. Os resultados demonstraram que após a intervenção psicoeducativa, os cuidadores apresentaram menor sobrecarga em relação ao cuidado, do que comparado ao início da intervenção e confirmam que as intervenções psicoeducacionais implementadas de modo expandido podem ser benéficas para cuidadores e pacientes com DA.

Em outro estudo brasileiro, Cachioni et al.[27] averiguaram como ocorrem as relações familiares de idosos portadores de Alzheimer na perspectiva de dezesseis cuidadores/familiares. Através de roteiro semiestruturado sobre relações familiares as respostas às questões abertas foram submetidas à análise de conteúdo de Bardin. Os resultados mostraram a família como principal fonte de cuidado, sendo o cuidador em sua maioria do gênero feminino e a sobrecarga emocional diferentemente dos estudos encontrados não foi uma queixa muito presente na amostra estudada. Considera-se que os vínculos criados entre os membros familiares e a experiência de vida de cada indivíduo influenciam na maneira como os entrevistados lidam com a DA. E concluíram que as relações familiares de cuidadores de pacientes com DA é um desafio permanente, resultante tanto da troca de papéis na estrutura familiar, como em virtude da progressão da doença do paciente. Entretanto, a participação em atividades psicológicas e socioeducativas em instituições pioneiras no Brasil atuam como mediadores do estresse na vida tanto do cuidador como do paciente.

Conclusão

Neste capítulo buscou-se mostrar e dialogar sobre diferentes grupos de familiares com comprometimento de memória, por meio da literatura.

A família é um sistema dinâmico com a função de ajudar-nos a desenvolver uma presença afetiva, responsável e livre no mundo e o suporte familiar contribui de maneira significativa para a manutenção e a integridade física e psicológica do indivíduo. Seu efeito é tido como benéfico no membro da família que o recebe, na medida em que o suporte é percebido como disponível e satisfatório. Desta forma, compreende-se ser fundamental para o planejamento assistencial adequado ao idoso.

Os cuidados são produzidos em dois contextos distintos, porém inter-relacionados como a rede oficial de serviços e a rede informal e aquele que presta cuidados ao idoso, é chamado de "cuidador".

Os cuidadores oriundos de redes informais de apoio, como filhos, parentes e amigos, constituem a mais importante fonte de suporte de idosos, cerca de 80% a 90% dos serviços e cuidados recebidos por estes, são dispensados pelos familiares que em sua maioria são do gênero feminino, como esposas, filhas e netas.

As cuidadoras residem com o idoso, são casadas e, por isso, somam às suas atividades de cuidar, as atividades domésticas, gerando um acúmulo de trabalho no lar e uma sobrecarga nos diversos domínios da vida, seja social, físico, emocional, espiritual enfim, contribuindo para o seu descuido e comprometimento de sua saúde em geral.

É comum o desconhecimento sobre como lidar adequadamente com o idoso com demência, surgindo a necessidade de orientação e suporte. O cuidador pode ser conduzido ao estresse crônico e ao isolamento social, o que incrementa os riscos de patologias físicas e mentais, como depressão e ansiedade. Portanto, o cuidador também se torna foco de cuidado, recebendo cada vez mais atenção dos profissionais e serviços de saúde.

Participar de grupos de apoio faz com que esse cuidador obtenha mais informações sobre o processo do cuidar, e maior conhecimento sobre a doença do idoso familiar a ser cuidado. Além de aliviar seu estresse, pois participando desses grupos, o cuidador familiar tem a possibilidade de expressar seus sentimentos, dúvidas e angústias. Ele pode ainda verificar que ele não está sozinho nesta situação difícil e que tem com quem contar, podendo compartilhar suas experiências com outros familiares que passam por semelhantes situações.

Faltam informações detalhadas de como as intervenções são realizadas nos grupos e um padrão homogêneo para que as sessões possam ser reproduzidas. Essas diferenças são acentuadas de acordo com o diagnóstico e estágio demencial que o idoso apresenta gênero e raça dos participantes e a região em que esses participantes residem.

O fenômeno do envelhecimento é recente e ainda há muito que ser estudado e ainda é difícil incluir as famílias neste processo, mas é ela quem mais sofre quando o idoso possui comprometimentos de memória. Por isso a importância de se trabalhar e aprimorar grupos de apoio aos familiares.

Destaca-se a necessidade de prestadores de cuidados para fornecer suporte através de grupos de apoio e amizade associados, e a importância de profissionais de saúde reconhecerem e respeitarem essa capacidade dos prestadores de cuidados.

Bibliografia

1. Reis LA, Torres GV, Xavier TT, Silva RAR, Costa IKF, Mendes FRP. Percepção do suporte familiar em idosos de baixa renda e fatores associados. Texto contexto Enferm 20(esp):52-8, 2011.
2. Lei nº 10.741, de 1 de outubro de 2003. Dispõe sobre o Estatuto do Idoso e dá outras providências. Diário oficial da União. 1 out, 2003.
3. Laks J, Marinho VM, Rozenthal M, Engelhardt E. Comprometimento de memória associado à idade. Rev. Bras. Neurol 35(1/2):19-24, 1999.
4. Frota NAF, Nitrini R, Damasceno BP, Forlenza OV, Dias-Tosta E, Silva AB, Herrera Junior E, Magaldi RM. Criteria for the diagnosis of Alzheimer's disease: Recommendations of the Scientific Department of Cognitive Neurology and Aging of the Brazilian Academy of Neurology. Dement. Neuropsychol 5(3):146-52, 2011.
5. Herrera Jr E, Caramelli P, Silveira AS, Nitrini R. Epidemiologic survey of dementia in a community-dwelling Brazilian population. Alzheimer Dis Assoc Disord. 16(2):103-8, 2002.
6. Gonçalves LHT, Alvarez AM, Sena ELS, Santana LWS, Vicente FR. Perfil da família cuidadora de idoso doente/fragilizado do contexto sociocultural de Florianópolis. Texto Contexto Enferm 15(4):570-7, 2006.
7. Gutierrez DMD, Minayo MCS. Produção de conhecimento sobre cuidados da saúde no âmbito da família. Ciênc. saúde coletiva 15(1):1497-508, 2010.
8. Nakatani AYK, Souto CCS, Paulette LM, Melo TS, Souza MM. Perfil dos cuidadores informais de idosos com déficit de autocuidado atendidos elo Programa de Saúde da Família. Revista Eletrônica de Enfermagem 5(1):15-20, 2003.
9. Caldas, CP. Contribuindo para a construção da rede de cuidados: trabalhando com a família do idoso portador de síndrome demencial. Textos Envelhecimento 4(8):39-56, 2002.
10. Caldas, CP. Envelhecimento com dependência: responsabilidades e demandas da família. Cad. Saúde Pública 19(3):773-81, 2003.

11. Pimenta GMF, Costa MASMC, Gonçalves LHT, Alvarez AM. Perfil do familiar cuidador de idoso fragilizado em convívio doméstico da grande Região do Porto, Portugal. Rev. Esc. Enferm USP 43(3):609-14, 2009.

12. Karlin NJ, Bell PA, Noah JL. Long-term consequences of the Alzheimer's caregiver role: a qualitative analysis. Am J Alzheimers Dis Other Demen 16(3):177-82, 2001.

13. Mazza MMP, Lefèvre F. Cuidar em família: análise da representação social da relação do cuidador familiar com o idoso. Rev Bras Cresc Desenv Hum 15(1):1-10, 2005.

14. Shanley C, Russell C, Middleton H, Virginia Simpson-Young V. Living through end-stage dementia: The experiences and expressed needs of family carers. Dementia 10(3):325-40, 2011.

15. Santos RL, Sousa MFB, Brasil D, Dourado M. Intervenções de grupo para sobrecarga de cuidadores de pacientes com demência: uma revisão sistemática. Rev Psiq Clín 38(4):161-7, 2011.

16. Liken MA. Managing Transitions and Placement of Caring for a Relative With Alzheimer's Disease. Home Health Care Management Practice 14(1):31-9, 2001.

17. Koening J. The Need for Family Support Groups in Long-Term Care of Alzheimer's Patients. Am J Alzheimers Dis Other Demen 1(3):5-7, 1986.

18. Butcher HK, Holkup PA, Buckwalter KC. The Experience of Caring for a Family Member with Alzheimer's Disease. West J Nurs Resvol 23(1):33-55, 2001.

19. Shifflett PA, Blieszner R. Stigma and Alzheimer's Disease: Behavioral Consequences for Support Groups. Journal of Applied Gerontology 7(2):2147-60, 1988.

20. Molinari V, Nelson N, Shekelle S, Crothers MK. Family Support Groups of the Alzheimer's Association: An Analysis of Attendees and Nonattendees. Journal of Applied Gerontology 13(1):86-98, 1994.

21. Diehl J, Mayer T, Förstl H, Kurz A. A Support Group for Caregivers of Patients with Frontotemporal Dementia. Dementia 2(2):2151-61, 2003.

22. Gaugler JE, Gallagher-Winker K, Kehrberg K, Lunde AM, Marsolek CM, Ringham K, Thompson G, Barclay M. The Memory Club: Providing Support to Persons with Early-Stage Dementia and Their Care Partners. Am J Alzheimers Dis Other Demen 26(3):218-26, 2011.

23. McFarland PL, Sanders S. Educational support groups for male caregivers of individuals with Alzheimer's disease. Am J Alzheimers Dis Other Demen 15(6):367-73, 2000.

24. Szymczynska P, Innes A, Mason A, Stark C. A Review of Diagnostic Process and Postdiagnostic Support for People With Dementia in Rural Areas. Journal of Primary Care & Community Health 2(4):262-76, 2011.

25. Wood JB, Parham IA. Coping With Perceived Burden: Ethnic and Cultural Issues in Alzheimer's Family Caregiving. Journal of Applied Gerontology 9(3):325-39, 1990.

26. Ponce CC, Ordonez TN, Lima-Silva TB, Santos GD, Viola LF, Nunes PV, Forlenza OV, Cachioni M. Effects of a psychoeducational intervention in family caregivers of people with Alzheimer's disease. Dement Neuropsychol 5(3):226-37, 2011.

27. Cachioni M, Lima-Silva TB, Ordonez TN, Galo-Tiago J, Alves AR, Suzuki MY, et al. Elderly patients with Alzheimer's disease and their family relationships Caregiver perspectives. Dement Neuropsych 5(2):114-122, 2011.

21

Estimulação cognitiva em idosos com comprometimento cognitivo leve e doença de Alzheimer: uma abordagem individualizada e em grupo

- EDUARDO MOREIRA DE OLIVEIRA
- THAÍS BENTO LIMA DA SILVA

Introdução

Os critérios para diagnóstico de demência de várias etiologias, de acordo com o DSM-IV[1], exigem o comprometimento da memória e de pelo menos mais uma função cognitiva, além do prejuízo em atividades ocupacionais e sociais. Porém, diversas síndromes demenciais, como a demência frontotemporal, a demência vascular e a demência com corpos de Lewy podem não apresentar comprometimento de memória em suas fases iniciais. Neste contexto, pesquisadores do *National Institute on Aging e Alzheimer's Association* propuseram novas recomendações para o diagnóstico clínico de demência, sendo elas: comprometimento em pelo menos duas funções cognitivas; ou comprometimento de uma função cognitiva e de personalidade ou comportamento (sem a necessidade de alterações da memória)[2]. Esta proposta possibilita que os novos critérios sejam aplicados a outras patologias. Estes novos critérios foram recomendados para a aplicação no Brasil pela Academia Brasileira de Neurologia[3].

A demência é uma das maiores causas de morbidade entre idosos e sua prevalência no Brasil está entre 5% e 50%, dependendo da faixa etária estudada[3-6]. A DA é a causa mais comum de demência no idoso, com apresentação clínica e patológica bem definidas[7], afetando pelo menos 5% dos indivíduos com mais de 65 anos, e 20% daqueles com mais de 80 anos[6].

O impacto negativo das demências sobre a vida dos pacientes e de seus familiares é acrescido de enorme custo financeiro para a família e sociedade[2,8]. Atualmente, os gastos com serviços de enfermagem destinados a pacientes portadores de demência nos Estados Unidos chegam a 20 bilhões de dólares anuais. Além dos gastos relacionados ao tratamento, a importância das demências no contexto farmacoeconômico é ilustrada pelo fato de que mais de 50 milhões de dólares são gastos anualmente em pesquisas sobre as demências, apenas nos Estados Unidos[2,9].

Neste contexto, intervenções que possam auxiliar na melhoria da qualidade de vida de pacientes e cuidadores se fazem necessárias, como as intervenções não farmacológicas. Como exemplo destaca-se a estimulação cognitiva que tem como intuito amenizar ou sanar dificuldades cognitivas, dependendo do grau de comprometimento em que o indivíduo estiver[10-12]. A estimulação cognitiva consiste em oferecer tarefas que estimulam diversas funções cognitivas como atenção, memória, linguagem, velocidade de processamento, funções executivas, seguindo protocolos preestabelecidos, e elaborados para atender perfil cognitivo de cada paciente de forma individualizada ou em grupo, com indivíduos de perfil clínico e cognitivo semelhantes[10].

A eficácia da estimulação cognitiva vem sendo confirmada por estudos científicos. Entretanto os estudos sobre treino cognitivo para a população idosa são diversos quanto ao método empregado, o número de participantes, as estratégias mnemônicas ensinadas, o número de sessões e o grau de comprometimento cognitivo dos participantes[13-15]. Diante dessas particularidades, destaca-se a dificuldade de comparar-se os estudos e encontrar o método mais adequado para se trabalhar com os diversos graus de comprometimento.

Pacientes com demência, especialmente do tipo Alzheimer e idosos com Comprometimento Cognitivo Leve (CCL) recebem destaque no meio científico por serem os principais quadros clínicos que acometem a cognição dos idosos[16-19]. Os idosos com CCL podem ser os maiores beneficiados da estimulação cognitiva visto que este é um grupo em que a demência ainda não foi totalmente instalada, do ponto de vista comportamental e cognitivo. Deste modo, posterga-se a conversão do quadro para uma demência e, em muitos casos, estabilização do quadro sem que haja a conversão para alguma demência[20].

O Comprometimento Cognitivo Leve é um quadro clínico que se caracteriza por pontuação abaixo da esperada para idade e escolaridade em testes cognitivos, entretanto o paciente continua realizando normalmente aas atividades de vida diária. Indivíduos com CCL tem maior probabilidade de desenvolver algum tipo de demência, quando comparados a outros que não possuem este diagnóstico[21]. Mesmo assim, muitos pacientes CCL podem voltar a pontuar como saudáveis, pois o diagnóstico de CCL é bastante complexo, dependendo dos testes cognitivos com normas para a população idosa e influência da escolaridade e do humor[21].

A estimulação cognitiva em CCL deve ser iniciada o quanto antes, para que os benefícios possam ser percebidos pelo paciente e familiares. O principal objetivo da estimulação cognitiva neste caso é manter as funções cognitivas preservadas e compensar as alterações nas funções que começaram a sofrer declínio. As funções nas quais forem observadas alterações devem ser estimuladas para que atinjam o desempenho esperado para a idade e escolaridade do participante[22].

Estrutura de uma intervenção de estimulação cognitiva individualizada

- Orientação temporal e espacial;
- Atividade de atenção;
- Conteúdo educacional sobre memória, ou outra função cognitiva/envelhecimento cognitivo;
- Desafios de memória;
- Estimulação das demais funções cognitivas;
- Opcionais: para descontrair a estimulação cognitiva: atividades lúdicas e relatos de sucessos da memória.

Orientação temporal e espacial

As atividades de orientação temporal e espacial têm como intuito direcionar o idoso para a realidade (ano, mês e dia correntes, datas comemorativas). Pode-se utilizar como estratégias e recursos externos, como o uso de calendário, agenda e outros itens presentes no próprio ambiente do idoso.

Além da orientação temporal, também é necessário trabalhar orientação espacial, pois muitos idosos com inicio de comprometimento cognitivo esquecem o local, cidade e estado onde estão. Podem apresentar dificuldade de lembrar onde moram os familiares próximos, amigos, em se localizar na comunidade em que vive. Desse modo com estratégia de repetição e com pistas externas é possível auxiliá-los no espaço.

Atividades de atenção

Em um atendimento individualizado ou em grupo, o trabalho com as tarefas de atenção deve ser constante, uma vez que a atenção é uma etapa do processo de memorização. É através da atenção que a informação é armazenada, processada e resgatada.

É importante que sejam realizadas intervenções tanto na atenção visual quanto na auditiva, por meio de tarefas simples que contemplam estes sentidos mas que, ao mesmo tempo, sejam complexas o suficiente para manter o idoso focado em seu objetivo, seja o de rastrear uma folha de papel em busca de alguma palavra, símbolo ou objeto específico, ou concentrar-se na letra de uma música para identificar determinada palavra ou som.

Conteúdo educacional sobre envelhecimento e cognição

O conteúdo educacional deve ser trabalhado com todos os idosos que estejam no programa de estimulação cognitiva, sejam eles saudáveis, CCL ou demenciados. Ajudá-lo a entender as alterações que estão ocorrendo ao longo do envelhecimento e na velhice pode resultar em uma melhor eficiência da estimulação cognitiva. Isto se dá, pois, com o idoso tendo consciência de suas dificuldades, pode haver diminuição da ansiedade e melhora da concentração, o que proporciona um melhor aproveitamento geral das sessões. Explicar a importância da tarefa antes de pedir para que ele a execute é importante para que o idoso veja sentido em realizá-la, e não a execute mecanicamente. Além disso, estar aberto para conversar sobre qualquer dúvida que o idoso tiver em relação a qualquer atividade e, principalmente, quanto à memória, envelhecimento e diferenças entre o normal e patológico pode ajudá-lo a compreender as alterações que ele está vivenciando e o papel do próprio terapeuta dentro daquele contexto.

Temas sugeridos: mitos do envelhecimento; envelhecimento normal e patológico; como funciona a memória; o papel da atenção no processo de memorização, diferenças no desempenho entre jovens e idosos (posto que muitos se remetem à juventude para exemplificar a piora nas habilidades cognitivas, em especial a memória).

Desafios de memória

É importante destacar que as estratégias de memória compensatórias internas podem ser de caráter específico ou geral. O específico refere-se à estratégia que só é utilizada para memorizar um determinado tipo de informação, por exemplo, a estratégia de grifos utilizada apenas para informação escrita (textos). A estratégia mnemônica interna geral pode ser utilizada para memorizar mais de um tipo de informação, por exemplo, as técnicas de repetição e de imagem mental e são frequentemente utilizadas para gravar nomes, listas de mercado, textos, dentre outras informações.

Pode abordar neste item tarefas que utilizem as estratégias de categorização, aprendizagem sem erro entre outras.

Estimulação das demais funções cognitivas

É possível também trabalhar com funções cognitivas como linguagem, visuoconstrução e funções executivas. Cada uma destas habilidades possui diversas atividades para seu treino, o que permite maior diversidade nos exercícios com os idosos.

Opcionais: para descontrair a estimulação cognitiva: atividades lúdicas e relatos de sucessos da memória

Em alguns casos é difícil manter o idoso engajado e concentrado no andamento das atividades cognitivas, desse modo um meio interessante de envolvê-lo é realizar alguma atividade lúdica ou conversa descontraída, por exemplo, perguntar que time ele torce, se gosta de plantas, artes, viagens marcantes, entre outros. Ou então pedir para cantar uma música que lhe traga boas lembranças de algum evento importante.

É possível também que o terapeuta realize algum jogo com o idoso ou que convide um familiar para realizar conjuntamente alguma atividade, um cônjuge, filho ou neto. Por exemplo: atividade de STOP – que todos nós já jogamos alguma vez em nossas vidas - com itens de categorias semânticas, frutas, animais e cidades, jogar dominó, jogar um bingo de frutas ou números entre outras.

Adicionalmente sempre é bom estimular o idoso a reconhecer seus próprios sucessos de memória, desse modo se valoriza seu próprio desempenho e o mesmo passa a reconhecer melhoras em seu dia a dia. Neste tópico adicional da sessão de estimulação cognitiva perguntamos ao idoso "Me diga qual foi seu sucesso de memória mais recente?", para ser mais claro "quero que me dê um exemplo recente em que percebeu que sua memória lhe ajudou em suas tarefas de vida diária, ou nas suas relações sociais?", "Você usou alguma estratégia ensinada?" ou "esforçou-se sem auxílio?" Mesmo que o idoso relate algo que não necessariamente descreva um sucesso de memória, é sempre recomendável e adequado que o motive, elogiando-o e parabenizando-o pelo relato. Trabalhar o ânimo e o humor do paciente está intimamente relacionado com a confiança que adquiri no terapeuta e engajamento na realização das tarefas cognitivas.

A intervenção em grupo ou individual: como realizá-la?

Antes de iniciar este tópico, é importante ressaltar que os modelos propostos aqui podem ser alterados e adaptados para a realidade do idoso alvo da sessão, de acordo com o grau de comprometimento cognitivo (saudável, CCL ou demenciado), e devem servir apenas como base para o atendimento a idosos iletrados, posto que este tema foi melhor abordado no capítulo 18 deste livro.

Para idosos saudáveis, recomenda-se delinear cada sessão em conjunto com o idoso alvo da estimulação cognitiva. Isto deve ser obtido em conversa no primeiro encontro, onde o terapeuta deve buscar identificar no idoso as principais queixas que ele possui (em especial as de memória). Para isso, o terapeuta deve perguntar ao idoso o(s) motivo(s) pelo(s) qual(ais) ele buscou o serviço de estimulação cognitiva, e pautar os motivos citados para montar o método sobre a demanda.

Dependendo do número de queixas e dos tipos de queixas apresentadas, pode ser necessária a aplicação do MEEM para fins de rastreio, a fim de descobrir se as queixas devem ser melhor estudadas e indicar uma avaliação neuropsicológica mais aprofundada.

Caso as queixas apresentadas encaixem-se dentro do padrão de normalidade, o terapeuta poderá traçar o método e o cronograma de intervenção, deixando claro ao idoso que o objetivo da estimulação cognitiva, no caso dele, é o de manutenção das funções cognitivas, e ensino de técnicas compensatórias de memória. Organize, juntamente com o idoso, uma lista de prioridades. Elenque quais queixas lhe incomodam mais e tente montar o cronograma com os métodos baseados nesta lista de prioridades.

O planejamento das sessões, embora divirjam muito entre os pesquisadores, segue um modelo já relativamente estabelecido. Para isso, se aceita elaborar um plano interventivo entre oito e dezesseis sessões de uma hora e meia cada (sendo meia hora utilizada para psicoeducação, e uma hora de atividades), entre uma e duas vezes semanais. Costumeiramente, trabalha-se com doze sessões de uma hora e meia cada, uma vez por semana, podendo-se aumentar o número de sessões de acordo com a necessidade avaliada pelo terapeuta.

Caso a intervenção seja realizada a domicílio, peça para que o idoso escolha um cômodo que ele sinta-se mais à vontade, mas que ao mesmo tempo seja afastado de distratores como televisão e computador. Mesmo que o idoso resida sozinho, peça permissão para fechar a porta, pois assim criará um ambiente específico para a sessão.

Cada sessão costuma apresentar um roteiro preestabelecido, em que a queixa apresentada pelo idoso é inserida dentro deste roteiro em determinado momento. Sugere-se que toda sessão inicie-se com perguntas como "como o senhor está?", "como foi a semana?" "alguma novidade para me contar?". Estas perguntas nos auxiliam a entender, caso haja, possíveis discrepâncias entre o que é esperado para a sessão e o que realmente aconteceu. Imaginemos uma situação em que o idoso mostrou-se desatento ao longo da sessão, com muita dificuldade de concentrar-se no que era pedido e bastante inquieto. No entanto, ao realizar as perguntas supracitadas, verifica-se que ele está preocupado com alguma situação em sua vida pessoal. Deste modo, o comportamento apresentado na sessão passa de "inesperado" para algo que era "esperado", pois se espera que alguém preocupado com outra coisa apresente dificuldades de concentração em outras tarefas. Deste modo, muito possivelmente o que lhe foi apresentado nesta sessão não será aproveitado, havendo assim a necessidade de repor este conteúdo.

A sessão propriamente dita inicia-se com psicoeducação, abordando temas como envelhecimento, memória, situações esperadas e não esperadas, e outras questões que o próprio terapeuta julgue importantes para o contexto das queixas do idoso. É importante também abrir espaço para dúvidas e comentários para que o idoso faça parte desta etapa, atuando ativamente no processo de aprendizagem e da intervenção. Depois de encerrado este período, inicia-se para a estimulação das habilidades cognitivas e ensino de estratégias de compensação.

Sugere-se que o período pós-psicoeducação seja destinado ao ensino de alguma técnica de treino cognitivo. Vale lembrar que, embora tenhamos como objetivo sanar ou diminuir os problemas cotidianos do indivíduo é necessário instrumentalizá-lo e auxiliá-lo a criar estratégias para enfrentar possíveis alterações futuras, mas que não estavam contempladas no plano inicial.

Algumas das técnicas que podem ser ensinadas englobam as estratégias internas e externas de compensação, técnicas de memorização como associação, categorização, formação de imagens mentais, criação de histórias mentais e grifos.

Costumeiramente, na primeira sessão ensina-se estratégias externas de compensação. Para isso, o conceito é apresentado e exemplificado. Explica-se que estratégias externas de compensação são tudo aquilo que servem como apoio à memória, seja o calendário para lembrarmo-nos de datas, agendas para lembrarmo-nos de compromissos, alarmes para lembrarmo-nos de determinada tarefa em determinado horário, livro de receitas para lembrarmo-nos de como cozinhar determinado prato, etc. Enfim, todo recurso externo ao corpo que nos permita lembrar de algo.

A utilização de recurso externo deve ser treinada, ensinando o idoso a utilizá-la de modo a criar nele o hábito de utilizá-la (por exemplo, além de escrever o compromisso na agenda, o idoso deve criar o hábito de olhar a agenda). Ensinar a técnica, mas deixar de criar no idoso o hábito de utilizá-la acaba tornando a tarefa ineficiente, pois não adianta o idoso escrever algo na agenda, mas não olhar depois – e assim não se recordar do que foi escrito.

É comum que idosos, após a aposentadoria, apresentem dificuldade de se localizar no tempo, especificamente nos dias do mês e da semana. Isso se dá, pois ficam com muito menos obrigações cotidianas e, portanto, sem um marcador de passagem do tempo (fins de semana, segunda-feira como início da semana de trabalho e sexta-feira como fim da semana de trabalho...) e a falta de compromissos (por exemplo: reunião no dia 15, entrega de relatório no dia 6, feriado no dia 22...). A falta de compromissos semanais e mensais acaba criando certa confusão quanto aos dias da semana e dias do mês, bastante semelhante ao que acontece conosco quando saímos de férias. No entanto, é esperado que o idoso mantenha a informação sobre o mês corrente e o ano.

A estratégia utilizada para estes casos é simples e torna o idoso mais independente quanto a marcar seus compromissos sem necessitar de ajuda de terceiros para identificação temporal. Nestes casos, utiliza-se o calendário.

Estimule o idoso a adquirir um calendário com números grandes e pendurá-lo em um local visível onde ele obrigatoriamente tem de passar. O terapeuta deve ensinar alguns comandos simples, mas que devem ser realizados constantemente a fim de criar no idoso um hábito. Diga ao idoso que, ao acordar, posicione-se em frente ao calendário e faça um círculo no dia corrente (Figura 21.1), simbolizando a abertura do dia, e pronuncie em voz alta as palavras "hoje é (dia, mês, ano e dia da semana)". Por exemplo: "Hoje é dia 24 de junho de 2012, domingo". Ao desenhar o círculo no calendário sobre a data e pronunciá-la em voz alta promove a entrada da informação por duas vias diferentes: por meio da visão (olhar a data) e audição (ouvir a data). Este ato promove o reforço da informação da data, devendo permanecer na memória ao longo do dia.

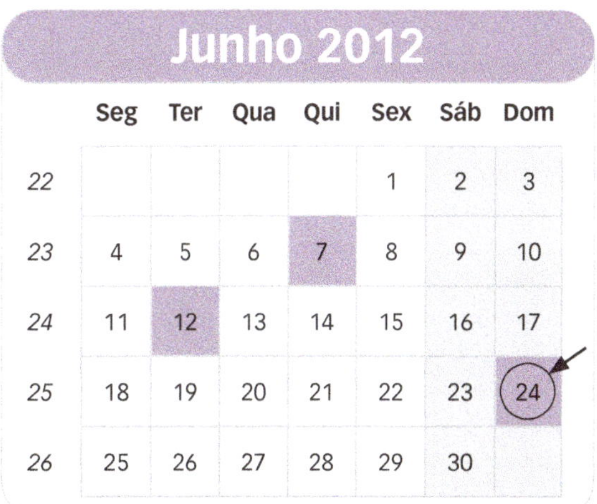

Figura 21.1 – Círculo desenhado sobre a data no calendário, no período da manhã, simbolizando a abertura do dia.

Posteriormente, recomende ao idoso que, ao final do dia, pouco antes de dormir, posicione-se novamente em frente ao calendário e desenhe um "X" sobre o dia que está se encerrando e pronuncie em voz alta "hoje foi (dia, mês, ano e dia da semana)" (Figura 21.2). O "X" sobre o dia que se passou significa que o dia foi encerrado, e esta informação então é enviada para o cérebro e processada como o término do dia corrente. Deste modo, a pessoa estará preparada para abrir um novo dia no dia seguinte, repetindo o processo.

Todos estes processos devem ser repetidos cotidianamente, e avaliado pelo terapeuta, checando o calendário.

A técnica deve ser ensinada mesmo que o idoso não apresente dificuldades em se localizar no tempo,

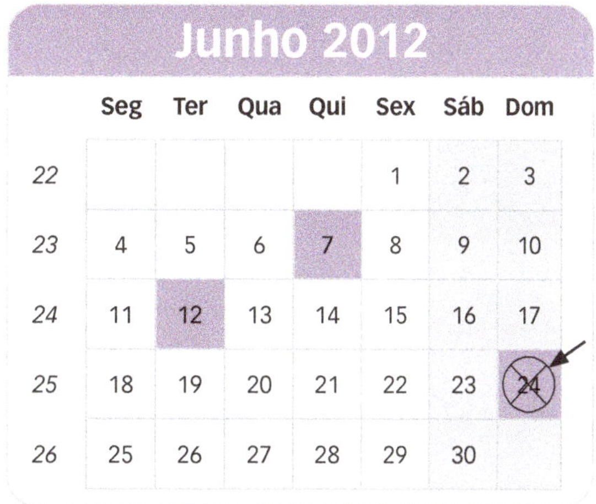

Figura 21.2 – Marcação com um "X" sobre o dia que se encerra, simbolizando o fechamento deste dia.

posto que ele poderá necessitar deste conhecimento algum dia.

As demais técnicas de memorização devem ser ensinadas ao longo das demais sessões, sendo que a ordem para se ensinar é determinada pela demanda do idoso. Caso o idoso tenha dificuldades em reconhecer rostos ou dificuldades em recordar o nome de um rosto conhecido e isto o esteja incomodando, recomenda-se que sejam ensinadas técnicas que possam melhorar este problema, tais como associação de nomes e objetos.

Diga ao idoso que a técnica consiste em comparar alguma característica física da pessoa com algo que a faça lembrar-se dela; ou então alguma característica da profissão que lhe remeta ao nome dela. Como o uso da técnica é bastante pessoal, pois o idoso deverá por si só identificar estas características nas pessoas de seu convívio, fica difícil treinar esta habilidade. No entanto, podemos propor desafios ao idoso para verificar se ele realmente compreendeu a tarefa. Para isso, podemos exemplificar a tarefa com exemplos para o treinamento da técnica e familiarização com a mesma. Mostre a ele que a técnica é bastante simples de ser usada, e seus resultados são extremamente interessantes. Inicie a tarefa mostrando a ele um exemplo de associação, pois assim o idoso terá maior facilidade em compreender como todo o processo ocorre. Mostre a ele a famigerada imagem do senhor Alcino, um senhor loiro que possui um bigode enorme, e componha juntamente com ele a associação. O bigode do Alcino lembra muito um sino. O bigode de sino é do Alcino. Assim, associou-se o formato do bigode com um objeto (sino), que compôs o nome dele (Alcino) (Figura 21.3).

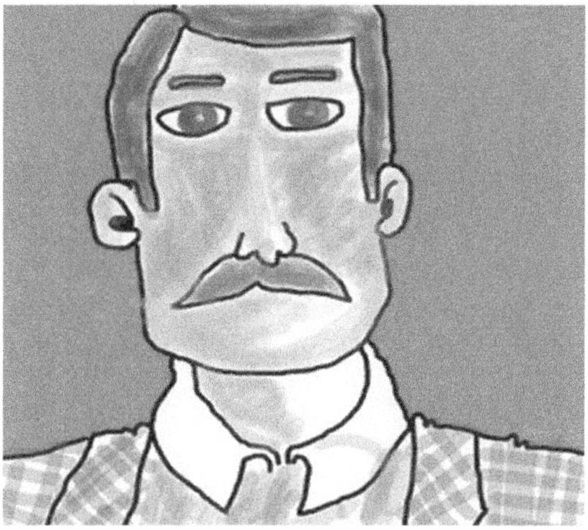

Figura 21.3 – "Ele tem um sino na boca"

Embora o exemplo seja bastante caricaturizado, é extremamente útil para que o idoso possa perceber que este tipo de associação funciona muito bem.

Para verificar se o idoso compreendeu a técnica e sabe aplicá-la, elabore uma lista com nomes e características. Desta vez, utilize características da profissão das pessoas. Inicie com nomes simples, de fácil associação para que o idoso possa ganhar confiança e não desista de aprender a técnica.

João - padeiro
Agenor - secretário
Priscila - nadadora
Paula - professora

Com os dados acima, como exemplo, peça para que ele realize associações entre os nomes e profissões. Possivelmente surgirá algo semelhante a isso:

João - padeiro = João faz pão. João Pão. Logo, João é padeiro.

Agenor - secretário = Agenor agenda coisas. Agenor agendador. O agendador é o Agenor. O agenor é secretário.

Priscila - nadadora = Priscila adora piscina. Priscila Piscina. A Priscila é nadadora.

Paula - professora = A Paula dá aula. Quem dá aula é Paula. A Paula é professora.

Após alguns treinos com os nomes acima, verifique se ele já é capaz de identificar os nomes por meio das profissões. Note, abaixo, que as profissões foram embaralhadas para eliminar a possibilidade de que o idoso tenha decorado os nomes na ordem e que apareciam:

Quem é o secretário?
Quem é nadador?
Quem é professor?
Quem é padeiro?

Eleve o grau de dificuldade aumentando o número de nomes e profissões.

Estes exemplos ajudam-no a familiarizar-se com a associação por meio da profissão, mas lembre-o de que as características físicas das pessoas ajudam muito neste processo, então os leve a pensar também em uma associação sob ponto de vista físico do indivíduo a ser associado. Para isso, trabalhe com imagens. Encontre imagens de pessoas que tenham algo marcante, como um nariz grande, uma pinta evidente, orelhas pontudas, careca, dentes separados, etc. Dê nome a cada uma dessas pessoas e alguns detalhes como profissão, interesses pessoais, etc. Todos estes detalhes devem fazer com que o idoso componha o personagem. Faça algumas perguntas ao idoso sobre estes personagens e veja o grau de acerto.

Conforme eles vão treinando, mostre apenas a figura e peça para que lhe diga tudo o que lembra sobre a pessoa.

Importante: A associação é algo muito pessoal. A associação que a pessoa criar deve fazer sentido unicamente a ela. O terapeuta não deve questionar o modo com o qual o idoso realiza suas associações, pois quem deve entender o significado da associação é o idoso, visto que é ele quem irá se beneficiar do processo. Caso a associação criada pelo idoso soe estranha ao terapeuta, este deve questioná-lo do motivo pelo qual ele escolheu esta associação. Se houver algum sentido, não interfira. Este sentido pode tanto ser pessoal, como por exemplo, o nome de um cachorro de sua infância, ou algo relacionado ao contexto histórico da pessoa, como algum som que havia em determinada propaganda do rádio, cujo produto tinha o mesmo nome da pessoa alvo da associação.

Portanto, o idoso é livre para fazer a associação que quiser, caso ela faça algum sentido para ele.

A "categorização" é mais uma estratégia de memorização. É extremamente útil para memorização de itens para compra em supermercados, lojas, etc. Explique ao idoso que a estratégia consiste em agrupar itens semelhantes entre si, de modo a facilitar a memorização.

O treino da categorização é bastante simples, pois se solicita ao idoso que ele, primeiramente, agrupe em categorias os itens presentes em uma lista de supermercados e nomeie estas categorias criadas por eles.

Por exemplo:
Leite
Shampoo
Café
Arroz
Pão
Sabonete

A tabela 21.1 mostra um exemplo de categorias que podem ser formadas:

Tabela 21.1		
Líquidos	Sólidos	Higiene
Café	Arroz	Shampoo
Leite	Pão	Sabonete

Ou categorias semelhantes, desde que contemplem os itens corretos.

O treino com listas de supermercado devem iniciar com poucos itens – cerca de seis itens e duas categorias. Conforme o idoso adquire experiência em categorização, aumenta-se o número de itens e de categorias gradativamente, podendo chegar a até 15 itens.

Esta evolução na quantidade de itens e categorias deve ocorrer após o idoso aprender a categorizar cada item e, principalmente, após ser capaz de lembrar-se dos itens sem olhá-los. Após estas etapas, a quantidade de itens deve ser aumentada, bem como a quantidade de categorias. Cada vez que o idoso for realizar a tarefa ou aumentar a dificuldade, troque os itens da lista.

Outra técnica de memorização que deve ser ensinada aos idosos é a imagem mental, muito associada à criação de histórias mentais.

Iniciemos com a formação de imagens mentais. Esta técnica consiste em memorizar algum item ou nome a partir de uma imagem mentalmente criada, envolvendo os itens/nomes a serem armazenados. É importante que o idoso seja estimulado a criar imagens estranhas, bizarras e nojentas. Este tipo de imagem tende a ser melhor armazenada na memória pelo fato de associarmos esta imagem surreal a algum julgamento que fazemos. Ao julgarmos algo, acrescentamos emoção à informação e, conforme foram explicadas em capítulos anteriores, as emoções possuem papel muito importante na consolidação de novas informações, especialmente se esta emoção for ruim, como a sensação de "nojo" em alguma imagem, ou extremamente surreal, como algo que seguramente sabemos ser impossível de acontecer.

Peça para que um idoso crie uma imagem mental de itens aleatórios (atente para que estes itens não sejam categorizáveis, para que ele possa experimentar a imagem mental de maneira mais pura). Ajude-o a criar algo no início, e depois o deixe criar sozinho. Por exemplo, mostre a ele as seguintes palavras:

Feijão
Prato
Rato
Palhaço
Colher

Crie juntamente com o idoso uma imagem mental que seja estranha o suficiente para causar algum sentimento. Por exemplo, imagine um palhaço comendo feijão e, quando ele dá uma colherada no prato, ele pega um rato junto com feijão.

A imagem do rato no meio do prato de feijão que o palhaço estava comendo pode causar várias sensações diferentes em cada um de nós, mas seguramente serão repugnantes.

Alerte o idoso para que ele tente colocar em sua imagem mental apenas os itens que façam parte da lista, a fim de evitar intrusões.

Em outro exemplo, agora aliando imagem mental com associação, pode-se pedir para que o idoso imagine uma pessoa. Digamos que esta pessoa se chame Pedro e que o idoso não consegue associar o nome à pessoa. Peça para que o idoso imagine uma situação bastante diferente em que esta pessoa se relacione com o nome dela. O nome "Pedro" é facilmente associável à "pedra", o que facilita a formação de uma imagem mental. No entanto, lembre-se de que esta imagem deve ser estranha. Neste caso, o idoso pode imaginar a pessoa carregando duas pedras enormes em cada um dos ombros, ou então imaginá-la como um "homem-pedra". As duas situações são irreais, o que facilita a associação do nome à pessoa.

A técnica de criação de imagens mentais pode ser estimulada e treinada por meio de listas, e pedir para que a pessoa forme as imagens mentais com as palavras das listas. Peça para que ela crie apenas uma imagem com todos os itens, e lembre-se de pedir ao idoso que evite inserir palavras que não estejam na lista.

Paralelo à técnica de criação de imagens mentais está o processo de criação de histórias mentais. O processo é bastante semelhante ao de imagens mentais, mas ao invés de pedir ao idoso que imagine uma cena, o terapeuta deve solicitar que ele crie uma história com aqueles itens apresentados a ele.

Assim como na técnica de criação de imagens mentais, quanto mais estranha a história soar, melhores serão os resultados.

Treine com listas de objetos para que ele possa aprender a utilizar a técnica. Lembre-se de que as histórias são livres, e ele pode relacionar todos os itens da maneira que desejar.

Por exemplo:
Galo
Lâmpada
Cogumelo
Cadeira
Telefone
Meia
Escova de dente
Espelho

A história criada poderia ser:

"Havia um galo que estava dormindo sentado em uma cadeira com suas meias quentes. O telefone tocou, o galo se assustou, e lembrou-se que havia comido cogumelos antes de cair no sono! Dirigiu-se até o banheiro, acendeu a luz mas percebeu que a lâmpada estava queimada... pegou a escova de dente e fez a higiene em frente ao espelho".

Este é um exemplo de história que pode ser criada. É importante que o idoso, ao final de sua história, possa ter inserido todos os itens da lista e lembrá-los depois.

Por fim, outra técnica que deve ser ensinada ao idoso é o chamado "grifos". Esta técnica é muito utilizada para se armazenar informações de textos e notícias impressas, pois consiste em sublinhar as principais ideias (pequenas frases de duas ou três palavras para dar sentido ao contexto) do texto. O intuito com a tarefa é sublinhas ideias-chave para a compreensão de um texto completo em poucas palavras.

Para treinar o idoso, pré-selecione textos que não apresentem conteúdo emocional, principalmente emoções negativas. Selecione textos neutros tais como notícias de esportes, tecnologia, matérias sobre locais de lazer, etc. Inicie com textos pequenos, de cerca de 10 linhas ou dois parágrafos. Entregue o texto ao idoso juntamente com uma folha em branco para que ele possa escrever as palavras sublinhadas e montar um novo texto.

Leia o texto com o idoso uma vez e peça para que ele sublinhe as principais ideias que estão no texto. Diga a ele para grifar as palavras mais importantes e que o ajudarão a compreender o texto depois (Figura 21.4).

Mulher se casa com manequim nos EUA

A norte-americana Harley Dinkinson anunciou hoje, em sua página na internet, que se casará com um manequim de roupas esportivas de um shopping nas localidades de Nova Iorque.

A empresária de 34 anos já confeccionou os convites para o casamento e escolheu o vestido para a cerimônia, que contará com convidados, padrinhos e orquestra. Indagada sobre a escolha do "noivo", Harley respondeu que tinha medo de envelhecer sozinha.

Figura 21.4

Selecione, juntamente com o idoso, quais as ideias que deverão ser selecionadas por julgarem importante no resgate da informação do texto todo, e escreva as palavras e ideias no papel fornecido ao idoso (Figura 21.5).

Mulher se casa com manequim nos EUA

A norte-americana Harley Dinkinson anunciou hoje, em sua página na internet, que se casará com um manequim de roupas esportivas de um shopping nas localidades de Nova Iorque.

A empresária de 34 anos já confeccionou os convites para o casamento e escolheu o vestido para a cerimônia, que contará com convidados, padrinhos e orquestra. Indagada sobre a escolha do "noivo", Harley respondeu que tinha medo de envelhecer sozinha.

Norte-americana
Anunciou
Internet
Casará
Manequim
Nova Iorque
Empresária de 34 anos
Convites
Convidados
Padrinhos
Orquestra
Escolha do noivo
Medo de envelhecer sozinha

Figura 21. 5

Retire o texto de jornal das mãos do idoso e peça para que ele lhe conte a história utilizando apenas as palavras escritas no papel. Peça para que ele tente se lembrar dos detalhes da história. Conforme o idoso ganhe prática na atividade, aumente o número de linhas do texto e limite o número de palavras a ser grifadas, proporcionalmente ao número de linhas que o texto tiver. Lembre-se que o intuito em grifar as palavras é o de desenvolver na pessoa a capacidade de sintetizar um conteúdo grande em poucas palavras, mas que remetam ao conteúdo detalhado.

Ao final de cada uma das sessões, resuma o encontro ao idoso, relembrando tudo o que foi realizado no dia e dê mais alguns exemplos simples e rápidos sobre cada temática abordada no dia. Sempre que possível, retribua os acertos dos idosos com grande entusiasmo e elogios. O reforço positivo das ações aumenta a autoestima e evita que o idoso abandone o treino.

Ao estimular cognitivamente idosos saudáveis, devemos sempre trabalhar pensando no treino das habilidades cognitivas em geral, focando o seu treino, mas alocando os itens descritos até o momento de acordo com a prioridade das pessoas. Dependendo da dificuldade do idoso ou, caso julgue necessário, repita cada item durante dois ou três encontros seguidos, e relembre-o de todas as técnicas ensinadas no final do programa de estimulação, em um dia especial – geralmente no último dia. Além de trabalhar os itens ensinados até o momento, busque estimular cada habilidade cognitiva do idoso por meio de exercícios e atividades específicas para cada habilidade, a serem detalhados melhor no próximo item, sobre CCL e DA.

Recomenda-se que se realizem algumas sessões a cada seis meses ou um ano, a fim de relembrar o idoso sobre as técnicas ensinadas e avaliar o impacto do treino cognitivo sobre a vida dele.

Estimulação cognitiva em idosos com CCL e DA

É importante que idosos com CCL e DA passem por uma avaliação antes de se definir o cronograma de atividades, seja por meio do MEEM ou do Exame Cognitivo de Addenbrooke – versão revisada (ACE-R). Recomenda-se a utilização de um destes instrumentos, pois ambos são validados no Brasil e possuem ampla utilização nas clínicas e consultórios médicos, o que facilita a comparação dos dados obtidos com exames anteriores que o idoso eventualmente tenha realizado.

Ambos os testes possuem vantagens e desvantagens em sua aplicação, seja pela possibilidade de efeito de retestagem do MEEM, ou o longo tempo de aplicação da ACE-R; seja pelo fato de o MEEM ser mais conhecido e utilizado, enquanto o ACE-R aponta quais habilidades cognitivas estão mais preservadas e quais estão em declínio.

A escolha do instrumento de avaliação é pessoal e depende também do conhecimento técnico de cada um para a aplicação.

A aplicação do instrumento deve ser realizada individualmente, em um ambiente tranquilo, de portas fechadas, com iluminação suficiente para a realização dos testes e certifique-se previamente de ter à mão todos os itens necessários para a realização da bateria do início ao fim, sem interrupções. Peça para que familiares e cuidadores deixem o local, pois assim poderá obter respostas mais fieis à realidade visto que o idoso pode ficar nervoso ao errar coisas simples em frente aos familiares e comprometer o restante da aplicação; ou até mesmo evitar que os familiares forcem o idoso a responder, ou respondem em seu lugar.

Feita a avaliação com o idoso, dirija-se ao familiar ou cuidador que passa a maior parte do tempo com ele e tente obter o máximo de informações sobre o cotidiano do idoso. Lembre-se que tudo o que o terapeuta ver durante as sessões é apenas um recorte da realidade, pois é o familiar que passa a maior parte do tempo com o idoso e pode lhe dizer peculiaridades e características do cotidiano dele. Nesta entrevista, pergunte ao familiar se o idoso sabe se possui ou não a doença de Alzheimer. A decisão de revelar o possível diagnóstico ao idoso é única e exclusiva da família. Se o familiar disser que o idoso não sabe que possui a doença, pergunte ao familiar como você deve proceder caso seja questionado do motivo de sua presença na casa ou dos problemas de memória que lhe aflige.

Muitas outras informações importantes sobre o idoso podem ser obtidas por meio do Inventário Neuropsiquiátrico (NPI), que explora diversas questões sobre o cotidiano do idoso, tais como presença ou ausência de delirium, hipersexualidade, etc.

Com os dados do teste de rastreio cognitivo, entrevista com o idoso e familiares/cuidadores e resultados do NPI em mãos, inicia-se o planejamento do programa de estimulação cognitiva.

Em geral, o terapeuta escolhe um destes dois métodos de trabalho: ou se estimula as habilidades cognitivas que estão preservadas a fim de mantê-las pelo maior período possível e dispensa menor atenção às habilidades em declínio; ou se estimula as habilidades em declínio a fim de retardar ao máximo sua perda, enquanto as habilidades menos comprometidas ainda estão bem preservadas.

A estimulação cognitiva em idosos com CCL é bastante benéfica, como anunciado no início deste capítulo, mas o idoso com DA aproveita melhor os benefícios da estimulação entre as fases iniciais da doença e no início da fase moderada. Nas etapas mais avançadas da DA moderada a estimulação cognitiva ainda beneficia o idoso, mas de maneira diferente, onde o foco na manutenção da cognição deve ser desviado para a interação social e resgate de histórias de vida. Embora o idoso não seja mais estimulado cognitivamente nesta fase, os benefícios são outros.

Nos idosos com CCL e DA inicial, cada sessão de estimulação cognitiva segue um padrão semelhante ao de idosos saudáveis. No entanto, algumas peculiaridades devem ser levadas em consideração.

Inicia-se a sessão perguntando como o idoso está e se houve alguma novidade ao longo da semana. Neste período da doença, muitos se lembram de acontecimentos diferentes à sua rotina. No caso da estimulação na residência, o terapeuta pode perguntar ao familiar/cuidador se aconteceu algo fora da rotina ao longo da semana para confirmar a informação.

A próxima pergunta ao idoso deve ser de orientação temporal. Pergunte em que mês estamos, o dia do mês, o ano e o dia da semana. A ordem do dia/mês deve ser alterada, pois é comum que o idoso não se lembre do dia do mês, mas ele deve se lembrar qual é o mês corrente. Ao se lembrar do mês, ele ganha confiança e se esforça para se lembrar do dia. O idoso também não deve ter dificuldades para se lembrar do ano, mas talvez tenha dificuldades em lembrar-se do dia da semana.

Caso o idoso tenha dificuldades em se recordar do dia do mês, não ofereça a resposta. Dê pistas temporais para que ele se recorde, dizendo datas de feriados próximos, dias marcantes, etc. "Semana passada tivemos o feriado de 7 de setembro...". Caso esteja realizando a estimulação cognitiva em grupo, peça para que cada um dos participantes diga a data completa, nos moldes apresentados acima. Caso um dos idosos apresente dificuldades em se lembrar do dia do mês, diga a ele que preste atenção aos demais colegas e passe a perguntar aos demais. Ao final da rodada retorne ao idoso que não se lembrava da data e pergunte novamente.

Para DA, há casos em que os idosos possuem dificuldade em se lembrar do mês. Para isso, a dica a ser dada deve ser a de um feriado que ocorre no mês. "Este mês comemoramos a independência do Brasil". Lembre-se que estas pistas devem ser dadas após a confirmação de que o idoso não se lembra mais do mês, quando perceber que o idoso está dizendo o nome dos meses aleatoriamente.

Alguns idosos costumam dizer o número do mês... "estamos no mês oito". Se isso ocorrer, solicite que ele diga o nome do mês.

Há casos em que o idoso não se lembra do ano em que estamos. Alguns levarão um tempo maior para se recordar, mas outros não. Geralmente idosos que não se lembrarem irão dizer que estamos em algum período do século passado: "1997, 1978, 1912...". Isso se dá, pois viveram a maior parte de suas vidas nos anos "mil novecentos e alguma coisa". Para trazê-lo à realidade, poderá trabalhar o ano por repetição ou então por associação.

O dia do mês, conforme apontado, também é difícil de ser evocado de maneira correta. As pistas para isso, no entanto, são mais fáceis de serem oferecidas. Diga algo como "eu venho aqui nas terças e quintas. Se estou aqui, hoje só pode ser...", etc.

Incentive os idosos com CCL e DA a utilizarem o calendário como descrito no tópico sobre idosos saudáveis. A informação da data adentrará o sistema nervoso por meio de duas vias, reforçando a informação e trazendo independência aos idosos.

O treino cognitivo segue os mesmo padrões descritos para idosos saudáveis. A diferença está no tempo em que o terapeuta deverá dispensar para cada técnica. Geralmente trabalha-se com a mesma técnica até que o idoso aprenda a utilizá-la com perfeição antes de passar para a próxima. Ao final do treino da segunda técnica, tente integrar o que foi aprendido na primeira técnica com a segunda. Isto mostrará ao idoso que as técnicas são integradas (o que lhe beneficiará mais se utilizá-las em conjunto) e ao mesmo tempo servirá como recordação e reforço da primeira técnica.

Para estimulação cognitiva em grupo, sugere-se que a primeira técnica a ser ensinada seja a associação. Deste modo os idosos podem treinar esta técnica entre eles, criando associações para se lembrar dos nomes dos colegas.

Diferentemente de idosos saudáveis, em que o número de sessões sugerido é em torno de 12; para o treino cognitivo com idosos CCL e DA não há um número fixo mínimo e nem limite de estimulação. Geralmente a estimulação cognitiva acompanha todo o desenvolvimento da doença. Como já apresentado ao longo de todo o livro, a estimulação cognitiva consegue retardar o avanço da doença, o que sugere que a estimulação cognitiva, além de apresentar estratégias compensatórias aos idosos, treina as habilidades cognitivas a fim de mantê-las funcionais.

Treino de atenção visual e auditiva:

A atenção é uma das habilidades cognitivas que, naturalmente, declinam-se. No entanto, ela é extremamente importante para a formação das memórias. Treinar a atenção tem aplicabilidade, portanto, na melhoria da memória.

Nós possuímos pelo menos cinco atenções: atenção visual, auditiva, gustatória, olfativa e tátil. As mais importantes, tanto do ponto de vista prático quanto da formação de memórias, são as atenções visual e auditiva.

Estas atenções podem ser treináveis de maneira relativamente simples. Para atenção visual, utilize jogos como caça palavras, jogo dos sete erros, ou imagens conhecidas na internet como "*PixelArt*" e "*Treasure Hunter*", em que o idoso deve procurar determinados objetos, pessoas, etc. em uma folha com diversas outras imagens e distratores. São bastante semelhantes às imagens do livro "onde está o Wally", com a diferença de estarem inclusas em um contexto categorizado – loja de discos, praia, zoológico...

Os jogos de caça-palavras e sete erros são bem conhecidos e não precisam de explicações de como proceder com o idoso a não ser, claro, de lembrar ao terapeuta de não auxiliar o idoso, pois assim ele não estará treinando sua atenção.

Já no rastreio de imagens, como no caso das *PixelArt* e *Treasure Hunter*, é recomendado que o terapeuta ofereça uma imagem simples ao idoso e peça para que ele procure determinado objeto. Analise a dificuldade que o idoso terá para isso. Caso ele encontre facilmente o que foi pedido, passe para uma figura complexa e analise a dificuldade dele. Assim o terapeuta poderá determinar um ponto médio para as atividades de atenção visual.

Importante: pré-selecione os objetos a serem procurados. O primeiro objeto que solicitar que o idoso encontre deve ser de fácil localização para que ele possa ganhar confiança em sua busca. Não selecione mais do que quatro objetos por imagem, pois o idoso já terá estudado bastante a imagem ao procurar os objetos anteriores.

Caso ele não consiga encontrar o objeto, cubra o lado oposto de onde a figura está e diga: "o objeto que o senhor procura está nesta metade da figura", apontando para o lado descoberto da imagem. Vá restringindo o espaço até que sobre um quarto da imagem a ser vasculhada. Se mesmo assim ele não encontrar, diga a cor do objeto.

Há outras atividades, como quantificar as letras "B" em sequencias de "D".

"DDDDDBDDDDDBDDD"

Nesta atividade, dependendo do grau da doença ou acuidade visual, substitua o "B" por letras mais evidentes, como um "A".

Outra atividade consiste em mostrar uma imagem ao idoso e pedir para que ele grave todas as informações possíveis. Cubra a imagem e peça para que ele descreva o que viu. Repita o processo com a mesma imagem e depois vá alterando as imagens.

As atividades de atenção visual podem ser bastante variadas, como encontrar determinado tipo de triângulos em uma lista com diversos tipos de triângulos, etc.

O treino da atenção auditiva necessita que o idoso não possua déficits de audição, do mesmo modo que o treino de atenção visual necessita que o idoso não apresente déficits visuais graves.

O treino de atenção auditiva consiste no rastreio de determinada palavra em meio ao trecho de alguma música. Para isso, selecione uma música que o idoso não conheça a letra e escolha uma palavra que se repete com certa frequência. Geralmente as músicas repetem algumas palavras com certa frequência, como as palavras "você", "eu", "amor" e outras palavras repetitivas na música escolhida pelo terapeuta. Com a palavra já selecionada, diga ao idoso que irá ligar a música e que ele deverá contar quantas vezes aparece a palavra "X". Toque o trecho da música uma vez e pergunte o número de vezes que a palavra apareceu. Se o número dito pelo idoso não corresponde com o correto, toque mais uma vez e pergunte novamente. Repita o processo três vezes e, na quarta, conte junto com o idoso.

Outra atividade de atenção auditiva alia o reconhecimento dos sons. Toque alguns sons e peça para que ele te diga que som ele ouviu, ou peça para que desenhe o objeto relacionado ao som.

Por exemplo, toque uma sirene e espere que o idoso diga (ou desenhe) uma sirene, um carro de polícia, bombeiros, etc.

Recomenda-se que toda sessão de estimulação cognitiva tenha exercícios de atenção. Usualmente, este exercício é apresentado no início das sessões para que o idoso beneficie-se do treino de atenção ao longo da sessão. Por tanto, recomenda-se que a estrutura da sessão seja: perguntas sobre a semana do idoso; localização temporal, tarefa de atenção, ensino de técnica cognitiva e exercício da técnica apresentada e/ou treino de outras habilidades cognitivas por meio de atividades (que seguem abaixo).

Outras habilidades cognitivas que devem ser treinadas são: visuoconstrução, linguagem e fluência verbal.

A visuoconstrução pode ser trabalhada com quebra-cabeças, com figuras que não sejam infantilizadas e com peças grandes para facilitar a visualização. O recomendado é de 15 a 30 peças para idosos saudáveis, e entre quatro e nove peças para idosos com DA. Outros jogos também podem ser utilizados para isso, como o Cilada.

Funções executivas podem ser trabalhadas com questões simples. Diga: o(a) senhor(a) vai ouvir grupo de três palavras. Se as três forem iguais, escreva A. Se forem diferentes escreva B. Se houver duas iguais e uma diferente, escreva C. Exemplos: Sabão, detergente, laranja. Resposta: C; Jabuticaba, melão, banana; Resposta: A. Cachorro, nuvem, caderno; Resposta: B, e assim alternativamente de acordo com os itens e categorias escolhidos. Outra tarefa realizada sugerida é o Labirinto, em que o idoso deve encontrar o caminho correto que ligue a entrada e a saída. Neste jogo há várias opções de caminhos, mas apenas um está correto. Em geral os idosos apresentam muita dificuldade nesta atividade, pois não entendem que não devem cruzar as linhas que separam os diferentes caminhos. Caso ele não consiga realizar esta tarefa, ofereça outra a ele para compensar a não realização desta. Um bom exemplo de atividade é a Tarefa de Simulação de Troco. Mostre uma lista de compras para o idoso, com os preços dos produtos ao lado. Pergunte a ele quanto ele irá gastar na compra, mas peça que faça os cálculos mentalmente. Vá aumentando a dificuldade gradualmente, e ofereça meios de tornar a experiência o mais próxima da realidade possível. Por exemplo, diga ao idoso que ele possui cinco reais para gastar em uma determinada compra, cujo valor total foi de um real e sessenta e cinco centavos. Espalhe notas e moedas sobre a mesa e peça para que ele pegue o troco. Posteriormente, alie esta atividade com a técnica de categorização, e peça que os idosos organizem alguns itens de uma lista em categorias e tentem memorizá-los. Depois de memorizados, peça que procurem os produtos da lista em outra lista, com muito mais itens e com os respectivos preços. Se possível, ao invés de utilizar uma segunda lista, monte um minimercado com embalagens de produtos vazios, certificando-se sempre de que tenha à disposição todos os itens que estejam na lista a serem memorizados e vários outros itens que atuarão como distratores. Peça que eles peguem os itens, confiram o valor e efetue o pagamento – com recolhimento de troco.

Para atividade de linguagem, utilize a fluência verbal categoria animais e frutas. Peça para que o idoso diga o maior número de animais ou frutas que comecem com as letras "F", "A" ou "S". É possível também restringir as categorias, como "animais que existem na fazenda", etc.

Outra atividade que pode ser utilizada é o Dominó Fonológico. A tarefa consiste em elencar uma categoria (por exemplo, animais) ou utilizar palavras aleatórias, mas a única regra é que as palavras devem iniciar com a última sílaba da palavra anterior. O terapeuta inicia com uma palavra – p. ex.: cavalo - e o idoso deve dizer outra que se inicie com "lo", como "lontra". O próximo deve dizer uma palavra que se inicie com "tra", como "trator", e assim sucessivamente. Palavras que terminem com "nha", "nho", "lha" "lho" devem ter o "h" excluído, permanecendo "na", "no", "la", "lo". Para o "Ç" elimina-se o cedilha e assume-se o "C" (Fig 21.6).

Cavalo, lontra, trator, tornado, doninha, nadador, dormente...

lo tra tor do na dor

Figura 21. 6

A estimulação cognitiva em grupo

Até o momento, atemo-nos apenas na estimulação cognitiva individualizada, com foco na residência do idoso, com rápidas menções à estimulação em grupo.

Sem dúvida, a principal diferença entre o trabalho com idosos em sua residência e em grupo, tanto de indivíduos saudáveis quanto – e principalmente – de indivíduos com CCL ou DA é o foco nas individualidades de cada um.

Em se tratando de idosos saudáveis, o grupo deve ser formado por até 12 indivíduos preferencialmente dispostos em círculo para que todos possam se enxergar e se ouvir, aumentando assim o contato social entre todos.

Na primeira sessão é importante que todos se apresentem e firmem um contrato social de sigilo de informações. O que for revelado ao grupo deverá permanecer no grupo. No entanto, as técnicas que serão ensinadas poderão ser disseminadas entre os familiares e comunidade. Ainda no primeiro encontro, solicite que todos digam as principais dificuldades que possuem, e liste-as em uma folha de papel destacando as mais citadas para dar ênfase no treino destas.

O número de sessões e o conteúdo são bastante semelhantes ao que é oferecido nas sessões individuais. No entanto, como há mais gente e nem todos possuem o mesmo ritmo para realizar as atividades individuais, sugere-se um tempo médio de duas horas por sessão. Vale lembrar que o ensino de técnicas deve ser feito ao coletivo, mas as atividades de compreensão das mesmas devem ser individuais.

A estimulação cognitiva em grupo diminui a individualidade do serviço, mas o terapeuta deve estar atento às manifestações diretas e indiretas de dificuldade dos idosos e buscar auxiliá-los nestas questões. Tente, ao máximo, passar por todos durante as atividades para acompanhar o desenvolvimento de cada um deles.

Ao se criar grupos de estimulação cognitiva para idosos com CCL e DA, é de fundamental importância que os grupos sejam divididos com base nos perfis clínicos e cognitivos dos idosos.

Idosos que apresentam CCL comportam-se bastante parecidos com idosos saudáveis. Deve-se enfatizar o treino das habilidades cognitivas com base em atividades como sugerido no tópico sobre estimulação cognitiva em idosos com CCL e DA.

Em indivíduos com doença de Alzheimer, o terapeuta deve iniciar a primeira sessão perguntando o motivo pelo qual eles estão no grupo. Talvez não haja resposta imediata a esta pergunta, pois podem sentir-se envergonhados ao dizer que possuem problemas de memória – lembre-se que nem todos sabem que possuem DA, logo também acham que os demais são saudáveis. Caso isso ocorra, o terapeuta deve ser categórico ao perguntar "estão aqui porque tem algum problema de memória?". Em geral, após esta pergunta do terapeuta, os idosos revelam sua dificuldade de memória. Anote-as para serem trabalhadas.

Atente para aqueles que dizem que não possuem nada, mesmo após ser questionado se tem alguma dificuldade no dia a dia. A perda de julgamento é algo que deve ser melhor investigado. Após algumas semanas de estimulação cognitiva, refaça esta pergunta os idosos que, inicialmente, disseram não possuir problema nenhum de memória em sua vida cotidiana.

As sessões devem ser compostas por, no máximo, oito idosos. Como é um público que necessita de maior atenção, quanto menos pessoas haver na sala, melhor.

O terapeuta também pode contar com o auxílio de ajudantes com certo nível de conhecimento em estimulação cognitiva para que possam auxiliá-lo nas tarefas individuais, visto que os grupos de idosos com doença de Alzheimer costumam ser bastante heterogêneos quanto à cognição e comportamento. Se algum idoso estiver agitado e estiver atrapalhando o bom andamento das atividades, solicite que algum ajudante dê uma volta com ele e o leve para beber água ou ir ao banheiro. Peça para retornar em seguida. Caso algum idoso manifeste desejo de ir ao banheiro, ele deve sair sempre acompanhado para que não se perca no trajeto de ida ou volta.

Sempre inicie as sessões perguntando como foi a semana ou o dia do idoso.

É recomendado ao terapeuta que inicie, já na primeira sessão, o ensino da técnica de orientação temporal por meio do calendário, e a associação, treinando com os nomes dos próprios idosos. A estimulação cognitiva deve ser sempre bastante dinâmica, e toda tarefa realizada com sucesso deve ser reforçada por meio de palmas, sorrisos e incentivos verbais.

Bibliografia

1. American Psychiatric Association. Diagnostic and statistical manual of mental disorders, 4th Ed. Washington, DC: American Psychiatric Association, 1994.

2. McKhann GM, Knopman DS, Chertkow H, et al. The diagnosis of dementia due to Alzheimer's disease: recommendations from the National Institute on Aging and Alzheimer's Association workgroup. Alzheimer's & Dementia, 2011.

3. Frota NAF, Nitrini R, Damasceno BP, Forlenza OV, Dias-Tosta E, Silva AB, et al. Group Recommendations in Alzheimer's Disease and Vascular Dementia of the Brazilian Academy of Neurology, Criteria for the diagnosis of Alzheimer's disease Recommendations of the Scientific Department of Cognitive Neurology and Aging of the Brazilian Academy of Neurology, *Dement Neuropsychol* 5(3):146-152, 2011.

4. Bottino CM, Azevedo Djr, Tatsch M, Hotatian SR, Moscoso MA, Folquito J, Scalco SZ, et al. Estimate of dementia prevalence in a community sample from São Paulo, Dementia Geriatric Cong. Disord 26 (4):291-299, 2008.

5. Nitrini R. Dementia in the developing world. Dementia & neuropsychologia 3:1-1, 2009.

6. Scazufca M, Almeida OP, Vallada HP, Tasse WA, Menezes PR. Limitations of the Mini-Mental State Examination for screening dementia in a community with low socioeconomic status. European Archives of Psychiatry and Clinical Neuroscience 259:8-15, 2009.

7. Marinho V, Blay SL, Andreoli SB, Gastal FL. A prevalence study of current tobacco smoking in later life community and its association with sociodemographic factors, physical health and mental health status. Social Psychiatry and Psychiatric Epidemiology 43:490-497, 2008.

8. Organização Mundial da Saúde (OMS) Envelhecimento ativo: uma política de saúde/ World Health Organization; tradução Suzana Gontijo. Brasília: Organização Pan-Americana da Saúde 60-70, 2002.

9. Jack CR Jr, Albert MS, Knopman DS, McKhann GM, Sperling RA, Carrillo MC, et al. Introduction to the recommendations from the National Institute on Aging and the Alzheimer's Association workgroup on diagnostic guidelines for Alzheimer's disease. Alzheimer's & Dementia In press, 2011.

10. Brum P, Forlenza OV, Yassuda MS. Cogntive training in Mild Cognitive Impairment, Dementia & Neuropsychologia (2):127-131, 2009.

11. Lima-Silva TB, Ordonez TN, Dias-Santos G, Fabrício AT, Aramaki FO, Almeida EB, et al. Effects of cognitive training based on metamemory and mental images, Dementia & Neuropshycologia 4(2):114-119, 2010.

12. Lima-Silva TB, Valente-Oliveira AC, Malagutti MP, Vianna-Paulo DL, Danzini V, Yassuda MS. Treino cognitivo para idosos baseado em estratégias de categorização e cálculos semelhantes a tarefas do cotidiano, Revista Brasileira de Geriatria e Gerontologia, 2011.

13. Ball K, Berch DB, Helmers KF, Jobe JB, Leveck MD, Marsiske M, et al. Effects of cognitive training interventions with older adults: A randomized controlled trial. In: Journal of the American Medical Association 288(18):2271-2281, 2002.

14. Calero E, Navarro E. Cognitive plasticity as a modulating variable on the effects of memory training in elderly persons. Arch of Clinical Neuropsy 22:63-72, 2007.

15. Yassuda MS, Tavares SS, Fortes AG, Neri AL. Treino de memória em idosos saudáveis: Mecanismos e benefícios. Psicologia. Reflexão e Crítica 19:470-481, 2006.

16. Belleville S, Gilbert B, Fontaine F, Gagnon L, Menard E, Gauthier S. Improvement of episodic memory in persons with mild cognitive impairment and healthy older adults: evidence from a cognitive intervention program. Dementia and geriatric cognitive disorders 22:486-99, 2006.

17. Belleville S. Cognitive training for persons with mild cognitive impairment. International Psychogeriatrics 20(1):57-66, 2008.

18. Boyle PA, Wilson RS, Aggarwal NT, Tang Y, Bennett DA. Mild cognitive impairment. Risk of Alzheimer disease and rate of cognitive decline. Neurology 67:441-445, 2006.

19. Miotto EC, Serrao VT, Guerra GB, Lúcia MCS, Scaff M. Cognitive rehabilitation of neuropsychological deficits and mild cognitive impairment. Dementia e Neuropsychologia 2(2):139-145, 2008.

20. Winblad B, Palmer K, Kivipelto M, Jelic V, Fratiglioni L, Wahlund LO, et al. Mild cognitive impairment – beyond controversies, towards a consensus: report of the International Working Group on Mild Cognitive Impairment. Journal of Internal Medicine 256(3):240–246, 2004.

21. Petersen RC. Mild Cognitive Impairment. N.Eng. J. Med 364(23), 2011.

22. Olazarán J, Muñiz R, Reisberg B, Peña-Casanova J, Del Ser T, Cruz-Jentoft AJ, et al. Neurology. Benefits of cognitive-motor intervention in MCI and mild to moderate Alzheimer disease 63(12):2348-53, 2004.

22

Abordagem do nutricionista nos distúrbios de alimentação e comportamento decorrentes dos transtornos cognitivos do idoso

• SILVIA REGINA BORGHERESI CALIL

Introdução

O comprometimento das funções cognitivas é caracterizado, na demência, pela deterioração progressiva das habilidades intelectuais como, por exemplo, a perda da capacidade de julgamento, da memória, do raciocínio abstrato e das habilidades visuoespaciais, que afetam a capacidade funcional do indivíduo no seu dia a dia, implicando em perda de independência e autonomia, com consequente perda da qualidade de vida do idoso.[1]

Um dos principais fatores que ocasionam a desnutrição, talvez o principal, é a incapacidade funcional. Muitos idosos, quando perdem a sua capacidade de discernimento, começam a esquecer de se alimentar ou esquecem os valores nutritivos das refeições. À medida que se isolam socialmente, começam a perder a capacidade de fazer as suas compras; deprimem por se alimentarem sozinhos, mudam os seus hábitos alimentares. A perda de peso e a caquexia são achados importantes em pacientes com demência, sendo considerados sintomas para a definição do diagnóstico nutricional.[2] Podem ocorrer nos primeiros estágios da doença, mesmo quando o paciente apresenta ingestão energética diária adequada.[3]

O consumo alimentar em idosos com demência ainda pode ser prejudicado por fatores como próteses inadequadas, incapacidade funcional, depressão, isolamento e pobreza.[4] Dificuldade de mastigação e/ou deglutição, geralmente ocasionada pelo declínio cognitivo, afeta a ingestão de alimentos pelo paciente.[5]

Avaliação nutricional

Estudos identificam a demência como uma condição associada a perda de peso,[6-9] baixo índice de massa corpórea (IMC) e aumento da mortalidade.[10] Inelmen e cols.[11] concluíram, em um trabalho de revisão, que a perda de peso involuntária é mais uma consequência do que uma causa da demência.

A nutrição inadequada destes pacientes se associa com uma maior prevalência de infecções,[12,13] dificuldade na cicatrização de feridas,[14] prejuízo na capacidade intelectual,[15] redução de apetite,[16,17] internações prolongadas[18,19] e aumento da mortalidade.[20,21]

A redução de peso pode ocorrer mesmo nos pacientes que apresentam ingestão adequada de energia.[22] Por isso, é indicada a avaliação mensal destes pacientes ou de acordo com o critério do profissional. A assistência/intervenção nutricional ao paciente com doença neurológica deve ser composta pelas seguintes fases: elaboração do diagnóstico nutricional; estimativa das necessidades nutricionais e definição da terapia dietética mais adequada.

Para a avaliação nutricional destes pacientes, a Miniavaliação Nutricional (MAN) deve ser aplicada como medida prioritária, objetivando rápida avaliação e intervenção. Esse instrumento pode ser aplicado por qualquer membro da equipe (Figura 22.1).[23]

Além da MAN, é sempre adequada a utilização de outros parâmetros que possam caracterizar o estado nutricional do paciente, como avaliação clínica, exames bioquímicos, antropometria e inquéritos dietéticos,[24,25] pois o risco de desnutrição é percebido nos

Sobrenome: __________ Nome: __________

Sexo: _____ Idade: _____ Peso, kg: _____ Altura, cm: _____ Data: _____

Responda a secção triagem, preenchimento as caixas com os números adequados. Some os números da seção triagem. Se a pontuação obtida for igual ou menor que 11, continue o preenchimento do questionário para obter o escore indicador de desnutrição.

Triagem

A **Nos últimos três meses houve houve diminuição da ingesta alimentar devido aperda de apetite, problemas digestivos ou dificuldade para mastigar ou deglutir?**
0 = diminuição severa da ingesta
1 = diminuição moderada da ingesta
2 = sem diminuição da ingesta ☐

B **Perda de peso nos últimos três meses**
0 = superior a três quilos
1 = não sabe informar
2 = entre um e três quilos
3 = sem perda de peso ☐

C **Mobilidade**
0 = restrito ao leito ou à cadeira
1 = deambula mas não é capaz de sair de casa
2 = normal ☐

D **Passou por algum estresse psicológico ou doença agudamos últimos três meses?**
0 = sim 1 = não ☐

E **Problemas neuropsicológicos**
0 = demência ou depressão graves
1 = demência leve
2 = sem problemas psicológicos ☐

F **Índice de Massa Corporal (IMC = peso (kg) / estatura (m))**
0 = IMC < 19
1 = 19 □ IMC < 21
2 = 21 □ IMC < 23
3 = IMC □ 23 ☐

Escore de Triagem (subtotal, máximo de 14 pontos) ☐☐
12-14 pontos: estado nutricional normal
8-11 pontos: sob risco de desnutrição
0-7 pontos: desnutrido
Para uma avaliação mas detalhada, continue com as perguntas G-R

Avaliação global

G **O paciente vive em sua própria casa (não em casa geriátrica ou hospital**
0 = sim 1 = não ☐

H **Utiliza mais de três medicamentos diferentes por dia?**
0 = sim 1 = não ☐

I **Lesões de pele ou escaras?**
0 = sim 1 = não ☐

J **Quantas refeições faz por dia?**
0 = uma refeição
1 = duas refeições
2 = três refeições ☐

K **O paciente consome:**
- pelo menos uma porção diária de letie ou derivados (leite, queijo, iogurte)? sim ☐ não ☐
- duas ou mais porções semanais de de leguminosas ou ovos? sim ☐ não ☐
- carne, peixe ou aves todos os dias? sim ☐ não ☐

0.0 = nenhuma ou uma resposta "sim"
0.5 = duas respostas "sim"
1.0 = três respostas "sim" ☐☐

L **O paciente consome duas ou mais porções diárias de fruta ou produtos hortícolas**
0 = sim 1 = não ☐

M **Quantos copos de líquidos (água, suco, café, chá, leite) o paciente consome por dia?**
0.0 = menos de três copos
0.5 = três a cinco copos
1.0 = mais de cinco copos ☐☐

N **Modo de se alimentar**
0 = não é capaz de se alimentar sozinho
1 = alimenta-se sozinho, porém com dificuldade
2 = alimenta-se sozinho sem dificuldade ☐

O **O paciente acredita ter algum problema nutricional?**
0 = acredita estar desnutrido
1 = não sabe dizer
2 = acredita não ter um problema nutricional ☐

P **Em comparação a outras pessoas da mesma idade, como o paciente considera a sua própria saúde?**
0.0 = pior
0.5 = não sabe
1.0 = igual
2.0 = melhor ☐☐

Q **Perímetro braquial (PB) em cm**
0.0 = PB < 21
0.5 = 21 □ PB □ 22
1.0 = PB > 22 ☐☐

R **Perímetro da perna (PP) em cm**
0 = PP < 31
1 = PP □ 31 ☐

Avaliação global (máximo 16 pontos) ☐☐☐
Escore da triagem ☐☐☐
Escore total (máximo 30 pontos) ☐☐☐

Avaliação do Estado Nutricional

de 24 a 30 pontos	☐	estado nutricional normal
de 17 a 23,5 pontos	☐	sob risco de desnutrição
menos de 17 pontos	☐	desnutrido

Figura 22.1 – Tipos de avaliação do estado nutricional.

primeiros estágios da doença e correlaciona-se com a piora do prognóstico dessa enfermidade.

As medidas antropométricas constituem-se parte essencial na avaliação nutricional de idosos e importante ferramenta para indicar seu estado nutricional. Em geral, recorre-se aos métodos habitualmente empregados em pacientes sadios. Além de fornecerem informações básicas sobre as variações físicas e a composição corporal, estas medidas representam um método não invasivo, de fácil e rápida execução.[26]

Entre os indicadores antropométricos mais utilizados na avaliação do estado nutricional desses pacientes estão o índice de massa corporal (IMC), a relação cintura/quadril (RCQ), a circunferência muscular do braço (CMB) e a área muscular do braço (AMB).

Para o cálculo do IMC é necessária a coleta dos dados de peso e estatura do paciente. A estatura poderá ser aferida com o uso do estadiômetro ou ser estimada por meio da equação que utiliza a altura do joelho, nos casos em que o indivíduo não fique em posição ereta. Esta será mensurada com a perna flexionada, formando um ângulo de 90° com o joelho, com a utilização de um antropômetro. A base do equipamento deverá ser colocada embaixo do calcanhar e a haste, na cabeça da fíbula. Essa medida poderá ser feita com o idoso sentado em posição supina. Faz-se a leitura quando a régua estiver exatamente paralela a toda extensão da tíbia e a marcação será feita no décimo centímetro mais próximo. O valor será utilizado nas equações propostas por Chumlea:[27]

- Idosos brancos não hispânicos:
  - Homens: 78,31 + (1,94 × AJ) – (0,14 × idade)
  - Mulheres: 82,21 + (1,85 × AJ) – (0,21 × idade)
- Mexicanos:
  - Homens: 82,77 + (1,83 × AJ) – (0,16 × idade)
  - Mulheres: 84,25 + (1,82 × AJ) – (0,26 × idade)
- Idosos americanos brancos:
  - Homens: (2,08 × AJ) + 59,1
  - Mulheres: (1,91 × AJ) – (0,17 × idade) + 75,0
- Idosos americanos negros:
  - Homens: (1,37 × AJ) – (0,17 × idade) + 95,79
  - Mulheres: (1,96 × AJ) + 58,72
- Legenda:
  - AJ = altura do joelho em centímetros
  - idade em anos.

Outro método recomendado para estimativa é a altura recumbente, destinada para pacientes confinados ao leito ou que não possam ficar em pé. Considera-se a medida da estatura a distância entre os pontos referentes (o topo da cabeça e a base do pé). Os pontos poderão ser marcados no lençol do leito do paciente e a medida realizada com uma fita métrica inelástica.[28]

A mensuração do peso corpóreo pode ser determinada por balança antropométrica digital, com o indivíduo descalço e usando roupas leves. O idoso deverá ficar em posição ortostática, com os braços estendidos e o olhar voltado para o horizonte. O peso do idoso acamado ou em cadeira de rodas pode ser aferido com o auxílio de uma cama balança. No caso de pacientes ambulatoriais, existe a possibilidade de pesar o paciente mais o seu cuidador/familiar, este sobe na balança junto com o paciente e após descontar o peso do acompanhante, obtém-se o peso do interessado.[29]

Na impossibilidade da coleta do peso real, estimativas podem ser realizadas por meio de fórmulas de predição que estimam o peso corporal utilizando a circunferência da panturrilha (CP) em centímetros, a dobra cutânea subescapular (DCSE) em milímetros, altura do joelho (AJ) em centímetros e a circunferência do braço.[30] As fórmulas diferenciam-se de acordo com o sexo do paciente:

- Sexo feminino: peso (kg) = (0,98 x CB) + (1,27 □ CP) + (0,4 x DCSE) + (0,87 x AJ) – 62,35
- Sexo masculino: peso (kg) = (1,73 x CB) + (0,98 □ CP) + (0,37 x DCSE) + (1,16 x AJ) – 81,69

Deve-se ter cuidado, pois o aumento de peso pode significar edema, especialmente, ao se tratar de pacientes graves, sendo que ainda pode estar relacionado com a presença de desnutrição.

Ao aferir o peso do paciente, deve ser observado o estado de hidratação e o edema deve ser descontado, conforme a orientação do Quadro 22.1.[31]

Quadro 22.1 – Avaliação de Edema

Edema	Peso
Tornozelo	1Kg
Joelho	3 a 4 Kg
Base da coxa	5 a 6 Kg
Anasarca	10 a 12 Kg

Fonte: Próprio autor.

A dobra cutânea subescapular (DCSE) é medida no ângulo inferior da escápula. Para localizar o ponto, o examinador deve apalpar a escápula, percorrendo seus dedos inferior e lateralmente, ao longo da borda vertebral até o ângulo inferior ser identificado. A dobra cutânea é destacada na diagonal, inclinada inferolateralmente, aproximadamente num ângulo de 45° com o plano horizontal; o compasso é aplicado inferolateralmente em relação ao indicador e o polegar que estão tracionando a prega; a medida deve ser registrada o mais próximo de 0,1 mm.[32]

A circunferência da cintura (CC) deve ser medida no ponto médio entre a borda inferior da caixa torácica e a crista ilíaca. Já a circunferência do quadril (CQ), no ponto mais largo, ao redor dos trocânteres maiores. A relação cintura-quadril (RCQ) é calculada dividindo-se a CC (cm) pela CQ (cm): CC/CQ.[33]

A mensuração da circunferência do braço (CB) será realizada com o auxílio de uma fita métrica inextensível na linha média entre o acrômio da escápula e o olécrano da ulna, em estado de relaxamento ao longo do corpo, sendo a leitura feita no milímetro mais próximo,[34] assim, a classificação será feita com a utilização dos pontos de corte propostos por Chumlea.[35]

A dobra cutânea do tríceps (DCT) será mensurada na parte posterior do braço, relaxado e estendido ao longo do corpo. Localiza-se o ponto médio entre o acrômio e o olecrânio com o braço flexionado junto ao corpo, formando um ângulo de 90°. Os valores de referência serão de acordo com NHANES III (1988-1991).[36] Este parâmetro avalia a reserva do tecido adiposo, sendo considerada o local mais representativo da camada subcutânea de gordura. Sua combinação com a CB permite calcular o valor da circunferência muscular do braço (CMB) por meio da fórmula: CMB = CB – (0,314 x DCT), medida esta utilizada no diagnóstico do estado nutricional proteico.[37]

Pode-se ainda calcular a área muscular do braço (AMBc)[38] e utilizar os valores de referência propostos por Frisancho.[39] Tal medida avalia a reserva de gordura muscular corrigindo a área óssea, reflete maior mudança do tecido muscular que a CMB.

Fórmulas para cálculo da AMBc

$$\text{Homem: AMBc}(\text{cm}^2) = \frac{[\text{CB (cm)} - \pi \times \text{PCT(mm)}]^2 - 10}{4\pi}$$

$$\text{Mulher: AMBc }(\text{cm}^2) = \frac{[\text{CB (cm)} - \pi \times \text{PCT(mm)}]^2 - 6{,}5}{4\pi}$$

A circunferência da panturrilha é outra medida utilizada para avaliação nutricional de pacientes com demência, a qual indica alterações na massa magra que ocorrem com a idade e com o decréscimo da prática de atividade física. É particularmente recomendada na avaliação nutricional de pacientes acamados. Uma fita inelástica é colocada ao redor da panturrilha (circunferência máxima no plano perpendicular à linha longitudinal desta região), deve-se mover a fita para cima e para baixo a fim de localizar esta máxima circunferência. A fita métrica deve passar em toda a extensão da panturrilha, sem fazer compressão. O valor zero da fita é colocado abaixo do valor medido.[40] Deverá ser considerada adequada a circunferência igual ou superior a 31 cm para homens e para mulheres.[41,42]

As medidas bioquímicas são indicadores objetivos do estado nutricional dos indivíduos e são utilizadas para complementar a avaliação e a eficácia da terapêutica empregada. Alguns indicadores sugeridos para compor a avaliação nutricional do paciente são: albumina, pré-albumina, transferrina, proteína transportadora de retinol, glicemia, eletrólitos, lipidograma, provas de função hepática e renal, dosagem de vitaminas B_{12} e D, dentre outros.[45] É importante salientar que a avaliação bioquímica deve ser realizada de forma cautelosa, uma vez que as alterações na condição clínica do paciente podem comprometer sua sensibilidade como indicador nutricional.[43,44]

O conhecimento da dieta realizada pelos pacientes, anteriormente à presença da doença, e as possíveis modificações prescritas após o diagnóstico fazem dos métodos para avaliar-se a ingestão alimentar, ferramentas diferenciais na avaliação nutricional.[46-48]

Os métodos utilizados na coleta destes dados são: recordatório de 24 h, registro alimentar, história dietética e questionário de frequência alimentar.[49,50] O ideal é que além da coleta dos dados no consultório/ambulatório, o profissional possa se deslocar até a casa do paciente para confirmar os dados averiguados, acompanhando o preparo e a aceitação das refeições por parte do idoso.

Sugere-se que, além do consumo alimentar, outros fatores sejam considerados na avaliação da dieta do paciente com demência:[51,52]

- presença de distúrbio na mastigação e/ou deglutição e suas implicações na consistência da dieta;
- depressão;
- alterações no olfato/paladar;
- estado de vigília e tempo gasto para a alimentação;
- sonolência;
- dependência de terceiros;
- uso de medicamentos para análise de interação fármaco-nutriente;
- presença de deformidades osteomusculares ou limitações que interfiram no posicionamento seguro para o consumo de alimentos;

- presença de úlceras de pressão;
- presença de infecções;
- disfagia;
- xerostomia;
- constipação;
- hiperfagia x ganho de peso;
- alterações na escolha dos alimentos (paciente escolhe alimentos de que não gostava antes do início da demência);
- ausência de prótese dentária/edentulismo.

Cuidado nutricional

Os objetivos do cuidado nutricional para idosos com demência compreendem o desenvolvimento de dieta individualizada, que considere preferências alimentares, a utilização de alimentos de alto valor nutritivo e o acompanhamento nutricional contínuo.

Faz-se importante a terapia nutricional precoce, pois pode reduzir a intensidade do catabolismo, preservando compartimentos corporais fundamentais, como a massa muscular e gordurosa, no processo de reabilitação do paciente.[53]

Recomenda-se a adoção de uma alimentação saudável e equilibrada, composta por alimentos frescos, de época, que são mais fáceis de serem encontrados e ainda apresentam um custo menor. O cálculo das necessidades nutricionais do paciente deverá ser feito por profissional especializado. Assim, é interessante que o paciente seja acompanhado por um nutricionista.

É ideal que o paciente realize as refeições a cada 3 horas (com horários fixos), em pequenas quantidades. Um exemplo de esquema alimentar diário seria: Desjejum (café da manhã) – 7 h; Colação ou lanche da manhã – 10 h; Almoço – 13 h; Lanche da tarde – 15 h; Jantar – 19 h; Ceia – 22 h.

Alguns pacientes mudam seus hábitos alimentares com a evolução da doença, dando preferência a pequenos lanchinhos ou guloseimas que alimentam, porém não nutrem. Tente incrementar estes lanches garantindo que o paciente receba quantidades adequadas de alimentos saudáveis.

Para evitar a desidratação, muito comum nesses pacientes, a ingestão de líquidos deve ser incentivada. Uma ótima opção para hidratar-se, além da água, é incluir frutas, chás claros e sucos naturais no cardápio.

O paciente deve receber, aproximadamente, 2 litros de líquidos por dia, evitando oferecer copos cheios de água que podem causar sensação de plenitude gástrica desconfortável para o paciente. O ideal é oferecer pequenas quantidades, várias vezes ao dia. Na água, para melhorar a aceitação, pode-se colocar sabor, acrescentando rodelas de laranja, folhas de hortelã, gotas de adoçante, etc. Quando houver restrição hídrica, o valor deve ser seguido com rigor. Em casos de disfagia os líquidos devem ser espessados.

De acordo com a experiência em ambulatório de pacientes com diagnóstico de demência, alguns cuidados podem auxiliar no que se refere à adoção de uma dieta adequada (outras sugestões estão na Tabela 22.1):

- enriquecer as preparações quando o paciente apresentar baixa ingestão alimentar, aumentando assim o valor calórico ingerido;
- evitar o uso de jogos americanos ou toalhas com desenhos de alimentos, pois o paciente pode interagir com tais ilustrações e dificultar a aceitação das preparações que estiverem no prato;
- utilizar prato fundo para colocar as refeições do paciente. Não encher até a borda;
- no caso de pacientes com hiperfagia, dividir as refeições em duas etapas, oferecendo em dois horários diferentes e próximos. Ex.: no almoço, separar a quantidade de alimentos indicada pelo nutricionista. Colocar metade em um prato e oferecer às 12 h e a outra metade às 13 h. Isso facilita a aceitação pelo paciente;
- evitar oferecer caldos. Preferência por sopas de consistência tipo creme;
- utilizar utensílios adequados na hora da refeição. Pode ser que o paciente precise de garfo ou colher de sobremesa para se alimentar. Evitar utensílios cortantes;
- favorecer independência do paciente, deixando que ele se alimente sozinho quando possível;
- é necessário que o paciente faça as refeições com a toda a família ou ao menos com um acompanhante, pois favorece a aceitação alimentar.

O paciente não deve receber nem dieta, nem líquidos quando estiver deitado. Ele sempre deve estar em posição sentada ou recostada em travesseiros. Esta medida reduz o risco de aspirações.

A suplementação nutricional via oral pode ser necessária. Ela mostrou-se mais eficaz em comparação à educação nutricional, no que diz respeito à melhoria do estado nutricional de pacientes com demência.[54]

Na Tabela 22.1, são listados os sintomas mais frequentes apresentados pelos pacientes e a sugestão do manejo nutricional.

Tabela 22.1 – Manejo nutricional dos sinais e sintomas frequentes em pacientes com demência

Sinais e sintomas	• Orientações nutricionais
Anorexia e perda ponderal	• Oferecer refeições frequentes e em pequenas quantidades • Preparar pratos com visual bonito e colorido, incluindo os alimentos preferidos • Incentivar a alimentação, apesar da inapetência, conscientizando familiares a respeitarem a vontade do paciente • Modificar a consistência da dieta, conforme a aceitação do paciente • Enriquecer a dieta com alimentos de elevado teor calórico e proteico, conforme orientação do nutricionista
Xerostomia	• Ingerir líquidos em pequenos volumes, várias vezes ao dia • Refeições frequentes e em pequenas quantidades • Preferência por alimentos com alto teor de umidade e frios (caldos, iogurte, purês, gelatina, chás, etc) e alimentos cítricos (frutas, sucos naturais, sorvete de frutas) • Evitar alimentos duros ou secos, como torradas, farinhas, farofas, pão francês, etc. Sendo necessário o consumo, umedecer antes de oferecer ao paciente.
Constipação	• Fracionar a dieta em pelo menos seis refeições ao dia, em pequenas quantidades, conforme aceitação • Incentivar a ingestão de líquidos, que pode ser aumentada pelo consumo de preparações e alimentos com maior teor hídrico (molhos, frutas, sucos, caldos e sopas) • Aumentar o consumo de fibras na dieta • Suplementar a dieta com módulo de fibra dietética, sob orientação do nutricionista
Disfagia	• Realizar modificações na dieta, adaptar em volume e textura, conforme o grau de disfagia (orientado pelo fonoaudiólogo) e tolerância do paciente • Dar preferência para alimentos macios e úmidos • Indicar uso de espessantes para líquidos. Utilizar espessantes industrializados em pó nas preparações quentes e frias. As farinhas (farinha de aveia, amido de milho, mucilagem de arroz e farinha láctea) podem ser utilizadas para espessar as preparações quentes. • Subdividir ou amassar alimentos sólidos
Disgeusia	• Orientar dieta regular, contendo condimentos naturais, que realçam o sabor. • Apresentar pratos atraentes e coloridos para o paciente • Incentivar a ingestão dos alimentos preferidos pelo paciente

Fonte: adaptado de [55]

É comum, principalmente, nos estágios mais avançados da doença, que os pacientes apresentem inapetência, hipodipsia, desinteresse pelos alimentos e menor consumo, inclusive pelos de maior preferência. Em decorrência da baixa ingestão alimentar pode ocorrer perda ponderal com depleção de tecido magro e adiposo, além do quadro de caquexia. Nessa fase é necessária a utilização da terapia de nutrição enteral.[56]

A família tem papel fundamental na adesão das orientações nutricionais. Cabe ao nutricionista, dentro de equipes interdisciplinares, determinar medidas que promovam adequada nutrição do paciente para melhora da qualidade de vida. Assim, é imprescindível o contato próximo entre doente e familiar, a monitoração da ingestão alimentar e a prescrição de suplementos.

Referências bibliográficas

1. Neto JG, Temelini MG, Forlenza OV. Diagnóstico diferencial das demências. Rev Psiquiatr Clín. 2005;32(3):119-30.
2. Gillete-Guyonnet S, Nourhashémi F, Andrieu S, Glisezinski I, Ousset PJ, Rivière D, et al. Weight loss in Alzheimer disease. Am J Clin Nutr. 2000;71(Suppl):637S-42S.
3. Ayoub MA, Juzwiak CR. Mal de Alzheimer. Rev Nutr Saúde e Perfor. Anuário Nutrição Clínica. 2004;24:8-16.
4. Wilson MM, Morley JE. Invited review: aging and energy balance. J Appl Physiol. 2003;95:1728-36.
5. Chang CC, Roberts BL. Feeding difficulty in older adults with dementia. Journal of Clinical Nursing. 2008;17:2266-74.

6. Wang SY. Weight loss and metabolic changes in dementia. J Nutr Health Aging. 2002;6(3):201-5.
7. Wang SY, Fukagawa N, Hossain M, Ooi WL. Longitudinal weight changes, length of survival, and energy requirements of long-term care residents with dementia. J Am Geriatr Soc. 1997;45(10):1189-95.
8. Nourhashemi F, Deschamps V, Larrieu S, Letenneur L, Dartigues J-F, Barberger-Gateau P. Body mass index and incidence of dementia: The PAQUID study. Neurology. 2003;60:117-9.
9. Young KWH, Green CE. Shift in diurnal feeding patterns in nursing home residents with Alzheimer's disease. J Gerontol. 2001;56:700-6.
10. Foley DJ, Brock DB, Lanska DJ. Trends in dementia mortality from two National Mortality Followback Surveys. Neurology. 2003;60:709-11.
11. Inelmen EM, Sergi G, Coin A, Girardi A, Manzato E. Open-ended question: Alzheimer's disease and involuntary weight loss: which comes first? - A mini - review. Aging Clin Exp Res. 2010;22:192-7.
12. Michael JP, Lesourd B, Conne P. Prevalence of infections and their risk factors in geriatric institutions: a one-day multicentre survey. WHO Bull. 1991;69:35-41.
13. Paillaud E, Herbaud S, Caillet P, Lejonc JL, Campillo B, Bories PN. Relations between undernutrition and nosocomial infections in elderly patients. Age Ageing. 2005;34(6):619-25.
14. Ek AC, Unosson M, Larsson J, von Schenck H, Bjurulf P. The development of and healing of pressure sores related to the nutritional state. Clin Nutr. 1991;10:245-250.
15. Berlinger WG, Potter JF. Low body mass index in demented outpatients. J Am Geriat Soc. 1991;39:973-978.
16. Poulsen I, Rahm Hallberg I, Schroll M. Nutritional status and associated factors on geriatric admission. J Nutr Health Aging. 2006;10(2):84-90.
17. Castel H, Shahar D, Harman-Boehm I. Gender differences in factors associated with nutritional status of older medical patients. J Am Coll Nutr. 2006;25(2):128-34.
18. Edington J, Boorman J, Durrant ER, Perkins A, Giffin CV, James R, et al. Prevalence of malnutrition on admission to four hospitals in England. The Malnutrition Prevalence Group. Clin Nutr. 2000;19(3):191-95.
19. Planas M, Audivert S, Perez-Portabella C, Burgos R, Puiggros C, Casanelles JM, et al. Nutritional status among adult patients admitted to an university affiliated hospital in Spain at the time of genoma. Clin Nutr. 2004;23(5):1016-24.
20. Payette H, Coulombe C, Boutier V, Gray-Donald K. Weight loss and mortality among free-living frail elders: a prospective study. J Gerontol A Biol Sci Med Sci. 1999;54(9):M440-445.
21. Bo M, Massaia M, Raspo S, Bosco F, Cena M, Molaschi M, et al. Predictive factors of in-hospital mortality in older patients admitted to a medical intensive care unit. J Am Geriatr Soc. 2003;51:529-533.
22. Pivi GAK, Silva RV, Juliano Y, Novo NF, Okamoto IH, Brant CQ, et al. A prospective study of nutrition education and oral nutritional supplementation in patients with Alzheimer's disease. Nutr J. 2011;10:98. Disponível em: 10.1186/1475-2891-10-98. Acessado em:
23. Guigoz Y, Vellas B, Garry P. Assessing the nutritional status of the elderly: the Mini Nutritional Assessment as part of the geriatric evaluation. Nutr Rev. 1996;54(1 Pt 2):S59-65.
24. Silva MKS, Félix DS, Tanure CMC. Doente neurológico. In: Nutrição clínica. Rio de Janeiro: Guanabara Koogan; 2003. p. 383-93.
25. Burns A, Marsh A, Bender DA. Dietary intake and clinical, anthropometrical and biochemical indexes of malnutrition in the elderly demented patients and nondemented subjects. Psychol Med. 1989;19:383-91.
26. Bassler TC, Lei DLM. Diagnóstico e monitoramento da situação nutricional da população idosa em município da região metropolitana de Curitiba (PR). Rev Nutr. 2008;21(3):311-21.
27. Chumlea WMC, Guo SS, Wholihan K, et al. Stature prediction equations for elderly non-Hispanic white, non-Hispanic black, and Mexican American persons developed from NHANES III data. J Am Diet Assoc. 1998;98:137-42.
28. Heyward VH, Stolarczyk LM. Avaliação da composição corporal aplicada. São Paulo: Manole; 2000 p. 215.29. Bezerra PC, Sugai A. Tratamento nutricional em doenças neurológicas. In: Associação Brasileira de Nutrição. PRONUTRI Programa de Atualização em Nutrição Clínica: Ciclo 3. Porto Alegre: Artmed Panamericana; 2014. Cap. 3, p. 103-59.
30. Chumlea WC, Guo S, Roche AF, Steinbaugh ML. Prediction of body weight for the nanambulatory elderly from anthtopometry. J Am Diet Assoc. 1988;88:137-142.
31. Martins C, Cardoso SP. Terapia Nutricional Enteral e Parenteral. 1ª ed. Paraná: Nutroclínica; 1998. p. 215.
32. Chumlea WC, Roche AF, Webb P. Body size, subcutaneous fatness and total body fat in older adults. Int J Obes. 1984;8:311-7.

33- World Health Organization. Measuring obesity--classification and description of anthropometric data: Report of a WHO Regional Office Consultation on the Epidemiology of Obesity. Copenhagen: National Food and Nutrition Institute; 1989.

34. Campanella LCA, Farias MB, Breitkopf T, Almeida CB, Mendes L, Fenili M, et al. Relação entre padrão alimentar e estado nutricional de idosos hospitalizados. Revista Brasileira Nutrição Clínica - Blumenau. 2007;22(2):100-106.

35. Lipschitz DA. Screening for nutritional status in the elderly. Prim Care. 1994;21(1):55-67.

36. Sampaio LR. Avaliação nutricional e envelhecimento. Rev Nutr. 2004;17(4):507-14.

37. Centers for Disease Control and Prevention, National Center for Health Statistic. National Health and nutrition examination survey (NHANES III). Atlanta: National Heart, Lung and blood Institute; 1991.

38. Heymsfield SB, McManus C, Smith J, Stevens V, Nixon DW. Anthropometric measurement of muscle mass: revised equations for calculating bone free arm muscle area. Am J Clin Nutr. 1982;36:680-90.

39. Frisancho AR. New norms of upper limb fat muscle areas for assessment of nutritional status. Am J Clin Nutr. 1981;34:2540-255.

40. Najas MS, Nebuloni CC. Avaliação Nutricional In: Geriatria e Geontologia. 1ª ed. Barueri: Manole; 2005. p. 299.

41. Guigoz Y, Vellas B, Garry PJ. Mini Nutritional Assessment (MNA): Research and Practice in the elderly. Nestle nutrition workshop series. Clinical & programme. 1999;1.

42. Yamatto TH. Avaliação Nutricional. In: Toniolo Neto J, Pintarelli VL, Yamatto TH. A Beira do Leito: Geriatria e Gerontologia na prática Hospitalar. 1ª ed. Barueri: Manole; 2007. p. 23.

43. Montejo Gonzalez JC, Culebras-Fernandez JM, Garcia de Lorenzo y Mateos A. Recommendations for the nutritional assessment of critically ill patients. Rev Med Chile. 2006;134(8):1049-56.

44. Kamimura MA, Baxman A, Sampaio LR, Cuppari L. Avaliação nutricional. In: Guia de nutrição: nutrição clínica no adulto. 2a ed. São Paulo: Manole; 2006. p. 89-128.

45. Duarte CD, Castellani FR. Semiologia Nutricional. Rio de Janeiro: Axcel Books; 2002. p. 115

46. Shils ME, Shike M, Ross AC, Caballero B, Cousens RJ. Nutrição moderna na saúde e na doença. 10ª ed. São Paulo: Manole; 2009. p. 1925-26.

47. Gibson RS. Principles of nutritional assessment. Oxford: Oxford University Press; 1990.

48-Fisberg R, Martini L, Slater B. Métodos de inquéritos alimentares. In: Inquéritos alimentares: métodos e bases científicos. São Paulo: Manole; 2005. p. 1-29.

49. Fisberg RM, Colucci AC, Morimoto JM, Marchioni DM. Food frequency questionnaire for adults from a population-based study. Rev Saúde Pública. 2008;42:550-4.

50. Slater B, Marchioni DM, Fisberg RM. Estimando a prevalência da ingestão inadequada de nutrientes. Rev Saúde Pública. 2004;38:599-605.

51. Kandel ER, Scwartz JH, Jessell TM. Principles of neural science. 4th ed. New York: McGraw-Hill; 2000.

52. Duarte CDG, org. Avaliação nutricional: aspectos clínicos e laboratoriais. São Paulo: Atheneu; 2007.

53. Goldman L, Ausiello D. Cecil: Tratado de Medicina Interna. 23ª ed. Rio de Janeiro: Elsevier;2009.

54. Pivi GAK, Silva RV, Juliano Y, Novo NF, Okamoto IH, Brant CQ, et al. A prospective study of nutrition education and oral nutritional supplementation in patients with Alzheimer's disease. Nutr J. 2011;10: 98. DOI: 10.1186/1475-2891-10-98.

55. Dalacorte RR, FALTAM MAIS NOMES DE AUTORES et al. Cuidados paliativos em geriatria e gerontologia. São Paulo: Atheneu; 2012. p. 246.

56. Nascimento AG. Papel da nutricionista na equipe de cuidados paliativos. In: Manual de Cuidados Paliativos – Academia Nacional de Cuidados Paliativos. Rio de Janeiro: Diagraphic; 2009. p. 227.

23

Instrumentos para avaliação neuropsicológica nos quadros demenciais

- MÁRIO AMORE CECCHINI
- LUCIANA CASSIMIRO
- THIAGO HENRIQUE FERREIRA VASCONCELLOS

Introdução

A neuropsicologia é o campo do conhecimento que estuda as relações entre cérebro, comportamento e processos mentais.[1] É um campo multidisciplinar, que exige conhecimentos de fisiologia e anatomia cerebral, psicologia e psicopatologia. Além disso, são necessários conhecimentos sobre como estabelecer uma medida (um valor, um número) para os fenômenos psicológicos, cognitivos e comportamentais, ou seja, conhecimentos em psicometria.[2,3] A avaliação neuropsicológica consiste, portanto, em compreender o funcionamento psicológico e cognitivo do indivíduo, utilizando para isso essencialmente testes padronizados, avaliação e raciocínio clínico.

Para realizarmos a avaliação neuropsicológica de idosos, etapa do desenvolvimento em que as demências em geral se desenvolvem, é necessário entender alguns conceitos sobre o envelhecimento humano. No envelhecimento saudável ocorrem mudanças como atrofia cerebral com dilatação de sulcos e ventrículos, perda de neurônios, presença e formação de placas neuríticas e beta-amiloides, formação de agregados fibrilares na terminação sináptica e emaranhados neurofibrilares, além de redução na integridade de áreas subcorticais (substância branca), especialmente em áreas pré-frontais e temporais mediais.[5-8] Estas alterações na estrutura e fisiologia do cérebro estão associadas a alterações das capacidades cognitivas.[9]

Existem na literatura importantes evidências de que idosos saudáveis, quando comparados a adultos jovens, apresentam rebaixamento de algumas habilidades cognitivas, como memória de trabalho, funções executivas, velocidade de processamento e memória episódica.[10-15] Entretanto, existem habilidades cognitivas que permanecem relativamente mais estáveis, ou que são mais resistentes ao envelhecimento, mostrando início das dificuldades de modo mais tardio, como habilidades relacionadas à memória semântica e linguagem.[13,15,16]

Além disso, os impactos das experiências vividas pelos indivíduos ao longo da vida também podem interferir no processo de envelhecimento cerebral, como anos e qualidade da escolaridade, tipo de ocupação, hábitos de alimentação e de realização de atividades físicas, culturais, de lazer e sociais. Estas experiências podem auxiliar o cérebro a ter uma resiliência maior a patologias, como a doença de Alzheimer, ideia que é bastante discutida nos conceitos de reserva cognitiva e reserva cerebral.[17-19] Sendo assim, o envelhecimento afeta diferentemente as funções cognitivas e isto adiciona complexidade à avaliação neuropsicológica, pois os idosos são um grupo bastante heterogêneo, o que dificulta a diferenciação do envelhecimento normal do envelhecimento patológico. Para realizar esta diferenciação, os testes psicométricos devem ser ajustados, o máximo possível, para estas variáveis que interferem no desempenho do sujeito, sendo as mais utilizadas a idade e os anos de escolaridade.

Cada vez mais, a realização da avaliação neuropsicológica tem sido citada na literatura como exame complementar fundamental para o diagnóstico das demências. Um estudo comparou a acurácia diagnóstica do exame neuropsicológico com exames de neuroimagem (como FDG-PET e ressonância magnética funcional) e biomarcadores no líquor (beta-amiloide, TAU total, *p*-TAU), e verificou índices significativamente maiores de acurácia da avaliação neuropsicológica que dos demais exames.[20] Desta maneira, a avaliação neuropsicológica pode ser um exame muito importante para auxílio no diagnóstico de demência (envelhecimento normal x patológico) e também no diagnóstico diferencial entre os diversos tipos de demência.

Os critérios diagnósticos das demências, ou transtornos neurocognitivos maiores, de acordo com o DSM-V,[21] são evidências de declínio cognitivo importante, quando comparado a nível anterior de desempenho, em um ou mais domínios cognitivos. Os domínios incluem atenção complexa, funções executivas, memória, linguagem, habilidades visuoespaciais e cognição social. Estas evidências de declínio devem ser fundamentadas pela preocupação do indivíduo, do familiar/acompanhante com conhecimento sobre o paciente ou do próprio clínico e também pelo prejuízo substancial no desempenho cognitivo, de preferência documentado por testagem neuropsicológica padronizada.[21] Os déficits cognitivos interferem nas atividades de vida diária e na independência do sujeito, não são mais bem explicados por outro transtorno mental e não ocorrem apenas no contexto de *delirium*. Os déficits frequentemente são irreversíveis e progressivos, e acometem o sistema nervoso central.[22]

Existem diferentes tipos de demência. Serão abordados três tipos mais comuns, os testes mais utilizados para avaliar as principais funções cognitivas e o perfil neuropsicológico de cada uma delas em sua apresentação típica. São elas: doença de Alzheimer (DA); demência frontotemporal variante comportamental (DFTvc) e demência vascular (DV).

A DA é a causa mais frequente de demência. Em estudo realizado em Catanduva, São Paulo, foi constatada uma prevalência de 7,1% de demência em idosos; destes, 55,1% tinham DA.[23] As recomendações do *National Institute on Aging-Alzheimer's Association* (NINCDS-ADRDA) para o diagnóstico da DA foram atualizadas por Mckhann e cols., e no Brasil por Frota e cols., ambos em 2011. Os critérios incluem início insidioso, histórico claro de piora cognitiva, além de défice proeminente em pelo menos uma função cognitiva. Na apresentação amnéstica, a memória é a função cognitiva mais afetada. Na apresentação não amnéstica, alterações mais evidentes podem aparecer na esfera da linguagem, funções executivas ou habilidades visuoespaciais. Não deve haver evidências de doenças cerebrovasculares, como acidente vascular cerebral, ou de outras demências, como de corpos de Lewy.[24,25]

A DV é o segundo tipo de demência mais comum, depois da DA.[26] A DV tem os seguintes critérios diagnósticos: 1) preencher critério para demência (com comprometimento de duas ou mais funções cognitivas); 2) evidências de doença cerebrovascular (como isquemia, infartos múltiplos ou estratégicos, *ictus* hemorrágico, doença de pequenos vasos, em regiões do córtex ou subcorticais); 3) os itens 1 e 2 precisam estar razoavelmente relacionados. Há presença de déficits cognitivos, que podem ocorrer em múltiplos domínios, os quais devem causar dificuldades nas atividades da vida do sujeito.[27,28] O quadro cognitivo da DV é heterogêneo, já que as funções cognitivas afetadas dependem da região cerebral prejudicada.

A degeneração lobar frontotemporal (DLFT) é considerada a segunda causa mais frequente de demência em pessoas com menos de 65 anos de idade.[29,30] A DLFT é uma síndrome demencial heterogênea, que engloba essencialmente dois tipos de apresentações clínicas: 1) com deterioração progressiva do comportamento, assim como déficits associados às funções executivas e atenção, conhecida como demência frontotemporal variante comportamental (DFTvc); 2) piora progressiva das habilidades de linguagem, sendo classificadas como afasias progressivas primárias (APP). Esta última, por sua vez, subdivide-se em demência semântica, afasia progressiva não fluente/agramática e logopênica.[31,32] Os critérios para diagnóstico da DFTvc incluem deterioração do comportamento, com sintomas como apatia, desinibição, comportamento estereotipado ou repetitivo, embotamento afetivo, perda da empatia e alterações quanto à alimentação (preferências por alimentos doces, hiperfagia, etc.).[33-35] Além dos sintomas comportamentais, existem também sintomas neuropsicológicos ou cognitivos, que serão tratados mais adiante.

Instrumentos para avaliação neuropsicológica nos quadros demenciais

Instrumentos de rastreio cognitivo

O Miniexame do Estado Mental (MEEM)[36] é um instrumento amplamente utilizado e estudado para o rastreio das demências. O MEEM é um instrumento de fácil e rápida aplicação que realiza uma avaliação objetiva da cognição através de questões agrupadas em sete categorias: orientação temporal, orientação espacial, registro de três palavras (memória imediata), atenção e cálculos, recordação das três palavras (memória tardia), linguagem e praxia construtiva. É um instrumento influenciado pela escolaridade do indivíduo, que embora não possibilite a discriminação entre as diferentes formas de demência, estabelece objetivamente, através do escore total, o nível de funcionamento cognitivo. A pontuação varia de 0 a 30, quanto menor a pontuação, maior o prejuízo cognitivo.[36-38] Em um ponto de corte de 18 pontos para analfabetos, o MEEM apresentou 73,5% de sensibilidade e 73,9% de especificidade para quadros demenciais;[39] já em estudo conduzido por Caramelli e cols.,[40] a sensibilidade e especificidade encontradas para a pontuação de corte de 20 foi de 80% e 70,9% para sensibilidade e especificidade, respectivamente. Em pacientes escolarizados, a pontuação de 24 mostrou sensibilidade e especificidade de 75% e 69,7%, respectivamente.[39]

O Exame Cognitivo de Addenbrook revisado (ACE-R) é uma bateria que considera cinco domínios cognitivos que podem ser avaliados separadamente: orientação e atenção; memória; fluência verbal; linguagem e habilidade visuoespacial. A pontuação total varia de 0 a 100 pontos. É um instrumento capaz de detectar demência em estágio inicial e discriminar entre DA e DFTvc.[41-43] Em estudo realizado no Brasil, o ACE-R apresentou acurácia (área sob a curva) para detecção de pacientes com DA de 0,947, com sensibilidade de 100% e especificidade de 82,26% para 78 como ponto de corte.[43] Com duração média de 15 minutos de aplicação, o ACE-R tem se mostrado como um bom teste para rastreio de dificuldades cognitivas e de quadros demenciais.

A Bateria Breve de Rastreio Cognitivo compreende a avaliação da memória episódica, da linguagem, de funções executivas e habilidades visuoconstrutivas por meio dos seguintes testes: Teste de Memorização de figuras;[44] Fluência Verbal – categoria animais[45] e Teste do Desenho do Relógio.[46] Na Bateria Breve de Rastreio Cognitivo, escores abaixo de 6 pontos indicam comprometimento.[44]

Testes para avaliação das funções cognitivas específicas

Memória

Para avaliação da memória são utilizadas provas e tarefas que possibilitem a formação de traços de memória. Os paradigmas mais utilizados têm como objetivo avaliar a memória para conteúdos verbais e visuais. Existem diversos testes que avaliam a memória verbal, como o Teste de Aprendizagem Auditivo-Verbal de Rey (*Rey Auditory Verbal Learning Test* – RAVLT)[47] e a Lista de Palavras da Escala Wechsler de Memória.[48] Eles apresentam múltiplas repetições de listas de palavras, oferecendo ao sujeito a possibilidade de aprendizado ao longo da tarefa. O RAVLT, que tem adaptação para a população brasileira,[49,50] é um teste muito utilizado para diagnóstico de demências, especialmente DA. Em estudo no Brasil, nas tentativas de repetição de palavras, a área sob a curva (AUC) variou entre 0,806 e 0,989, indicando ótima capacidade para diferenciar o envelhecimento saudável do patológico.[51] Em outro teste de memória verbal, o Memória Lógica,[48] lê-se uma história para o paciente, que deve recontá-la em seguida, e passados 30 minutos deve contá-la novamente. Embora não tenha repetição de conteúdos como o RAVLT, ele possibilita avaliar a recordação de informações de uma história ouvida, algo se assemelhando às situações de vida das pessoas.

Para avaliar a memória visual, o teste Reprodução Visual[48] e a recuperação tardia da Figura Complexa de Rey,[52] são muito utilizados. No primeiro teste o paciente deve olhar para quatro desenhos, um de cada vez, memorizá-los e reproduzi-los em seguida. Após 30 minutos, solicita-se que o paciente os reproduza novamente. No teste Figura Complexa de Rey, o paciente primeiro deve copiar uma figura. A recuperação, que é a tarefa de memória de fato, ocorre após 30 minutos.

Atenção e funções executivas

A avaliação da atenção geralmente é realizada através de tarefas cronometradas e a pontuação é realizada com base no tempo e eficiência na execução da tarefa. Os processos atencionais envolvem a capacidade de manter o foco ao longo do tempo (atenção concentrada), mudar o foco de atenção entre diferentes estímulos enquanto realiza uma tarefa (atenção dividida) e focar a atenção em um estímulo em detrimento de outros estímulos do ambiente, ou seja, resistir a outros estímulos que podem desviar a atenção (atenção seletiva).

Para avaliar os processos atencionais, podemos utilizar os subtestes Dígitos Ordem Direta e Códigos da Bateria WAIS-III,[48] *Trail Making Test*,[53] Trilhas Coloridas forma 1[54] e o teste Stroop[55] em suas diversas versões.

As funções executivas são um conjunto de habilidades necessárias para o desempenho de tarefas complexas. É um sistema que engloba processos cognitivos de controle, integração, direcionamento e gerenciamento de habilidades cognitivas, emocionais e comportamentais. Estão associadas também com a capacidade de automonitoramento, tomar iniciativa, selecionar alvos relevantes à tarefa e inibir ações ou estímulos competitivos, planejar e prever estratégias para solucionar problemas, alterando-as de modo flexível frente às mudanças ambientais e raciocinar de modo abstrato. A avaliação desse conjunto de habilidades requer a realização de diversas tarefas, com o objetivo de testar a integridade do córtex pré-frontal. Os principais testes utilizados são:

- Testes de fluência verbal: habitualmente divididos em categoria semântica e fonológica. Na categoria semântica, o mais utilizado é a categoria animais,[45,56] em que o indivíduo deve falar o maior número de animais que conseguir lembrar em 1 minuto. Na categoria fonológica, o indivíduo deve dizer o máximo de palavras que comecem com determinadas letras (no teste FAS são utilizadas as letras F, A e S). A fluência verbal de animais mostrou acurácia (AUC) de 0,954, com sensibilidade de 82,6% e especificidade de 100% para diagnóstico de demência, com *cut-off* de 13 animais citados em 1 minuto para pessoas com escolaridade igual ou maior a 8 anos.[45]
- *Trail Making Test* parte B[53] ou Trilhas Coloridas forma 2, que avaliam o gerenciamento e controle de dois sistemas concorrentes de informações, já que, nos dois testes, é necessário que o sujeito realize uma tarefa com um determinado fim, mas que tenha que alternar entre diferentes tipos de estímulos. No *Trail Making Test* o sujeito deve seguir, riscando com um lápis, a ordem dos números e a ordem das letras, entretanto, deve alternar números e letras, formando a ordem 1-A-2-B-3-C, etc. Já no teste Trilhas Coloridas forma 2, o sujeito deve seguir a ordem dos números, mas alternando as cores: 1 vermelho-2 amarelo-3 vermelho-4 amarelo, etc.
- Teste Wisconsin de Classificação de Cartas[58] que avalia a flexibilidade mental, o raciocínio abstrato e a capacidade do indivíduo para gerar estratégias de solução de problemas. A tarefa consiste em combinar cartas com uma entre quatro cartas-referência, de acordo com critérios como cor, número ou forma, porém sem que esses critérios sejam explicitados ao paciente.
- Stroop[55] é um teste que avalia, além da atenção, habilidades relacionadas às funções executivas, como controle inibitório e flexibilidade mental (Versão Victória do teste).[59] Especialmente a terceira parte da tarefa, em que é apresentado ao paciente um cartão com cores escritas e estas palavras estão pintadas de outras cores. Por exemplo, está escrita a palavra MARROM, e ela está pintada da cor verde. O sujeito deve dizer, o mais rapidamente possível, as cores que as palavras estão pintadas, e não ler as palavras (cores) escritas.
- *Iowa Gambling Task*:[60] avalia a capacidade de tomada de decisão. Consiste em um jogo de cartas onde o objetivo do indivíduo é acumular o máximo de dinheiro fictício possível. O indivíduo escolhe uma carta por vez, dentre quatro baralhos, ao longo de 100 jogadas. Sempre que o indivíduo seleciona uma carta, ele recebe uma recompensa monetária variável, mas em algumas cartas a recompensa é seguida de uma perda. A partir de um processo de aprendizagem os indivíduos criam padrões de probabilidade e inferem quais baralhos são mais vantajosos.
- Teste Hayling:[61,62] é um teste que avalia iniciação e controle inibitório/ inibição.[59] O teste é dividido em duas partes. Na primeira o paciente deve completar uma sentença com uma palavra que faça sentido com a frase. Por exemplo: "o homem enviou a carta pelo ____", e o paciente pode completar a frase com a palavra "correio". Esta primeira parte avalia iniciação. Na segunda parte o paciente deve completar a frase com uma palavra que não faça sentido com a mesma. Por exemplo: "A taxa de criminalidade aumentou neste ____", e o paciente pode completar com a palavra "banana". Esta segunda parte avalia controle inibitório.[63]
- Teste do desenho do relógio: avalia o planejamento e a autorregulação, além das habilidades visuoespaciais do indivíduo.[64] Nesse teste é solicitado que o paciente desenhe um mostrador de um relógio, com os números, e depois coloque os ponteiros mostrando um horário preestabelecido.
- Bateria de Avaliação Frontal: tem como objetivo avaliar os sintomas frontais. É uma bateria muito utilizada na avaliação de indivíduos com DFTvc.[65,66] Ela é composta por tarefas de conceituação (similaridades), flexibilidade mental (fluência lexical), programação (série motora), sensibilidade a interferências (instruções conflitantes), controle inibitório (*go/no go*) e autonomia ambiental (comportamento de preensão).

Habilidades Visuocontrutivas e visuoespaciais

As habilidades visuoconstrutivas e visuoespaciais são relacionadas à capacidade de lidar, compreender, construir e processar conteúdos visuais. Estas habilidades são utilizadas comumente na vida cotidiana em situações como: visualização, criação e compreensão de mapas, de desenho de uma planta de uma casa, de montagem de lego, desenho de objetos e figuras, entre outros.

Os testes mais utilizados para avaliar estas habilidades são: cópia da Figura Complexa de Rey-Osterreith,[52] o Teste do Desenho do Relógio,[64] tarefas que demandam cópia ou desenho de figuras complexas. O Subteste dos Cubos da bateria WAIS-III[48] avalia as habilidades visuoperceptivas e visuoconstrutivas. Nesse teste o paciente deve reproduzir, através de cubos, figuras impressas apresentadas como modelo.

Linguagem

Uma das provas mais frequentemente utilizadas para a avaliação da linguagem é o Teste de Nomeação de Boston,[67] que consiste na apresentação de figuras, em grau ascendente de dificuldade, para o individuo nomear. Pode-se avaliar, também, se o indivíduo se beneficia ou não de pistas semânticas ou fonológicas. Outra prova que pode ser utilizada é o subteste Vocabulário da bateria WAIS-III,[48] onde verificamos a capacidade de compreensão e expressão de palavras. Outros testes que também avaliam a linguagem são os de fluência verbal, tanto pela categoria semântica quanto pela categoria fonêmica.

Avaliação de sintomas neuropsiquiátricos

O Inventário Neuropsiquiátrico (NPI) é um questionário que possibilita determinar a presença de sintomas neuropsiquiátricos e comportamentais, bem como a frequência e intensidade destes. É possível também determinar o grau de desgaste emocional que esses sintomas podem impor ao cuidador do paciente. O inventário abrange 12 áreas comportamentais: delírios, alucinações, agitação, depressão, ansiedade, euforia, apatia, desinibição, irritação, comportamento motor aberrante, comportamentos noturnos, apetite/alterações alimentares.[68]

Perfil neuropsicológico das demências

Doença de Alzheimer

Neste capítulo não será possível abordar evoluções atípicas da doença. Será contemplada a descrição mais comum e clássica da DA. Porém é importante salientar que existem diferentes apresentações clínicas e neuropsicológicas.[69] Na evolução típica da doença, os défices cognitivos têm início pela memória episódica. Isso se correlaciona à patologia da doença, que começa nas regiões do hipocampo e áreas adjacentes, como córtex entorrinal, e depois se espalham pelas demais áreas do cérebro.[70,71] Estas áreas estão relacionadas à memória episódica, tanto de curto prazo quanto de longo prazo .[71] Neste sentido, a habilidade para aprender informações, especialmente informações novas/recentes, fica prejudicada (memória anterógrada). O indivíduo é capaz de se recordar de histórias do passado mais distante, de sua história de vida, porém apresenta dificuldades para se recordar de fatos e informações recentes, como recados que acabou de ouvir, local em que guardou objetos, conversas recentes, etc. Estas dificuldades em memória episódica podem preceder em diversos anos o diagnóstico do quadro demencial.[72,73]

Além da memória, outras funções cognitivas podem estar prejudicadas em estágios iniciais da DA, especialmente linguagem, funções executivas, memória de trabalho e atenção.[72] Existe evidência de que a atenção é uma das primeiras funções, depois da memória, que sofrem prejuízo na DA, especialmente atenção seletiva e atenção dividida, ao passo que ocorrem poucos défices em atenção sustentada.[74,75]

A linguagem também pode estar afetada na DA, especialmente a capacidade de nomeação, ou seja, atribuir nomes a objetos.[76]

Quanto às funções executivas e memória de trabalho na DA, existem evidências de prejuízos nestas habilidades mesmo em fases iniciais da doença, com os pacientes apresentando desempenho pior que idosos saudáveis em testes como *Trail Making Test*, fluência verbal, Teste Wisconsin de Classificação de Cartas e dígitos ordem inversa.[75,78,79]

Outras funções cognitivas também podem estar prejudicadas na DA, como habilidades visuoespaciais.[80]

Demência frontotemporal variante comportamental

O principal sistema alterado nas DFTvc está relacionado aos lobos frontais e em particular às regiões pré-frontais. Os processos cognitivos associados a essa região têm sido denominados funções executivas e referem-se a um conjunto de habilidades com a finalidade principal de facilitar a adaptação do indivíduo a novas situações.[74,81,82] O conjunto de défices em um ou mais dos componentes das funções executivas tem sido denominado síndrome disexecutiva.

De maneira geral, na DFTvc são observadas mais alterações em tarefas de funções executivas do que em provas de memória. No entanto, nos estágios mais avançados da patologia podem aparecer prejuízos cognitivos globais.[83-85]

A memória episódica mostra-se, em geral, preservada nas fases iniciais da DFTvc. O paciente se mostra orientado no tempo e no espaço, consegue informar sobre fatos e informações recentes. No entanto, estudos sugerem que 10 a 15% dos pacientes com DFTvc apresentam défice de memória episódica tão importante ou maior quanto na DA.[86,87]

As habilidades visuoespaciais também estão preservadas nos estágios iniciais da DFTvc, enquanto as tarefas de reproduções de figuras e construção podem apresentar prejuízos devido à dificuldade de organização e perseverações.[88]

Em relação à motricidade, o paciente pode ser capaz de repetir a instrução da tarefa, porém seguir respondendo ao teste de maneira incorreta. Pode ocorrer de nas primeiras sequências conseguirem responder corretamente e depois apresentarem baixo desempenho.[89]

A atenção é outro aspecto que pode apresentar desempenho comprometido. Distração, dificuldade em manter um foco, além de lentidão para reagir a um estímulo e suscetibilidade à intrusão são aspectos a serem avaliados.[83,84,89]

Em relação às alterações de linguagem, podem estar presentes redução da fala espontânea podendo chegar ao mutismo, alterações da prosódia, da capacidade de reconhecer e interpretar emoções vinculadas às expressões faciais e ao conteúdo da fala. Ecolalias e perseverações também podem estar presentes.[31,32]

Dificuldades de manutenção e alternância de *set*, planejamento e resolução de problemas, tomada de decisões, incapacidade de modificar um comportamento mesmo após uma punição, além de alterações do humor, como hipomodulação do afeto, labilidade emocional e dificuldade para perceber o conteúdo emocional de uma situação ou o ponto de vista de outra pessoa podem fazer parte do quadro clínico da DFTvc.[90,88]

Os comprometimentos das áreas pré-frontais podem produzir, também, importantes alterações comportamentais, tais como redução das atividades provenientes da autoestimulação, como andar, alimentar-se, falar, atividades de autocuidado, atividades laborativas, contato interpessoal, perda da espontaneidade. Agitação, impulsividade, desinibição, irritabilidade, agressividade, hiperfagia e hiperoralidade. Estereotipias, como a repetição de atitudes e gestos, hábitos ritualísticos, comportamentos de imitação e de utilização também podem estar presentes.[90-92]

Demência Vascular

Devido à alta prevalência de doença cardiovascular na população idosa, o risco de patologias cerebrovasculares é significativo e pode levar ao surgimento de um quadro de DV. O quadro clínico da DV varia em função do tipo, localização e abrangências das lesões, o que torna complexa a descrição de um perfil cognitivo.[93-95]

Apenas o subgrupo de pacientes com infartos subcorticais (doença de pequenos vasos) constitui grupo com descrições mais homogêneas, tais como lentificação ao processar informações, dificuldades em alternar a atenção em um foco e/ou entre outros estímulos e processar mentalmente informações.96 Essas alterações estão relacionadas a lesões nas regiões frontossubcorticais, especialmente as áreas de substância branca, relacionadas às funções executivas.[97]

Em relação à memória episódica, o perfil esperado pode ser semelhante ao quadro da DA, porém a apresentação de pistas para relembrar uma informação possibilita utilizar outras conexões cerebrais não afetadas pela patologia em questão. A dificuldade de recuperação e organização temporal pode ser maior que a dificuldade para adquirir e armazenar novas informações.[98]

Alterações no funcionamento de linguagem, como motricidade da fala, compreensão e processamento do que é lido e/ou escrito, nomeação e fluência também podem ser encontradas, assim como alterações nas habilidades visuoespacial e visuoconstrutiva, a depender das áreas cerebrais afetadas.[99,100]

Conclusão

A avaliação neuropsicológica consiste em uma estimativa ampla das funções cognitivas, do comportamento e dos aspectos afetivo/emocionais e de personalidade. Deve-se levantar o máximo de informações possíveis, pois o perfil neuropsicológico pode auxiliar no diagnóstico diferencial entre o envelhecimento normal e o patológico, assim como na diferenciação das demências, conforme visto neste capítulo.

Referências bibliográficas

1. Malloy-Diniz LF, Fuentes D, Mattos P, Abreu N. Avaliação Neuropsicológica. Porto Alegre: Artmed; 2010.

2. Cohen RJ, Swerdlik ME, Sturman ED. Testagem e Avaliação Psicológica: Introdução a testes e medidas. 8ª ed. Porto Alegre: AMGH; 2014.

3. Pasquali L. Psicometria – Teoria dos testes na psicologia e na educação. Petrópolis: Vozes; 2004.

4. Nordon DG, Guimarães RR, Kozone DY, Mancilha VS, Neto VS. Perda cognitiva em idosos. Revista da Faculdade de Ciências Médicas. 2009;11(3):5-8.

5. Raz N, Lindenberger U, Rodrigue KM, Kennedy KM, Head D, Williamson A, et al. Regional Brain Changes in Aging Healthy Adults: General Trends, Individual Differences and Modifiers. Cerebral Cortex. 2005;15:1676-1689. doi:10.1093/cercor/bhi044.

6. Raz N, Lindenberger U, Ghisletta P, Rodrigue KM, Kennedy KM, Acker JD. Neuroanatomical Correlates of Fluid Intelligence in Healthy Adults and Persons with Vascular Risk Factors. Cerebral Cortex. 2008;18(3):718-726.

7. Fjell AM, Walhovd KB. Neuroimaging Results Impose New Views on Alzheimer's Disease — the Role of Amyloid Revised. Mol Neurobiol. 2012;45:153-172. DOI 10.1007/s12035-011-8228-7.

8. Fjell AM, McEvo L, Holland D, Dale AM, Walhovd KB. What is normal in normal aging? Effects of aging, amyloid and Alzheimer's disease on the cerebral cortex and the hippocampus. Progress in Neurobiology. 2014;.

9. Hedden T, Oh H, Younger AP, Patel TA. Meta-analysis of amyloid-cognition elations in cognitively normal older adults. Neurology. 2013;80:1341-1348.

10. Nyberg L, Lövdén M, Riklund K, Lindenberger U, Bäckman L. Memory aging and brain maintenance. Trends in Cognitive Sciences. 2012;16(5).

11. Badley A. A memória e o envelhecimento. In A. Baddley, M.C. Anderson, M. W Eysenck, orgs. Memória. Porto Alegre: Artmed; 2011. Cap.13, p. 311-335.

12. Salthouse TA. The Processing-Speed Theory of Adult Age Differences in Cognition. Psychological Review. 1996;103(3):403-428.

13. Salthouse, TA. Selective review of cognitive aging. Journal of the International Neuropsychological Society. 2010;16:754-760. doi:10.1017/S1355617710000706.

14. Lindenberger U, Ghisletta P. Cognitive and Sensory Declines in Old Age: Gauging the Evidence for a Common Cause. Psychology and Aging 2009;24(1):1-16.

15. Park DC, Lautenschlager G, Hedden T, Davidson NS, Smith AD, Smith PK. Models of Visuospatial and Verbal Memory Across the Adult Life Span. Psychology and Aging. 2002;17(2):299-320.

16. Salthouse TA. Quantity and structure of word knowledge across adulthood. Intelligence. 2014;46:122-130.

17. Steffener J, Stern Y. Exploring the neural basis of cognitive reserve in aging. Biochimica et Biophysica Acta. 2012;1822:467-473.

18. Stern Y. Cognitive reserve in ageing and Alzheimer's disease. Lancet Neurol. 2012;11:1006-1012.

19. Stern Y. Cognitive reserve. Neuropsychologia. 2008;47:2015-2028.

20. Schmand B, Eikelenboom P, Gool WA. Alzheimers's Disease Neuroimaging Iniciative. Value of Neuropsychological Tests, Neuroimaging, and Biomarkers for Diagnosing Alzheimer's Disease in Younger and Older Age Cohorts. J Am Geriatr Soc. 2011;59:1705-1710.

21. American Psychiatric Association. Manual diagnóstico e estatístico de transtornos mentais: DSM-5. Porto Alegre: Artmed; 2014.

22. Nitrini R. Conceito de Demência. In: Miotto EC, de Lucia MCS, Scaff, M. Neuropsicologia Clínica. São Paulo: Roca; 2012.

23. Herrera EJ, Caramelli P, Silveira ASB, Nitrini R. Epidemiologic Survey of Dementia in a Community-Dwelling Brazilian Population. Alzheimer Disease and Associated Disorders. 2002;16(2):103-108.

24. McKhann GM, Knopman DS, Chertkow H, Hyman BT, Jack CR Jr, Kawas CH, et al. The diagnosis of dementia due to Alzheimer's disease: Recommendations from the National Institute on Aging-Alzheimer's Association workgroups on diagnostic guidelines for Alzheimer's disease. Alzheimer's & Dementia. 2011;7:263-269.

25. Frota NAF, Nitrini R, Damasceno BP, Forlenza O, Dias-Tosta E, Silva AB, et al. Critérios para o diagnóstico de doença de Alzheimer. Dement Neuropsychol. 2011;5(Suppl 1):5-10.

26. Kalaria RN, Maestre GE, Arizaga R, et al. For the World Federation of Neurology Dementia Research Group. Alzheimer's disease and vascular dementia in developing countries: prevalence, management, and risk factors. Lancet Neurol. 2008;7:812-826.

27. Román GC, Tatemichi TK, Erkinjuntti T, Cummings JL, Masdeu JC, Garcia JH, et al. Vascular Dementia: Diagnostic criteria for research studies – Report of the NINDS-AIREN International Workshop. Neurology. 1993;43:250-260.

28. Engelhardt E, Tocquer C, André C, Moreira DM, Okamoto IH, Cavalcanti JLS. Demência Vascular. Critérios diagnósticos e exames complementares. Dement Neuropsychol. 2011;5(Suppl 1):49-77.

29. Ratnavalli E, Brayne C, Dawson K, Hodges JR. The prevalence of frontotemporal dementia. Neurology. 2002;58:1615-1621.

30. Rosso SM, Donker KL, Baks T, et al. Frontotemporal dementia in The Netherlands: patient characteristics and prevalence estimates from a population-based study. Brain. 2003;126:2016-2022.

31. Gorno-Tempini ML, Hillis AE, Weintraub S, Kertesz A, Mende, M, Cappa SF, et al. Classification of primary progressive aphasia and its variants. Neurology. 2011;76:1006-1014.

32. Piguet O, Hornberger M, Mioshi E, Hodges JR. Behavioural-variant frontotemporal dementia: diagnosis, clinical staging, and management. Lancet Neurol. 2011;10:162-172.

33. Piguet O, Hodges JR. Behavioural-variant frontotemporal dementia: an update. Dementia & Neuropsychologia. 2013;7(1):10-18.

34. Neary D, Snowden JS, Gustafson L, Passant U, Stuss D, Black S, et al. Frontotemporal lobar degeneration: a consensus on clinical diagnostic criteria. Neurology. 1998;51:1546-1554.

35. Rascovsky K, Hodges JR, Knopman D, Mendez MF, Kramer JH, Neuhaus J, et al. Sensitivity of revised diagnostic criteria for the behavioural variant of frontotemporal dementia. Brain. 2011;134:2456-2477.

36. Folstein MF, Folstein SE, McHugh PR. Mini-mental state. A practical method for grading the cognitive state of patients for the clinician. J Psychiatr Res. 1975;12(3):189-98.

37. Bertolucci PH, Brucki SM, Campacci SR, Juliano Y. The Mini-Mental State Examination in a general population: impact of educational status. Arq Neuropsiquiatr. 1994;52(1):1-7.

38. Brucki SMD, Nitrini R, Caramelli P, Bertolucci PHF, Okamoto IH. Sugestões para o uso do mini-exame do estado mental no Brasil. Arq Neuropsiquiatr. 2003;61(3B):777-81.

39. Lourenço RA, Veras RP. Mini-Exame do Estado Mental: características psicométricas em idosos ambulatoriais. Revista de Saúde Pública. 2006. Disponível em: <http://www.scielo.br/scielo.php?script=sci_arttext&pid=S0034-89102006000500023&lng=en&tlng=pt. 10.1590/S0034-89102006000500023>. Acessado em: 12 out 2016.

40. Caramelli P, Herrera JRE, Nitrini R. O mini-exame do estado mental no diagnóstico de demência em idosos analfabetos. Arq Neuropsiquiatr. 1999;57(supl 11):7.

41. Mioshi E, Dawson K, Mitchell J, Arnold R, Hodges JR. The Addenbrooke's Cognitive Examination Revised (ACE-R): a brief cognitive test battery for dementia screening. Int J Geriatr Psychiatry. 2006;21(11):1078-85.

42. Carvalho VA, Caramelli P. Brazilian adaptation of the Addenbrooke's Cognitive Examination-Revised (ACE-R). Dement Neuropsychol. 2007;2:212-6.

43. Carvalho VA, Barbosa MT, Caramelli P. Brazilian version of the Addenbrooke Cognitive Examination-revised in the diagnosis of mild Alzheimer disease. Cog Behav Neurol. 2010;23(1):8-13.

44. Nitrini R, Caramelli P, Mansur LL. Neuropsicologia: das Bases Anatômicas à Reabilitação. 1ª ed. São Paulo: HCFMUSP; 2003.

45. Caramelli P, Carthery-Goulart MT, Porto CS, Charchat-Fichman H, Nitrini R. Category fluency as a screening test for Alzheimer disease in illiterate and literate patients. Alzheimer Dis Assoc Disord. 2007;21(1):65-7.

46. Shulman et al., 1993

47. Rey A. L'examen clinique en psychologie. Paris: Press Universitaire de France; 1958.

48. Wechsler D. Wechsler Adult Intelligence Scale-III. 3rd ed. Nova York: Psychological Corporation; 1997.

49. Malloy-Diniz LF, Da Cruz MF, Torres V, Cosenza R. O Teste de Aprendizagem Auditivo-Verbal de Rey: normas para uma população brasileira. Rev Bras Neurol. 2000;36(3):79-83.

50. Malloy-Diniz LF, Lasmar VA, Gazinelli LS, Fuentes D, Salgado JV. The Rey Auditory-Verbal Learning Test: applicability for the Brazilian elderly population. Rev Bras Psiquiatr. 2007;29(4):324-9.

51. Cotta MF, Malloy-Diniz LF, Rocha FL, Bicalho MAC, Nicolato R, Moraes EN, et al. Validade discriminante do Teste de Aprendizagem Auditivo-Verbal de Rey: comparação entre idosos normais e idosos na fase inicial da doença de Alzheimer. Jornal Brasileiro de Psiquiatria. 2011;60(4):253-258. DOI: 10.1590/S0047-20852011000400004.

52. Rey A. Figuras Complexas de Rey: Teste de Cópia e de Reprodução de Memória de Figuras Geométricas Complexas. (M. S. Oliveira, trad.) São Paulo, SP: Casa do Psicólogo; 1999. (Original publicado em 1959.)53. Reitan RM. Validity of the Trail Making Test as an indicator of organic brain damage. Perceptual and Motor Skills. 1958;8:271-276.

54. Reitan et.all, 2010

55. Stroop JR. Studies of interference in serial verbal reactions. Journal of Experimental Psychology. 1935;18:643-62.

56. Brucki SM, Malheiros SM, Okamoto IH, Bertolucci PH. Normative data on the verbal fluency test in the animal category in our milieu. Arq Neuropsiquiatr. 1997;55(1):56-61.

57. Silva et al, 2011

58. Heaton et al., 1993

59. Strauss E, Sherman SEM, Spreen O. A Compendium of Neuropsychological tests - administration, norms, and commentary. 3rd ed. New York: Oxford University Press; 2006.

60. Bechara A, Damásio A, Damásio H, Anderson S. Insensitivity to future consequences following damage to human prefrontal cortex Cognition. 1994;50:7-15.
61. Burgess PW, Shallice T. The Hayling and Brixton tests. Bury St. Edmund, UK: Thames Valley Test Company; 1997.
62. Fonseca RP, Oliveira C, Gindri G, Zimmermann N, Reppold C. Teste Hayling: um instrumento de avaliação de componentes das funções executivas. In: Hutz C, ed. Avaliação psicológica e neuropsicológica de crianças e adolescentes. São Paulo: Casa do Psicólogo; 2010. p. 337-364.
63. Chan RCK, Shum D, Toulopoulou T, Chen EYH. Assessment of executive functions: Review of instruments and identification of critical issues. Archives of Clinical Neuropsychology. 2008;23(2):201-216. doi:10.1016/j.acn.2007.08.010,.
64. Aprahamian I, Martinelli JE, Neri AL, Yassuda MS. The accuracy of the Clock Drawing Test compared to that of standard screening tests for Alzheimer's disease: results from a study of Brazilian elderly with heterogeneous educational backgrounds. Int Psychogeriatr. 2010;22(1):64-71.
65. Dubois et al., 2000
66. Beatoet al., 2007
67. Mansur et al., 2006
68. Cummings et al., 1994
69. Warren JD, Fletcher PD, Golden HL. The paradox of syndromic diversity in Alzheimer disease. Nat Rev Neurol. 2012;8(8):451-64. 10.1038/nrneurol.2012.135.
70. Braak & Braak, 1991
71. De Toledo-Morrell et al., 2000
72. Bäckman L, Jones S, Berger AK, Laukka EJ, Small BJ. Cognitive impairment in preclinical Alzheimer's disease: a meta-analysis. Neuropsychology. 2005;19(4):520.
73. Small BJ, Fratiglioni L, Viitanen M, Winblad B, Bäckman L. The Course of Cognitive Impairment in Preclinical Alzheimer Disease: Three- and 6-Year Follow-up of a Population-Based Sample. Arch Neurol. 2000;57(6):839-844. doi:10.1001/archneur.57.6.839.
74. Perry RJ, Hodges JR. Attention and executive deficits in Alzheimer's disease. A critical review. Brain. 1999;122:383-404.
75. Baudic S, Dalla BG, Thibaudet MC, Smagghe A, Remy P, Traykov L. Executive function deficits in early Alzheimer's disease and their relations with episodic memory. Archives of Clinical Neuropsychology. 2006;21:15-21.
76. Katsumata Y, Mathews M, Abner EL, Jicha GA, Caban-Holt A, Smith CD, et al. Assessing the Discriminant Ability, Reliability, and Comparability of Multiple Short Forms of the Boston Naming Test in an Alzheimer's Disease Center Cohort. Dementia and Geriatric Cognitive Disorders. 2015;39(0):215-227. doi:10.1159/000370108.
77. Lafleche G, Albert M. Executive function deficits in early Alzheimer's disease. Neuropsychology. 1995;9:313-320.
78. Albert MS. Cognitive and neurobiologic markers of early Alzheimer disease. Proc Natl Acad Sci. 1996;93:13547-13551.
79. Collette F, Van der Linden M, Salmon E. Executive dysfunction in Alzheimer's Disease. Cortex. 1999;35:57-72.
80. Weintraub S, Wicklund AH, Salmon DP. The Neuropsychological Profile of Alzheimer Disease. Cold Spring Harbor Perspectives in Medicine. 2012;2(4):a006171. doi:10.1101/cshperspect.a006171,.
81. Sullivan e Ruffman, 2004
82. Alvarez et al., 2006
83. Neary e Snowden, 1996
84 Goldberg, 2001
85. Malloy-Diniz et al., 2010
86. Woodward et al., 2010
87. Hornberger et al., 2012
88. Thompson et al., 2005
89. Lezak, 1995
90. Garrard e Hodges, 2000
91. Neary, 1999
92. Rascovsky et al., 2011).
93. Matioli NPS, Caramelli P. Demência Vascular. In: Miotto EC, Lucia MC, Scaff M, orgs. Neuropsicologia Clínica. São Paulo: Roca; 2012. Cap. 22, p. 316-329.
94. Radanovic M. Demências. In: Radanovic M, org. Neurologia Básica para Profissionais da Área de Saúde. São Paulo: Atheneu; 2015. Cap. 7, p. 125-153.
95. Vasquez BP, Zakzanis KK. The neuropsychological profile of vascular cognitive impairment not demented: A meta-analysis. Journal of Neuropsychology. 2015;9(1):109-136.
96. Huber SJ, et al Cortical vs subcortical dementia. Neuropsychological differences. Archives of Neurology. 1986;43(4):392-394.
97. Mcpherson SE, Cummings JL. Neuropsychological Aspects of Vascular Dementia. Brain and Cognition. 1996;31:269-282.
98. Engelhardt E, Moreira DM. Demência Vascular. In: Teixeira AL, Caramelli P, orgs. Neurologia Cognitiva e do Comportamento. Rio de Janeiro: Revinter; 2012. Cap. 25, p. 297-311.

99. Caixeta L. Demências II – Demências Mais Comuns. In: Caixeta L, org. Tratado de Neuropsiquiatria: Neurologia Cognitiva e do Comportamento e Neuropsicologia. São Paulo: Atheneu; 2014. Cap. 50, p. 573-589.

100. Randanovic M. Neuropsicologia das doenças cerebrovasculares no idoso. In: Caixeta L, Teixeira AL, orgs. Neuropsicologia Geriátrica. Porto Alegre: Artmed; 2014. Cap. 16, p. 198-207.

24

Exercícios físicos para promoção de qualidade de vida em idosos com comprometimento cognitivo leve e com quadros demenciais

• ANDERSON AMARAL

Introdução

O processo de envelhecimento da população mundial, segundo a Organização Mundial de Saúde,[1] pode ser considerado como uma história de sucesso para as políticas de saúde pública e para o desenvolvimento socioeconômico, mas também desafia a sociedade a se adaptar, a fim de otimizar a saúde, qualidade de vida e funcionalidade dos idosos.

O envelhecimento demográfico mundial demonstra o sucesso dos cuidados nas diversas áreas de saúde ao longo do último século. Muitos indivíduos estão vivendo mais tempo e de forma mais saudável, o que significa que a população mundial tem uma maior proporção de pessoas idosas.[2]

Na metade do século passado o perfil de morbimortalidade era caracterizado por uma população jovem, com maior incidência de doenças infecciosas, responsáveis por 40% do total de óbitos; hoje este cenário mudou: predominam os agravos crônicos, que são característica de uma população envelhecida.[3]

O envelhecimento humano está associado à prevalência elevada de doenças cronicodegenerativas, dentre elas as que comprometem o funcionamento do sistema nervoso central, como as enfermidades neuropsiquiátricas. No entanto, embora o envelhecimento normal possa apresentar uma lentificação dos processos mentais, isto não representa perda de funções cognitivas.[4]

Sabe-se que o processo de envelhecimento é natural, universal e irreversível. Há alterações ao longo da vida. Pressupõe não só alterações biológicas, mas também psicológicas e sociais, que podem acontecer em idades mais precoces ou mais avançadas, em maior ou menor grau, variando conforme as características genéticas e o estilo de vida adotado ao longo da vida.[5]

Em alguns casos é difícil diferenciar o envelhecimento normal, a senescência, que se caracteriza por alterações fisiológicas naturais, do envelhecimento patológico, senilidade, que está associado a doenças que podem afetar a qualidade de vida, autonomia e funcionalidade.[6]

Assim, o envelhecimento pode ser normal ou marcado por condições que podem prejudicar a funcionalidade e autonomia do indivíduo nas suas atividades diárias. A senescência é um envelhecimento considerado saudável, em que todas as funções cognitivas, pessoais e de relações sociais estão preservadas. A senilidade dá-se quando esses danos ou prejuízos acometem os idosos em maior intensidade, os quais podem ocasionar deficiências funcionais marcantes e/ou alterações significativas no sistema nervoso e, consequentemente, um défice cognitivo.[7]

O aumento da expectativa de vida implica no declínio fisiológico das funções orgânicas e, em razão disso, há maior probabilidade de surgimento de doenças crônicas, incapacitantes e involutivas. Um exemplo típico são as síndromes demenciais, cuja prevalência aumenta com a idade, embora não seja um componente normal do envelhecimento.[8]

Exercício físico e a doença de Alzheimer

Um efeito claramente negativo do envelhecimento é o aumento significativo do número de pessoas com doença de Alzheimer (DA) e demências relacionadas, pois é um fator fundamental para o desenvolvimento de doenças neurodegenerativas. Estima-se que em 2050 a prevalência da doença de Alzheimer será de aproximadamente 107 milhões de pessoas no mundo, ou seja, um a cada 85 indivíduos.[9]

A DA ocasiona um processo degenerativo do sistema nervoso central (SNC), caracterizado clinicamente por uma demência progressiva e histologicamente pela presença de placa senis e pela degeneração neurofibrilar, principalmente na região do hipocampo e em áreas associativas e límbicas.[2]

O tratamento farmacológico é fundamental nas terapias aplicadas aos quadros demenciais da população idosa. Este visa à manutenção da qualidade de vida, melhorando a funcionalidade, assim como reduz as perdas cognitivas e alterações de humor e comportamento.

Além dos fármacos, há necessidade de outras terapias não farmacológicas para pacientes com demências. Nesse sentindo, o exercício físico tem demonstrado bons resultados tanto na saúde física, melhorando a capacidade funcional, autonomia e reduzindo o risco de quedas, quanto na saúde mental, melhorando e reduzindo o declínio cognitivo.[10]

Dados epidemiológicos sugerem que indivíduos moderadamente ativos apresentam menor risco de serem acometidos por desordens mentais do que os sedentários. Tais dados também indicam um significativo aumento do desempenho físico, cognitivo e alteração positiva no comportamento de pessoas idosas com défice cognitivo e demência. Confirmando que a prática de exercício físico pode ser um importante protetor contra o declínio cognitivo e a demência em indivíduos idosos.[11]

O exercício físico vem nos últimos anos desempenhando um importante papel na prevenção e manutenção da saúde da população geral, pois pode contribuir de forma efetiva na saúde física e mental dos idosos e, consequentemente, na prevenção e no tratamento de doenças mentais como Alzheimer, Parkinson, ansiedade e depressão. Há evidências relevantes dos benefícios dos exercícios físicos e da atividade física na melhoria significativa da saúde mental dos idosos. A prática regular está associada a um risco reduzido de demências ou declínio cognitivo em indivíduos idosos.[12,13]

A atividade física pode ser definida como qualquer movimento corporal em consequência da contração muscular, que resulta em gasto energético maior do que os níveis de repouso, sendo o exercício físico definido como uma subcategoria da atividade física que é planejada, sistematizada, estruturada e repetitiva, resultando na melhora ou na manutenção da saúde e da aptidão física.[14,15]

A atividade física regular proporciona a melhoria e preservação da autonomia e independência durante o processo de envelhecimento. O envelhecimento ativo também inclui a prática regular de atividade física e exercícios físicos, buscando a saúde física, mental e social. Por isso, em um projeto de envelhecimento ativo, programas que promovam saúde mental são tão importantes quanto os que visam a melhoria das condições físicas.[1]

Nas últimas décadas, os estudos sobre os efeitos dos exercícios físicos sobre a saúde de indivíduos saudáveis e com algum tipo de patologia aumentaram notadamente. Em especial, os estudos com a população idosa, evidenciando os benefícios na capacidade funcional, melhoria de força muscular, VO_2máx, aumento da densidade mineral óssea e diminuição do risco de quedas. Na última década, as pesquisas têm enfatizado os efeitos dos exercícios físicos na saúde mental, principalmente em pacientes com depressão, transtorno de humor, ansiedade, Parkinson e Alzheimer.[12,16]

Embora estudos epidemiológicos tenham associado o exercício à redução do risco de desenvolver a DA, as bases biológicas de tais benefícios permanecem inconclusivas. Vários estudos têm relatado a relação entre atividade física regular e a redução da incidência de demência ou défice cognitivo. Estudos recentes sugerem efeitos positivos dessa abordagem não farmacológica.[17]

O exercício físico tem como objetivos os fatores de risco modificáveis e os mecanismos neuroprotetores, que podem reduzir a queda de desempenho cognitivo atribuída ao processo natural do envelhecimento e proteger contra as alterações relacionadas com as doenças neurodegenerativas, como a DA, Parkinson e outros tipos de demência.[18]

Petroianu e cols.[10] relatam que a prática regular da atividade física e atividades mentais retarda o declínio cognitivo, reduzindo o risco de demências. Coelho e cols.[19], segundo resultados documentais, relatam que a prática regular de atividade física sistematizada, preferencialmente associada à estimulação cognitiva, contribui para a preservação ou mesmo a melhora temporária de várias funções cognitivas em pacientes com DA, representando uma intervenção não farmacológica benéfica para eles,

Esta ação benéfica é resultado dos efeitos positivos na cognição, redução dos distúrbios de comportamento e na melhora da função motora dos pacientes, sendo possível verificar melhoria no equilíbrio, diminuição do risco de quedas e manutenção das funções cognitivas, quando comparados com pacientes que não participaram de programas de atividades físicas.[20] Além destes resultados, é importante relatar que a prática de exercícios físicos promove socialização e integração, tornando-se uma atividade inclusiva para pacientes, cuidadores e familiares.

Assim, reforça-se que os exercícios físicos se apresentam como uma boa alternativa não farmacológica para melhoria e manutenção da capacidade funcional em pacientes demenciados. Ajudam na melhoria e manutenção das funções cognitivas, nas alterações de humor e depressão. Uma metanálise com 30 artigos realizada por Heyn e cols. [21] sobre os benefícios dos exercícios físicos em idosos demenciados ou com défice cognitivo mostrou que o exercício físico aumentou a capacidade funcional, a função cognitiva e apresentou comportamento positivo na interação social dos idosos com demências e problemas cognitivos.

Hernandez e cols.[22] analisaram o efeito de um programa de atividade física generalizada sobre a função cognitiva, o equilíbrio e risco de quedas em idosos com demência de Alzheimer. O estudo foi realizado com uma amostra de 16 indivíduos idosos, com idade média de 78 anos, divididos em dois grupos, um de intervenção e outro de rotina. O grupo de intervenção realizou 6 meses de exercícios motores e cognitivos, três vezes por semana e com duração de 60 minutos em cada sessão. Esse grupo melhorou a marcha e o equilíbrio, manteve a função cognitiva e reduziu o risco de quedas. Já o grupo de rotina piorou todas as funções analisadas.

Em relação aos exercícios aeróbios, estes podem produzir melhorias consistentes no desempenho cognitivo de idosos sedentários sem diagnóstico de demência. As atividades aeróbias não só ajudam a reduzir a perda cognitiva, mas também melhoram a capacidade cognitiva de idosos. Também se mostram eficientes em termos da redução e do equilíbrio da perda de tecido neural. Esses exercícios são eficazes na prevenção do declínio cognitivo, ajudando a reduzir o risco de demência.[23, 24]

Tais melhorias ocorrem em razão da prática do exercício aeróbio, pois este pode interferir na melhoria das funções cognitivas por diversos motivos, como o aumento nos níveis dos neurotransmissores e por mudanças em estruturas cerebrais, pela neurogênese (surgimento de novos neurônios) e angiogênese (criação de novo vasos sanguíneos). Os efeitos benéficos sobre a plasticidade neuronal e função cognitiva estão associados ao aumento da função de neurotransmissores e pela angiogênese, que otimiza o transporte de oxigênio, nutrientes e neurotrofinas. Em relação às últimas, é importante destacar o papel do fator neurotrófico derivado do cérebro (BDNF), que está envolvido na regulação da sobrevivência neuronal e neurogênese. [16,25,26] Além dos benefícios cardiovasculares, melhoria da marcha, equilíbrio, controle postural e redução do risco de quedas.

Antunes e cols.[14] comentam que, ao contrário dos estudos com exercícios aeróbios, estudos que associam exercícios resistidos, musculação, aos possíveis efeitos nas funções cognitivas, ainda são escassos. Porém é importante relatar que os exercícios resistidos estão associados ao aumento da força e do volume muscular, assim como à melhoria da densidade mineral óssea, do equilíbrio, da autonomia e velocidade da marcha dos idosos.[27] É fundamental em programa de exercícios para idosos saudáveis e demenciados, a realização dos exercícios resistidos por pelo menos duas vezes por semana, de uma a três séries, que podem variar de oito a 12 repetições.[12] Os exercícios devem ser funcionais e personalizados, atendendo às necessidades e aos objetivos dos pacientes.

Um programa para idosos com DA deve ser composto de exercícios aeróbios, resistidos, flexibilidade (alongamentos), exercícios cognitivos e motores. Esse programa é constituído de exercícios com tarefas simultâneas, dupla tarefa, que reproduzem as atividades diárias com objetivo de melhorar as capacidades funcional e cognitiva. A frequência, segundo ACSM, deve ser de pelo menos duas vezes por semana, sendo ideal realizar cinco vezes por semana de 30 a 60 minutos por sessão.[14]

Exercício físico e a doença de Parkinson

A doença de Parkinson (DP) é tradicionalmente conhecida como moléstia com manifestações motoras. Acomete muitos indivíduos idosos, com idade entre 60 a 90 anos, mas não necessariamente é uma doença que afeta somente os idosos. Os sintomas principais da DP, como rigidez, bradicinesia e tremor podem acarretar limitação das AVD, já na fase inicial da patologia. Com a progressão da DP, a ocorrência de alterações posturais e na marcha contribui para aumentar o risco de quedas.[28]

Além destas alterações funcionais, também há alterações cognitivas na DP. Entre elas, a demência associada à DP é a manifestação mais grave e que aumenta o risco de morte. A demência associada à DP, assim como outras manifestações neuropsiquiátricas relacionadas a essa moléstia, também acarreta redução da qualidade de vida dos pacientes.[29]

Tais alterações estão diretamente associadas ao comprometimento da qualidade de vida, autonomia e funcionalidade do paciente. Conhecendo os principais sintomas que acometem os pacientes com Parkinson, sobretudo os distúrbios de movimento, considera-se a hipótese de que uma intervenção envolvendo a prática de exercícios físicos regulares possa ser parte integrante, permanente e importante para a amenização desses sintomas, colaborando na proteção e no tratamento.[30]

Os pacientes com DP são normalmente sedentários. Entretanto, quando a patologia está em estágio leve a moderado, os pacientes parecem responder de forma semelhante aos adultos sem DP. Por mais esta razão, enfatiza-se a importância de um programa de exercício regular para a manutenção da aptidão física e funcionalidade, melhorando a qualidade de vida. De fato, a melhora da capacidade cardiovascular, força muscular, do controle postural e equilíbrio podem influenciar na melhoria da capacidade funcional e qualidade de vida do paciente. Os exercícios físicos, além de proporcionarem múltiplos benefícios à saúde, podem atrasar a progressão da doença nas fases iniciais e intermediárias. Contudo, os benefícios do exercício são menos evidentes em pessoas com Parkinson em estágio avançado.[31]

Ressalta-se que antes de qualquer intervenção é importante que idosos com demências passem por uma avaliação antes de se definir o cronograma de atividades.[32] Embora haja a importância de uma avaliação pré-participação, em casos de impossibilidade de acesso não se deve impedir a adoção de um estilo de vida ativo.[33]

Referências bibliográficas

1. Organização Mundial de Saúde. Envelhecimento ativo: uma política de saúde. Brasília, Organização Pan-Americana da Saúde; 2005. p. 7-57. Disponível em: <http://bvsms.saude.gov.br/bvs/publicacoes/envelhecimento_ativo.pdf>. Acessado em:
2. Alzheimer's Disease Internacional. Relatório sobre a Doença de Alzheimer no Mundo. Resumo Executivo. 2009;1-22.
3. Veras R. Gestão Contemporânea em Saúde. Rio de Janeiro. Relume Dumará; 2002. p. 11-14.
4. Stella F, Gobbi S, Corazza DI, Costa JLR. Depressão no Idoso: Diagnóstico, Tratamento e Benefícios da Atividade Física. Motriz 2002;8(3):91-98.
5. Medeiros P. Como estaremos na velhice? Reflexões sobre envelhecimento e dependência, abandono e institucionalização. Polêm!ca. 2012;11(3):439-453.
6. Teixeira-Leite H, Manhães AC. Association between functional alterations of senescence and senility and disorders of gait and balance. Clinics Science. 2012;67(7):719-729.
7. Mamfrim A, Schmidt SL. Diagnóstico Diferencial das Demências. In.: Tratado de Geriatria e Gerontologia. 2ª ed. Rio de Janeiro: Ed. Guanabara Koogan; 2006. p. 242-251,.
8. Burlá C, Camarano AA, Kanso S, Fernandes D, Nunes R. Panorama prospectivo das demências no Brasil: um enfoque demográfica. Ciência & Saúde Coletiva. 2013;18(10):2949-2956.
9. Brookmeyer R, Ziegler-Graham K, Arrighi HM. Forecstin the global burden of Alzheimer's disease. Alzheimer Dement. 2007;3:186-191.
10. Rolland Y, Pillard F, Klapouszczak A, Reynish E, Thomas D, Andrieu S, et al. Exercíce program for nursing home residents with Alzheimer's Disease: a 1-year randomized, controlled trial. Journal American Geriatr Soc. 2007;55(2):158-165.
11. Antunes HKM, Santos RF, Cassilhas R, Santos RVT, Bueno OFA, Mello MT. Exercício físico e função cognitiva: uma revisão. Rev Bras Med Esporte. 2006;12(2):108-114.
12. American College Sport Medicine. Med Sci Sports Exerc. 2009;41(3):709-31.
13. Sofi F, Valdcchi D, Bacci D, Abbate R, Gensini GF, Casini A, et al. Phsysical activity and risk of cognitive decline: a meta-analysis of prospective studies. Journal of Internal Medicine. 2010;269:107-117.
14. Antunes HKM, Santos RF, Mello MT, Bueno OFA. Memória e exercício físico. In: Atividade Física, Exercício Físico e Aspectos Psicobiológicos. 1ª ed. Rio de Janeiro: Guanabara Koogan; 2004. p. 35-50,.
15. Matsudo SM, Matsudo VKR, Barros Neto TL. Atividade física e envelhecimento: aspectos epidemiológicos. Rev Bras Med Esporte. 2001;7 (1):2-13.
16. Deslandes AC. Exercício físico na prevenção e no tratamento das doenças mentais mais prevalentes no idoso. Rio de Janeiro: Ed. Apicuri; 2009. Cap. 8, p. 141-160.
17. Deslandes A, Moraes H, Ferreira C, Veiga H, Silveira H, Mouta R, et al. Exercice and mental health: Many reasons to move. Neuropsychobiology. 2009;59:191-198.
18. Kirk-Sanchez N, McGough EL. Physical exercise and cognitive performance in the elderly: current perspectives. Clinical Interventions in Aging. 2014;9:51-62.

19. Coelho FGM, Santos-Galduroz RF, Gobbi S, Stella F. Atividade física sistematizada e desempenho cognitivo em idosos com demência de Alzheimer: uma revisão sistemática. Revista Bras Psiquiatr. 2009;31(2):163-170.

20. Garuffi M, Gobbi S, Stella F, et al. Atividade física para promoção da saúde de idosos com doença de Alzheimer e seus cuidadores. Rev Bras Atividade Física & Saúde. 2011;16(1):80-83.

21. Heyn P, Abreu BC, Ottenbacher KJ. The effects of exercice training on elderly persons with cognitive impairment and dementia: a meta-analysis. Arch Phys Med Rehabil. 2004;85:1694-1704.

22. Hernandez SSS, Coelho FGM, Gobbi S, Stella F. Efeitos de um programa de atividade física nas funções cognitivas, equilíbrio e risco de quedas em idosos com demência de Alzheimer. Rev Bras Fisioter. 2010;14(1):68-74.

23. Colcombe SJ, Erickson KI, Raz N, Webb AG, Cohen NJ, McAuley E, et al. Aerobic Fitness Reduces Brain Tissue Loss in Aging Humans. J Gerontol A Biol Sci Med Sci. 2003;58(2):176-180.

24. Erickson KL, FALTAM MAIS NOMES DE AUTORES, et al. Aerobic Fitness es Associated With Hippocampal Volume in Elderly Humans. Hippocampus. 2009;19(10):1030-1039.

25. Van Der Borght K, Kóbor-Nyakas DE, Klauke K, Eggen BJ, Nyakas C, Van Der Zee EA, et al. Physical exercise leads to rapid adaptations in hippocampal vasculature: temporal dynamics and relationship to cell proliferation and neurogenesis. Hippocampus. 2009;19(10):928-936.

26. Kemperman G, Fabel K, Ehniger D, Babu H, Leal-Galicia P, Garthe A, et al. Why and how physical activity promotes experience-induced brain plasticity. Frontiers in Neuroscience. 2010;4(189):1-9.

27. Matsudo SM. Envelhecimento & atividade física. Midiograf. 2001;105-132.

28. Camargos ACR, Cópio FC, Sousa TRR, Goulart F. O Impacto da doença de Parkinson na qualidade de vida: uma revisão de literatura. Rev Bras Fisioter. 2004;8(3):267-272.

29. Melo LM, Barbosa ER, Caramelli P. Declínio cognitivo e demência associados à doença de Parkinson: características clínicas e tratamento. Rev Psiq Clín. 2007;34(4):176-183.

30. Soares SS, Peyré-Tartaruga LA. Doença de Parkinson e exercício físico: uma revisão de literatura. Ciência em Movimento. 2010;(24):69-85.

31. Gallo PM, FALTAM MAIS NOMES DE AUTORES, et al. Parkinson's Disease: A comprehensive approach to exercice prescription for the health fitness professional. ACSM's Health & Fitness Journal. 2011;15(4):4-17.

32. Oliveira EM, Silva TBL. Estimulação cognitiva em idosos com comprometimento cognitivo leve e doença de Alzheimer: uma abordagem individualizada e em grupo. In: Estimulação cognitiva para idosos – ênfase em memória. 1ª ed. Rio de Janeiro: Atheneu; 2013. Vol. 1 p. 135-148.

33. Nóbrega ACL, FALTAM MAIS NOMES DE AUTORES, et al. Posicionamento officinal da Sociedade Brasileira de Medicina do Esporte e da Sociedade Brasileira de Geriatria e Gerontologia: atividade física e saúde do idoso. Rev Bras Med Esporte. 1999;5(6):207-211.

25

Exercícios para as sessões de estimulação cognitiva em adultos maduros e idosos

- EVANY BETTINE DE ALMEIDA
- TIAGO NASCIMENTO ORDONEZ
- THAIS BENTO LIMA DA SILVA

Introdução

Os exercícios devem ser diversificados para não cansar o participante e também para evitar que a pessoa perca o interesse por continuar a sessão, caso ela apresente dificuldade em determinado domínio cognitivo.

Uma observação importante é que as sessões sempre devem ter exercícios que apresentem desafio para o participante, porém, se a pessoa apresentar declínio cognitivo é sempre importante terminar a sessão com um exercício que ela possa finalizar com sucesso. Este resultado de sucesso permanece na memória da pessoa como uma atividade prazerosa e isto facilita a sua continuidade na próxima sessão. Além dessa questão do término da sessão de maneira prazerosa, outra observação a ser levada em consideração é que as pessoas não apresentam declínio cognitivo homogêneo, nem no que tange à idade, nem em relação a algum processo instalado de demência. Isto leva a que as sessões sejam de fato direcionadas para as necessidades individuais, seguindo-se, no entanto, alguns rituais que são característicos de todas as sessões de estimulação cognitiva.

A primeira parte de uma sessão deve começar com as perguntas e dicas de orientação temporal. Para isso se utiliza um jornal do dia ou o próprio calendário da casa da pessoa, caso seja atendimento domiciliar. A pessoa deve também escrever seu nome e a data em todas as folhas e no próprio caderno de exercícios que ela utilizar na sessão. A estratégia da repetição é uma técnica que precisa ser utilizada nos atendimentos.

Existem duas linhas de conduta que os profissionais que fazem estimulação em pessoas com comprometimento cognitivo podem seguir e que serão descritas a seguir. Para orientar essa conduta é preciso que o profissional que executará as sessões analise o diagnóstico expedido pelo profissional que acompanha o paciente, em geral um neurologista. Deve-se aplicar protocolos de rastreio e avaliar os escores obtidos e também é de suma importância colher relatos dos cuidadores familiares ou profissionais que mais se relacionam com a pessoa a ser atendida.

Conforme dissemos, existem dois tipos de conduta para o atendimento:

a. exercitar e reforçar os domínios que estão comprometidos;
b. exercitar e reforçar os domínios em que a pessoa esteja sem comprometimento algum ou com pouco comprometimento.

As pessoas que estão em condições piores e optam pelo método de reforço aos domínios cognitivos argumentam que é necessário reforçar o que está sendo perdido para somar ao que está preservado. Porém, nossa linha de conduta é pela segunda possibilidade de intervenção: reforçar o que não está comprometido ou o que esteja com comprometimento mínimo. Nosso argumento é que a pessoa se esforça e se aplica muito mais em responder aos estímulos dentro de sua melhor atuação. Nossa experiência tem mostrado que se nos detivermos forçando um desempenho em um domínio comprometido esta atitude pode gerar uma situação estressante para o paciente, o que pode levar a que ele comprometa o que estava preservado visto que, como sabemos, as situações estressantes podem levar a um aumento da liberação do hormônio cortisol na corrente sanguínea, que no caso de uma pessoa com início de demência tem um efeito mais intenso do que em pessoas sem comprometimento. Lidar com situações desagradáveis ou que gerem um esforço intelectual que não está a sua altura podem auxiliar num aumento do comprometimento cognitivo nos domínios preservados e uma piora nos domínios já comprometidos.

Assim que o profissional optar por um tipo de atendimento, deve comunicar os familiares ou à pessoa que representa o paciente, ou mesmo pode conversar com o próprio paciente, se o mesmo estiver preparado e com condições de participar do plano de ação. Isto deve constar do relatório que o profissional deve fazer sobre o andamento das sessões, incluindo os registros dos sucessos e progressos do paciente.

Existem muitos exercícios e atividades que podem ser utilizados em uma sessão de estimulação cognitiva. É sempre interessante que o profissional esteja atualizado com as publicações e/ou construções de materiais que atualmente estão sendo mais diversificadas e com maior aplicabilidade para o público adulto. Até pouco tempo atrás os profissionais tinham que adaptar materiais e publicações, por serem quase sempre dirigidos ao público infantil. Hoje em dia encontramos muitos fabricantes e autores de materiais impressos, mais atentos e preocupados em atender ao público adulto de todas as idades.

A seguir apresentaremos uma série de sugestões de exercícios que podem ser aplicados nos atendimentos de estimulação cognitiva e que são de complexidade baixa ou média e que se aplicam a reforçar o desempenho do paciente por tipo de domínio que se queira trabalhar. Em nossa experiência de clínica ou em domicílio procuramos auxiliar o paciente com dificuldade, sempre por meio de um exemplo resolvido da questão apresentada e acompanhando seus passos para tentar resolver. Todo sucesso deve ser exaltado e descrito na própria folha de exercício e também no relatório de atendimento. As dificuldades também devem ser descritas na folha de maneira discreta, para que o mesmo exercício seja aplicado novamente a partir desse dado de desempenho.

EXERCÍCIOS

Parte I – Domínio: Linguagem

1. Das seguintes palavras, determine qual não pertence ao conjunto:
   (a) Ônibus, Trem, Bicicleta, Britadeira, Carroça, Patinete
   (b) Sorvete, Sopa, Sociedade, Propriedade, Sucesso, Sentimento
   (c) Atitude, Comportamento, Conduta, Praticidade, Ação
   (d) Certo, Correto, Direito, Verdadeiro, Pomposo, Certeiro
   (e) Resolver, Decidir, Determinar, Deliberar, Empurrar, Elucidar
   (f) Garoto, Garoa, Garapa, Garra, Garanhão, Galope

2. Complete os conjuntos com uma palavra que combine com as demais:
   (a) Tijolo, Areia, Ferro, Telha, Cimento, Pedra, ________________
   (b) Bola, Campo, Juiz, Jogador, Gandula, Apito, ________________
   (c) Cinema, Televisão, Parque, *Ballet*, Teatro, ________________
   (d) Matemática, História, Geografia, Português, Ciências, ________________
   (e) Afeto, Amor, Amizade, Atenção, Amparo, ________________
   (f) Criança, Infância, Alegria, Barulho, Brincadeira, ________________

3. Abaixo existem duas colunas com partes de palavras. Faça a ligação entre dois pedaços para formar uma palavra:

POR	ARCA
PERDI	CIA
PAR	METRO
PEDRE	ÇA
PATRI	GIO
PELU	GULHO
PETE	GUEIRO
PRESEN	QUE
PRODÍ	TÃO
PARQUÍ	CA
GAR	GRENA
GARO	ROBA
GAR	TINHO
GORO	GALO
GAN	RAFA

4. Anote ao lado do grupo de palavras qual a letra que é comum e você vai formar uma palavra na vertical que é um material escolar:

HELENA – ELIS – MILENA – LORENA – CLEUSA ___________

ASMA – TRÊS – SORVETE – CASCA – MASSA ___________

ITEM – ATAQUE – TIJOLO – ATRASO – OUTRO ___________

GOLE – JOTA – ARGUTO – MOLEQUE – NAVIO ___________

CAJU – LAJOTA – JUIZ – OJERIZA – CAJADO ___________

GOLE – JOTA – ARGUTO – MOLEQUE – NAVIO ___________

ÁRVORE – TRAÇO – ORGULHO – ROEDOR – IRA ___________

SENSAÇÃO – ETIQUETA – AMEAÇA – DEDO – JEITO ___________

AGORA – ENGUIA – GOTA – MÁGOA – LAGOA ___________

VÉU – UNHA – AUTÊNTICO – MUDANÇA – GRUTA ___________

ELA – TANQUE – MAR – ATÉ – PARTO ___________

PROLE – ALÉM – MOLA – LÃ – LÍRIO ___________

MANTO – GRAÇA – OLHAR – SEDA – DANO ___________

POETA – APATIA – EPÍLOGO – POMADA – CAPITÃO ___________

SINAL – GIM – APITO – MIAU – DIA ___________

ASTUTO – MOSCA – SAÚDA – OSTRA – MIS ___________

5. Complete as frases usando sua criatividade, de preferência utilize várias palavras para formar uma frase mais elaborada:

Exemplo: Fui ao circo *Fui ao circo para levar meus netos e foi um domingo mágico.*

(a) Sempre que ouço a música ___________

(b) Ficar triste não ___________

(c) Quando é noite de luar ___________

(d) Se eu fosse professora ___________

(e) Nas próximas férias ___________

(f) Quando vou no restaurante ___________

(g) Nesta noite eu dormi ___________

(h) Tenho saudades ___________

(i) Ter saúde ___________

6. Coloque pelo menos duas rimas para as palavras abaixo (quanto mais, melhor!):

Coelho –

Amável –

Purpurina –

Nariz –

Gula –

Peteca –

Rima –

Risco –

Saudade –

Ação –

Orquestra –

Navio –

Melodia –

Computador –

Agenda –

7. Abaixo existem duas colunas A e B com partes de palavras. Faça a ligação entre dois pedaços para formar uma palavra na coluna C:

(A)	(B)	(C)
LAR	LAR	______________
PRIORI	SÃO	______________
SINGU	TULO	______________
BRONZE	MESSA	______________
PER	DE	______________
GES	MELHO	______________
QUAL	MENTA	______________
PRO	FADA	______________
VER	TAÇÃO	______________
PARE	ANJA	______________
GRO	SELHA	______________
TEN	DADE	______________
CAPÍ	QUER	______________
ALMO	GEM	______________
FERRA	NOITE	______________
VESTI	ADO	______________

8. Ordene as sentenças abaixo:

   (a) coisas na não existem têm explicação vida que.
   (b) depressão no há inverno queixas de e muitas.
   (c) se aquele morar eu fosse eu você imóvel para compraria.
   (d) dar preciso situação depois a avaliar é primeiramente para opinião uma.
   (e) todos preconceito africanos do descendentes somos dos apesar nosso.
   (f) viajar todo Europa aposentado planos quando de eu pela ano for tenho.
   (g) hipotermia ao apropriadas de morreu nesta sem madrugada roupas mendigo.

9. Escreva no mínimo três nomes de pessoas com as seguintes regras:

   (a) Nomes de mulher sem a letra "A".
   (b) Nomes de mulher que sejam nomes de flores.
   (c) Nomes de homem terminados em "I" ou "Y".
   (d) Nomes de homem sem as letras "C", "R" e "S".
   (e) Nomes de mulher que não tenham as letras do nome "INÊS".
   (f) Nomes de homem que não tenham as letras do nome "JOEL".

10. Escolha o antônimo para a lista de palavras: Azar, Prisão, Oculto, Errado, Crítica, Odiável, Doente, Insensato, Agitação, Mudo

    Liberdade ________________
    Elogio ________________
    Sensato ________________
    Certo ________________
    Amável ________________
    Revelado ________________
    Falador ________________
    Calma ________________
    Sorte ________________
    Saudável ________________

Parte II – Linguagem: Estimulação da Memória Semântica

A linguagem exerce papel fundamental para o ser humano, não apenas para comunicação como também para o funcionamento de outras habilidades cognitivas. As afasias, distúrbios adquiridos de linguagem, podem gerar limitações impactantes na vida de um indivíduo. A perda abrupta da linguagem que ocorre nas afasias de instalação aguda, decorrentes de um acidente vascular cerebral, traumatismo cranioencefálico e outras enfermidades no sistema nervoso central, pode transformar de um momento para o outro a capacidade de comunicação de um indivíduo. Mas, apesar da mudança brusca, a recuperação (muitas vezes parcial) na maioria das afasias de instalação aguda é palpável e atingível. Baseando-se neste contexto, destacamos a seguir um modelo de exercício de linguagem para estímulo do domínio da memória semântica.

Exercício de linguagem – domínio memória semântica "Charadas históricas"

1) Político brasileiro chefe civil da Revolução de 1930, que pôs fim à República Velha e foi duas vezes presidente do Brasil.

2) Médico militar e político brasileiro, foi prefeito de Belo Horizonte, governador de Minas Gerais e presidente do Brasil entre 1956 e 1961.

3) Apresentador de televisão, nasceu no bairro carioca da Lapa, filho de pais judeus e foi camelô.

4) Cantora e atriz de nacionalidade portuguesa que se tornou famosa internacionalmente como divulgadora da música brasileira. Trabalhou no teatro e no cinema.

5) Trigésimo quinto presidente da República Federativa do Brasil. Foi representante sindical. É co-fundador e presidente de honra do Partido dos Trabalhadores.

6) É o artista latino-americano que teve mais discos vendidos e o cantor brasileiro que mais vendeu discos no mundo. Nascido no interior do Espírito Santo e apelidado na infância como "Zunga".

7) Foi um compositor, maestro, pianista, cantor, arranjador e violonista brasileiro. É considerado um dos maiores expoentes da música brasileira e um dos criadores do movimento da Bossa Nova. É um dos nomes que melhor representa a música brasileira, nasceu na Barra da Tijuca, RJ.

8) Foi uma atriz brasileira, oriunda do teatro de revista, notória por suas participações na produção cinematográfica brasileira das décadas de 1950 e 1960. Celebrada por suas entrevistas irreverentes, bom humor e emprego constante de palavras de baixo calão, foi uma das maiores expoentes do teatro de improviso no Brasil.

9) Foi um arquiteto brasileiro, considerado um dos nomes mais influentes na Arquitetura Moderna internacional. Foi pioneiro na exploração das possibilidades construtivas e plásticas do concreto armado. Seu primeiro projeto individual a ser construído foi a Obra do Berço, em 1937, no bairro da Lagoa, Rio de Janeiro.

10) Brasileiro que foi um engenheiro prático (sem ter tido formação acadêmica nessa área) e pioneiro da aviação. Foi também um dos primeiros a decolar a bordo de um avião, impulsionado por um motor aeronáutico e o primeiro a cumprir um circuito preestabelecido sob testemunho oficial de especialistas, jornalistas e da população, no caso, parisiense.

11) Trinta anos após sua retirada dos campos, o mais famoso futebolista brasileiro e mundial. É considerado por muitos como o maior jogador da história do futebol. Recebeu o título de Atleta do Século de todos os esportes em 15 de maio de 1981, eleito pelo jornal francês L'Equipe. No fim de 1999, o Comitê Olímpico Internacional, após uma votação internacional entre todos os Comitês Olímpicos Nacionais associados, também o elegeu "Atleta do Século".

12) Foi um fidalgo e navegador português, comandante da segunda viagem marítima da Europa à Índia, viagem em que se descobriu o Brasil, a 22 de abril de 1500.

RESPOSTAS

1) Getúlio Vargas
2) Juscelino Kubitscheck
3) Silvio Santos
4) Carmem Miranda
5) Lula
6) Roberto Carlos
7) Tom Jobim
8) Dercy Gonçalves
9) Oscar Niemeyer
10) Santos Dumont
11) Pelé
12) Pedro Álvares Cabral

Parte III – Domínio: Funções Executivas

As funções executivas são processos cognitivos que incluem as ações de planejar e executar tarefas, portanto, requerem capacidades e habilidades mais complexas. A ausência ou o prejuízo dessa capacidade denomina-se disfunção executiva, que influencia inclusive na realização das atividades cotidianas. A seguir, mostramos alguns exercícios para treinar funções executivas.

1) Assinale todas as palavras que rimem com "frota". Ou ouça essa lista de palavras e anote as que rimem com "frota".

   Juízo, sentimental, agiota, cidade, monopólio, algodão jota, nefelibata, compota, sensor, marmota, preta, chicote, aldeota, cota, aleatório, sonho, brota, salário, tempo, ternura, idiota, trejeito, sucesso, poeta, gaivota, rota, tristeza, monótona, quota.

2) Faça as operações abaixo. Se o resultado for um número par, faça um círculo no resultado. Se o resultado for um número ímpar, faça um quadrado no resultado.

   a) 13 + 54 =
   b) 29 + 23 =
   c) 77 + 77 =
   d) 0 + 118 =
   e) 12 x 4 =
   f) 17 x 3 =
   g) 11 x 5 =
   h) 67 – 23 =
   i) 55 – 13 =
   j) 68 + 14 =

3) Exercício utilizando figuras geométricas.
   (ver como inserir uma série de figuras para ser completada segundo algumas regras).

4) Modelo de sessão de estimulação das funções executivas.

1ª Sessão de treino de funções executivas

Ler um pequeno texto sobre meio ambiente e os participantes deverão gravar mentalmente quantas vezes apareceu determinada palavra. Atividade de fluência verbal com restrição semântica e fonológica, com animais que se iniciam com as letras A, C e L. Leitura de sequências de três palavras para os participantes repetirem em ordem inversa. Leitura de sequências de palavras para serem colocadas em ordem alfabética. Atividade de fluência verbal e memorização, com cada participante falando o que levaria em uma viagem após repetir o que os demais colegas levariam.

2ª Sessão de treino de funções executivas

Realizar exercícios de atenção auditiva. Quando os participantes ouvirem uma lista de seis manchetes de jornal sobre hábitos de vida saudáveis, terão que decidir levantando a mão direita ou esquerda se será uma boa ou má notícia, respectivamente. Logo após deverão se recordar da última palavra de cada manchete. Realização de jogo da velha grupal para treinar funções executivas com base na memória operacional, em que os participantes serão divididos em dois grupos, um representa o X e outro o círculo, os participantes desvendavam as charadas respondendo-as corretamente para vencer o jogo. A cada rodada um participante representa o grupo para informar a resolução da charada e escolhe com os colegas o local que colocaria o símbolo, a fim de vencer o jogo.

3ª Sessão de treino de funções executivas

Atividade STOP, com categorias trabalhando fluência verbal com restrição categórica e fonológica, por exemplo, nome de pessoas, de cidades, animais e frutas que comecem com respectiva letra. Tarefa de ordenação inversa quando os participantes deverão ler uma sequência de três palavras e deverão repeti-las na ordem inversa.

4ª Sessão de treino de funções executivas

Ordenação cronológica de histórias. Atividade de fluência verbal STOP com seis rodadas, trabalhando fluência verbal com restrição categórica e fonológica. Atividades de dança em ritmo lento, com simulação e reprodução de passos simples, mostrando quantas habilidades são acionadas na aprendizagem dos passos (envolvimento de atenção, planejamento, organização e memória operacional).

5ª Sessão de treino de funções executivas

Tarefa de atenção auditiva para identificação de palavras iguais ou diferentes apresentadas oralmente. Instrução da última tarefa: o(a) senhor(a) vai ouvir grupo de três palavras. Se as três forem iguais, escreva A. Se forem diferentes, escreva B. Se houver duas iguais e uma diferente, escreva C. Exemplos: Sabão, detergente, laranja. Resposta: C. Jabuticaba, melão, banana; Resposta: A. Cachorro, nuvem, caderno; Resposta: B, e assim alternativamente de acordo com os itens e categorias escolhidos. Outra tarefa pode ser uma atividade impressa, como o Jogo do Labirinto, em que um soldado, por exemplo (fotografia de um homem fardado), precisará encontrar o caminho correto para sair de uma armadilha. No labirinto haverá opções erradas e apenas uma correta.

6ª Sessão de treino de funções executivas

Tarefa de simulação de troco com dinheiro fictício (em papelarias vendem réplicas da moeda brasileira e cédulas) quando os participantes deverão selecionar embalagens de produtos etiquetadas com seu preço e deverão somar mentalmente o total da compra, pagar e verificar se o troco estava correto ou incorreto. Atividade STOP, trabalhando fluência verbal com restrição categórica e fonológica. Por fim podem ser apresentadas aos participantes três pranchas com figuras e situações, em que deverão encontrar determinado objeto. O intuito será explorar o sistema atencional e raciocínio dos participantes. Atividade de mímica, voluntários idosos escolhem alguma situação para simular e os colegas deverão descobrir do que se tratava o desafio através de pistas.

Parte IV – Domínio: Memória de Trabalho

A memória de trabalho (MT) é importante para o funcionamento de outras funções cognitivas e para as atividades de vida diária. O treino de MT pode, em tese, favorecer o bem-estar psicológico (BEP) e a qualidade de vida (QV) de adultos e idosos. A MT faz parte da memória de curta duração e trata-se da capacidade de armazenar e processar dados simultaneamente em um curto período de tempo. Os efeitos do treino podem se estender para outros domínios, como a promoção da saúde e funcionalidade. Desta forma, podem afetar a qualidade de vida (QV) e o bem-estar psicológico (BEP) dos indivíduos idosos e favorecer a velhice bem-sucedida, visto que influenciam a segurança e o autocuidado. A seguir mostramos modelos de exercícios que podem ser aplicados para o treino da memória de trabalho.

1ª Sessão de treino de memória de trabalho: Atenção visual e Memória de Trabalho Visual

Atenção auditiva – Bater na mesa (ou bater palma ou levantar a mão) quando ouvir as letras A e P; bater na mesa (ou bater palma ou levantar a mão) quando ouvir um nome de animal ou de uma fruta.

"Agora vocês vão escutar várias letras. Toda vez que eu disser a letra **A** eu gostaria que vocês batessem na mesa (ou bater palma ou levantar a mão). Vamos lá?"

(Falar pausadamente as letras)
E A R T R A G N M V A A D C A S O P A T U I A L N J A C A V A E D F R T A A S E F U B G T N A A I A T A R J L O I N M R T G A A D R A E F A R A C A E H T U O L P A

"Vamos tentar com a letra P?"
(Falar pausadamente as letras)
A E P O B T P N T P P E R F G T R P T H P J U P D P S P T M J P L I U P T P R T E S P U P O O B T J V B P B P P T V U D V P P E R S F R H U P J P I U N P T R E R P

"O que acham de tentar agora com nomes de animais? Toda vez que eu falar o nome de um animal eu gostaria que vocês batessem a mão na mesa (ou bater palma ou levantar a mão). Vamos lá?"
(Falar pausadamente as palavras)
MARGARIDA, ALFACE, GATO, CADERNO, BOI, VACA, LEITE, CANETA, SAPATO, CACHORRO, PORCO, TOMATE, COBERTOR, SAPO, PORTA, AVESTRUZ, RÁDIO, TOALHA, ELEFANTE, SABONETE, OVELHA, CAMELO, SABIÁ, CARRO, ESTOJO, COMPUTADOR, RINOCERONTE, CAVALO, ARMÁRIO, TARTARUGA, GIRAFA, CHAVE.

"Para terminar esta atividade, o que acham de tentar bater na mesa (ou bater palma ou levantar a mão) quando escutarem o nome de uma fruta?"
(Falar pausadamente as palavras)
UVA, GIRAFA, CABRITO, MAÇÃ, BANANA, ARROZ, PERA, TORTA, VAGEM, CENOURA, JABUTICABA, ALFACE, MELANCIA, RÚCULA, MANGA, CAVALO, CARNEIRO, MELÃO, CARAMBOLA, BRÓCOLIS, BOI, ESPINAFRE, JACA

Memória de trabalho visual (Materiais de seis propagandas impressas de revistas e/ou jornais)
Mostre uma propaganda e pergunte para três participantes diferentes: O que está sendo vendido? Qual é o público-alvo? É caro ou barato? Após a avaliação da propaganda 2, perguntamos qual foi o produto da propaganda 1. Após a avaliação da propaganda 3, perguntamos qual foi o produto da propaganda 2, etc. Trabalharemos com seis propagandas. Ao final deverão se recordar de todos os produtos. Circule as perguntas ao redor da sala, para que todos tenham a chance de participar. A seguir, troquem o conjunto de propagandas com a sala do lado direito. Para dificultar um pouco, neste segundo exercício solicitem que o participante se lembre das duas propagandas anteriores. Incentivem os participantes a fazerem este exercício em casa. Ao assistirem os comerciais na TV, eles podem tentar se recordar do anterior e/ou dos anteriores.

2ª Sessão de treino de memória de trabalho: Atenção visual e Memória de Trabalho Visual.

(Materiais: dois *kits* de jogos dos sete erros para cada pessoa; seis conjuntos de seis propagandas impressas de revistas, para cada participante).

Atenção visual – Jogo dos sete erros (três atividades) (desenvolver estratégia).
"Na sessão de hoje vamos começar trabalhando a atenção. Ela é importante porque é o primeiro para uma boa memorização. Quanto mais atentos, melhor memória teremos."
"Vocês já fizeram jogo das diferenças? É um jogo simples. Você vai receber uma folha com duas figuras. As figuras são bem parecidas, mas existem cinco coisas diferentes entre elas. Vamos tentar descobrir quais são elas?"
Cronometrar o tempo até o primeiro terminar. Na próxima figura, tente estabelecer um tempo fixo para terminarem, que pode ser o mesmo ou um pouco menor.
Pergunte aos participantes se desenvolveram alguma estratégia: olharam um quadrante por vez, olharam somente a parte de cima, etc.
Repetir o exercício com a segunda folha agora com sete diferenças e com limite de tempo.

3ª Sessão – Treino de memória de Trabalho (Materiais: cópias e computador com som)

Atenção auditiva: contar quantas vezes aparece uma (duas ou três palavras) determinada palavra na música nos poemas (seis poesias).
"Hoje vamos começar a oficina escutando uma poesia de CARLOS DRUMMOND DE ANDRADE. Nesta poesia aparecerá a palavra AMOR. Gostaria que vocês contassem quantas vezes essa palavra aparece. Vocês podem usar os dedos, mas não podem anotar. No final eu quero saber quantas vezes foi falada a palavra AMOR. Vamos lá?

POESIA 1: O AMOR BATE NA AORTA – CARLOS DRUMMOND DE ANDRADE (iniciar o vídeo em 0:16)
"E então, quantas vezes apareceu a palavra **AMOR** nesta poesia?"
Resposta: é dita *15 vezes a palavra AMOR, contando com o título da poesia.*

POESIA 2: SABER VIVER – CORA CORALINA
"Vamos ouvir outra poesia, agora de CORA CORALINA, gostaria que vocês contassem quantas vezes diz a palavra **VIDA.**"
"E então, quantas vezes apareceu a palavra VIDA nesta poesia?"
Resposta: é dita duas *vezes a palavra VIDA.*

POESIA 3: *A BAILARINA* – CECÍLIA MEIRELES
"Vamos ouvir mais uma poesia de CECÍLIA MEIRELES, gostaria que vocês contassem quantas vezes diz a palavra **BAILARINA.**"
Resposta: é dita três *vezes a palavra BAILARINA.*

CANÇÃO 4: *A CASA – VINICIUS DE MORAES*
"Vamos ouvir uma poesia cantada de *VINICIuS DE MORAES*, gostaria que vocês contassem quantas vezes diz a palavra **CASA.**"
Resposta: é dita nove *vezes a palavra CASA.*

POESIA 5: *CANÇÃO DO EXÍLIO – GONÇALVES DIAS*
"Vamos ouvir uma poesia de *GONÇALVES DIAS*, gostaria que vocês contassem quantas vezes diz a palavra **TERRA.**"
Resposta: é dita quatro *vezes a palavra TERRA.*

POESIA 6: *ORA (DIREIS) OUVIR ESTRELAS – OLAVO BILAC*

"'Vamos ouvir uma poesia de *OLAVO BILAC*, gostaria que vocês contassem quantas vezes diz a palavra **ESTRELAS.**"

Resposta: é dita três *vezes a palavra ESTRELAS.*

4ª Sessão de treino de memória de trabalho individual ou em grupo

(Materiais: Trabalhar com vídeos curtos de propagandas e *notebooks*)

Atenção auditiva – Dominó fonológico (pode ser com qualquer palavra ou propõe categorias de palavras); atividade do PI a cada três números e a cada quatro números (sugestões de palavras).

Dominó fonológico: "Eu vou começar falando uma palavra e a próxima pessoa (que estiver do seu lado ou apontar para alguém) fala outra palavra (não pode repetir palavras) que comece com a ÚLTIMA SÍLABA da palavra que eu disse." (Ou seja, a próxima pessoa sempre deve falar uma palavra que inicie com a última sílaba da palavra falada pela pessoa anterior a ela).

Atividade do Pi: ''Vamos contar em ordem crescente os números, iniciando do 1, depois 2, 3 e assim por diante. Cada pessoa (pode ser na ordem que estão sentados) deverá falar um número e a cada três números ditos o quarto número não fala, pois deve ser substituído pelo Pi. A pessoa seguinte deve continuar a contagem dos números. Exemplo: 1 (1ª pessoa), 2 (2ª pessoa), 3 (3ª pessoa), Pi (4ª pessoa), 4 (5ª pessoa), 5 (6ª pessoa), 6 (7ª pessoa), Pi (8ª pessoa), 7, 8,........"

''Entenderam? Vamos lá?"

Memória de trabalho auditiva – Sequências de propagandas de rádio, devem julgar qual o produto vendido e o público-alvo e devem se recordar da propaganda anterior. Ao final devem se recordar do produto de todas (a cada cinco propagandas).

1) http://www.youtube.com/watch?v=5Ao0Hzs1qsA (Bombril)
2) http://www.youtube.com/watch?v=Qa3s_khGoJw (Friboi)
3) http://www.youtube.com/watch?v=NNxM_7ASlIE (Bauducco 1)
4) http://www.youtube.com/watch?v=ltMT4Dp9IXc (Bauducco 2)
5) http://www.youtube.com/watch?v=sBWu7ibZDVg (Batom)
6) http://www.youtube.com/watch?v=Iwaxm3C1Uy0 (Omo)
7) http://www.youtube.com/watch?v=IiuAe3QMJsc (Fralda Turma da Mônica)
8) http://www.youtube.com/watch?v=TdLtXdlJ_1o (Sabonete Dove)
9) http://www.youtube.com/watch?v=KgunEcBAhNg (Guaraná Antarctica)
10) http://www.youtube.com/watch?v=3e7E96TLlvw (Desodorante Rexona Men)
11) http://www.youtube.com/watch?v=OMzq6l7wpiM (Shampoo Fructis)
12) http://www.youtube.com/watch?v=foXx_SKLe3k (Cotonetes Johnson & Johnson)
13) http://www.youtube.com/watch?v=KrVCW8vHRZs (Cotonetes Johnson & Johnson – 1994)

5ª Sessão de treino de memória de trabalho individual ou em grupo

(Materiais: Utilizar folhas com letras do alfabeto digitadas)

Atenção visual: identificar a letra H em uma folha cheia de letras e números, posteriormente na mesma folha identificar qual letra do alfabeto está faltando (uma letra faltando) (duas faltando) (três faltando).

Exercício 1: ''Na folha a seguir vocês deverão identificar a letra que está faltando."

Exercício 2: ''E na outra folha devem identificar as duas letras que estão faltando."

6ª Sessão de treino de memória de trabalho individual ou em grupo

Memória de trabalho auditiva – Ordenação e recordação com três itens: baseado em tempo: meses do ano, dias da semana, feriados, fases do desenvolvimento (bebê, criança, adolescente, adulto, idoso) (batizado, primeira comunhão, crisma, casamento, divórcio). Ordenação e recordação com quatro itens.

"Vou mudar um pouco a atividade. Vou lhes dizer três palavras e gostaria que vocês colocassem essas palavras na ordem correta, na ordem em que acontecem. Por exemplo: se eu disser: criança, bebê, adulto. Vocês devem dizer? Bebê, criança, adulto. Tudo bem?"

"Eu vou perguntar para cada um individualmente (aleatoriamente). Na verdade aqui é bem simples (é escolhida uma pessoa para começar e segue perguntando para o idoso ao lado e assim por diante), mas isso não impede que vocês pensem junto com o colega e vejam se acertaram."

(Falar pausadamente as palavras)

DESLIGAR, ASSISTIR, LIGAR (Ligar, assistir, desligar)

ACORDAR, DORMIR, SONHAR (Dormir, sonhar, acordar)

PRIMAVERA, OUTONO, VERÃO (Verão, outono, primavera)

23, 15, 32 (15, 23, 32)

QUINTA, TERÇA, SEXTA (Terça, quinta, sexta)

JULHO, SETEMBRO, JANEIRO (Janeiro, Julho, Setembro)

HOJE, ONTEM, AMANHÃ (ontem, hoje, amanhã)

NOITE, TARDE, MANHÃ (Manhã, tarde, noite)

PASSAR, LAVAR, USAR (Aqui pode ser: usar, lavar e passar ou passar, usar, lavar ou lavar, passar e usar – tanto faz – o importante é lembrar que não dá, por exemplo, pra passar e lavar)

NONO, PRIMEIRO, QUARTO (Primeiro, quarto, nono)

LAVAR, SECAR, PENDURAR (Lavar, secar, pendurar)

PÁSCOA, NATAL, CARNAVAL (Carnaval, Páscoa, Natal)

COZINHAR, COMPRAR, COMER (Comprar, cozinhar, comer)

ENSINAR, APRENDER, ESTUDAR (Estudar, aprender e ensinar)

ADOLESCENTE, CRIANÇA, BEBÊ (Bebê, criança, adolescente)

SEMENTE, ÁRVORE, MUDA (Semente, muda, árvore)

"Agora vamos tentar com quatro palavras?"

(Falar pausadamente as palavras)

SÁBADO, QUINTA, DOMINGO, TERÇA (Domingo, terça, quinta, sábado)

22, 12, 35, 67 (12, 22, 35, 67)

QUARTO, PRIMEIRO, NONO, VIGÉSIMO (Primeiro, quarto, nono, vigésimo)

CRIANÇA, ADULTO, IDOSO, ADOLESCENTE (Criança, adolescente, adulto, idoso)

A, C, P, H (A, C, H, P)

SETEMBRO, AGOSTO, DEZEMBRO, MARÇO (Março, Agosto, Setembro, Dezembro)

PASCOA, CARNAVAL, NATAL, DIA DAS MÃES (Carnaval, Páscoa, Dias das Mães, Natal)

DORMIR, TRABALHAR, ACORDAR, SONHAR (aqui pode ser aceito também: dormir, sonhar, acordar, trabalhar ou trabalhar, dormir, sonhar e acordar ou sonhar, acordar, trabalhar e dormir – é a mesma história daquele anterior)

76, 48, 98, 33 (33, 48, 76, 98)

JULHO, OUTUBRO, DEZEMBRO, FEVEREIRO (Fevereiro, Julho, Outubro, Dezembro)
ONTEM, ANTEONTEM, AMANHÃ, HOJE (Anteontem, ontem, hoje, amanhã)
QUINTO, TERCEIRO, DÉCIMO, OITAVO (Terceiro, quinto, oitavo, décimo)
DIA DOS PAIS, INDEPENDÊNCIA DO BRASIL, DIA DAS MÃES, CARNAVAL (Carnaval, Dia das Mães, Dia dos Pais, Independência do Brasil)
34, 67, 22, 90 (22, 34, 67, 90)

Considerações finais

No Brasil, estudos sobre treino cognitivo no envelhecimento encontram-se em seus estágios iniciais. Entretanto, alguns estudos recentes vêm apontando o impacto destas intervenções junto à população idosa brasileira. Estudos epidemiológicos brasileiros realizados no início dos anos 2000 documentam que aproximadamente 7% dos idosos preenchem critérios para demência e 16% apresentam algum grau de deterioração cognitiva e/ou funcional. Estes estudos indicam que o declínio cognitivo, assim como as doenças crônicas, constituem-se como importantes problemas de saúde pública, considerando-se a dependência e o ônus familiar que acarretam. Estes dados reforçam a relevância das intervenções cognitivas.

26 Anexos

Anexo A

EXAME COGNITIVO DE ADDENBROOKE - VERSÃO REVISADA

Título original: Addenbrooke's Cognitive Examination - Rev ised (ACE-R)

Referências bibliográficas - Versão original: Mioshi E, Oawson K, Mitchell J, Arnold R. Hodges JR. The Addeobrooke's Cognitive Examination Revised (ACE-R): a brief cognitive test battery for dementia screening. Int J Geriatr Psychiatry 2006; 21:1 078-85. Versão adaptada: Amarai Carvalho V & Caramelli P. Brazilian adaptation of the Addeobrooke's Cognitive Examination-Revised. De mentia & Neuropsychologia 2007; 2: 212-216.

Nome: Data de nas cimento: Nome do Hospital:	Data da avaliação: ..../.........../........... Nome do examinador: .... Escolaridade: .... Profissão: .... Dominância manual: ....

ORIENTAÇÃO — ATENÇÃO E ORIENTAÇÃO

➢ Perguntar: Qual é	Dia da semana	O dia do mês	O mês	O ano	A hora aproximada	[Escore 0-5]
➢ Perguntar: Qual é	Local específico	Local genérico	Bairro ou rua próxima	Cidade	Estado	[Escore 0-5]

REGISTRO

➢ Diga: "Eu vou dizer três palavras e você irá repeti-las a seguir carro, vaso, tijolo "(Dar um ponto para cada palavra repetida acertadamente na 13 vez, embora possa repeti-las até três vezes para o aprendizado, se houver erros). Use palavras não relacionadas.

Registre o número de tentativas: .... [Escore 0-3]

ATENÇÃO & CONCENTRAÇÃO

➢ Subtração de setes seriadamente (100-7, 93-7, 86-7, 79-7, 72-7, 65). Considere um ponto para cada resultado correto. Se houver erro, corrija-O e prossiga. Considere correto se o examinando espontaneamente se corrigir.
Pare após 5 subtrações (93, 86, 79, 72, 65): .... [Escore 0-5]

MEMÓRIA - Recordação — MEMÓRIA

➢ Pergunte quais as palavras que o indivíduo acabara de repetir. Dar um ponto para cada. [Escore 0-3]

....

MEMÓRIA - Memória anterógrada

➢ Diga: "Eu vou lhe dar um nome e um endereço e eu gostaria que você repetisse depois de mim. Nós vamos fazer isso três vezes, assim você terá a possibilidade de aprendê-los. Eu vou lhe perguntar mais tarde."
Pontuar apenas a terceira tentativa: [Escore 0-7]

	1ª Tentativa	2ª Tentativa	3ª Tentativa
Renato Moreira	....	....	....
Rua Bela Vista 73	....	....	....
Santarém	....	....	....
Pará	....	....	....

MEMÓRIA - Memória Retrógrada

➢ Nome do atual presidente da República..........
➢ Nome do presidente que construiu Brasília ....
➢ Nome do presidente dos EUA ....
➢ Nome do presidente dos EUA que foi assassinado nos anos 60 ....

[Escore 0-4]

FLUÊNCIA VERBAL - Letra "P" e Animais

➢ **Letras** [Escore 0-7]

Diga: "Eu vou lhe dizer uma letra do alfabeto e eu gostaria que você dissesse o maior número de palavras que puder começando com a letra, mas não diga nomes de pessoas ou lugares. Você está pronto(a)? Você tem um minuto e a letra é "P".

0-15 seg	16-30 seg	31-45 seg	46-60 seg	total	acertos
				>17	7
				14-17	6
				11-13	5
				8-10	4
				6-7	3
				4-5	2
				2-3	1
				<2	0

➢ **Animais** [Escore 0-7]

Diga: "Agora você poderia dizer o maior número de animais que conseguir, começando com qualquer letra?"

0-15 seg	16-30 seg	31-45 seg	46-60 seg	total	acertos
				>21	7
				17-21	6
				14-16	5
				11-13	4
				9-10	3
				7-8	2
				5-6	1
				<5	0

F L U Ê N C I A

LINGUAGEM - Compreensão

➢ Mostrar a instrução escrita e pedir ao indivíduo para fazer o que está sendo mandado (não auxilie se ele pedir ajuda ou se só ler a frase sem realizar o comando): [Escore 0-1]

Feche os olhos

➢ Comando: [Escore 0-3]

"Pegue este papel com a mão direita, dobre-o ao meio e coloque -o no chão."

Dar um ponto para cada acerto. Se o indivíduo pedir ajuda no meio da tarefa não dê dicas.

LINGUAGEM - Escrita

➢ Peça ao indivíduo para escrever uma frase: Se não compreender o significado, ajude com alguma frase que tenha começo, meio e fim, alguma coisa que aconteceu hoje, alguma coisa que queira dizer. Para a correção não são considerados erros gramaticais ou ortográficos. Dar um ponto. [Escore 0-1]

L I N G U A G E M

LINGUAGEM - Repetição

➢ Peça ao indivíduo para repetir:
"hipopótamo" ; "excentr icidade"; "ininteligível" ; "estatístico".
Diga uma palavra por vez e peça ao indivíduo para repetir imediatamente depois de você.
Pontue 2, se todas forem corretas; 1, se 3 forem corretas; 0, se 2 ou menos forem corretas.

[Escore 0-2]

➢ Peça ao indivíduo que repita: **"Acima, além e abaixo"**

[Escore 0-1]

➢ Peça ao indivíduo que repita: **"Nem aqui, nem ali, nem lá"**

[Escore 0-1]

LINGUAGEM - Nomeação

➢ Peça ao indivíduo para nomear as figuras a seguir:

[Escore 0-2] caneta + relógio

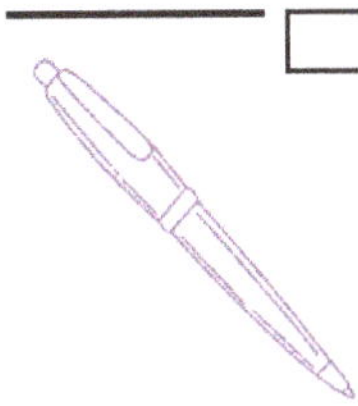
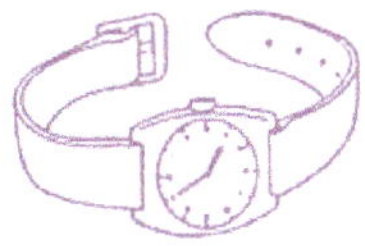
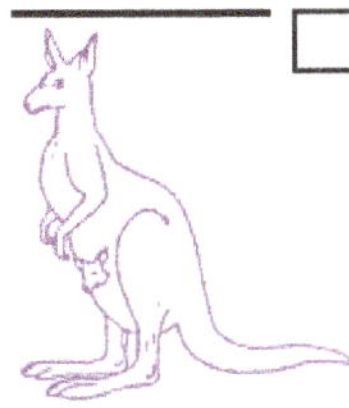

[Escore 0-10]

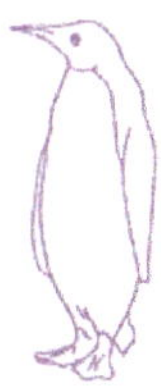
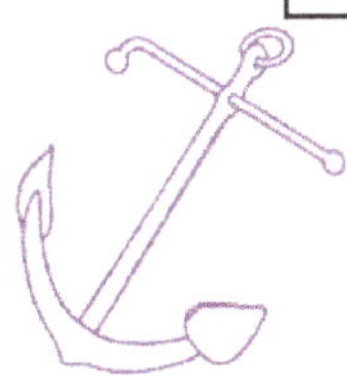
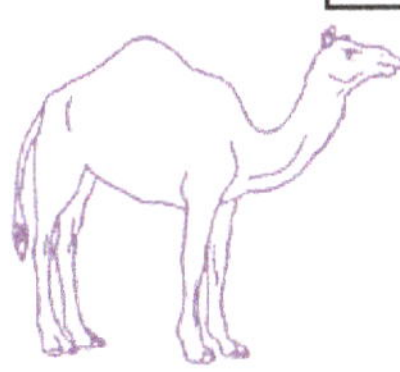
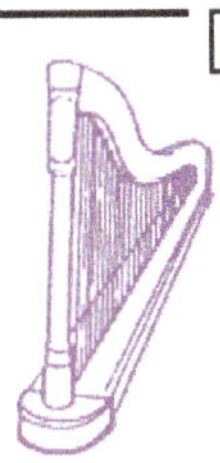
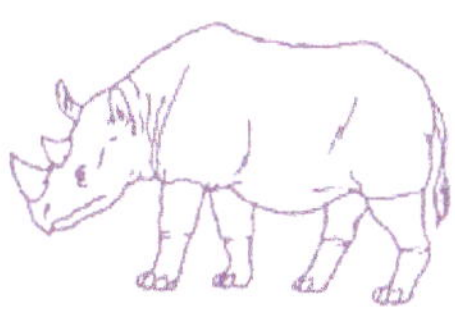
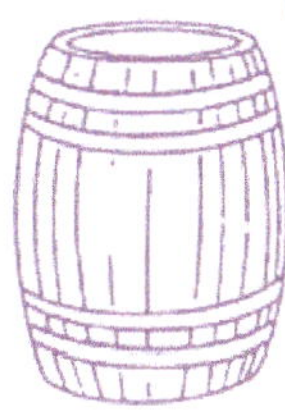

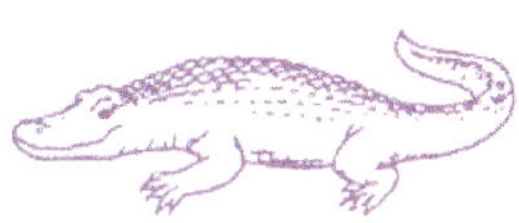
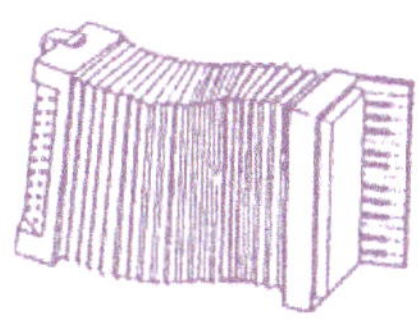

L I N G U A G E M

LINGUAGEM - Compreensão

➢ Utilizando as figuras acima, peça ao indivíduo para:

[Escore 0-4]

- Apontar para aquela que está associada com a monarquia ____________
- Apontar para aquela que é encontrada no Pantanal ____________
- Apontar para aquela que é encontrada na Antártica ____________
- Apontar para aquela que tem uma relação náutica ____________

LINGUAGEM - Leitura

LINGUAGEM

➢ Peça ao individiUo para ler as seguintes palavras [Pontuar com 1, se todas estiverem corretas]

[Escore 0-1] ☐

táxi
testa
saxofone
fixar
ballet

hABILIDADES VISUAIS - ESPACIAIS

VISUAL - ESPACIAL

➢ **Pentágonos sobrepostos:** Peça ao individuo para copiar o desenho e para fazer o melhor possível.

[Escore 0-1] ☐

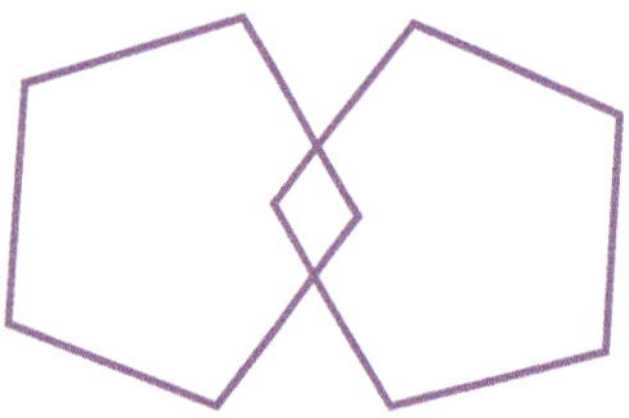

➢ Cubo Peça ao individuo para copiar este desenho (para pontuar, veja guia de instruções)

[Escore 0-2] ☐

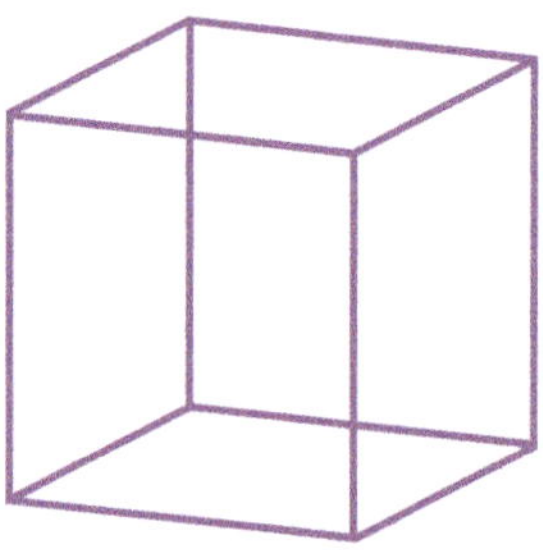

➢ **Relógio:** Peça .ao individuo para desenhar o mostrador de um relógio com os números dentro e os ponteiros marcando 5:1 O h.(para pontuar veja o manual de instruções circulo = 1; números = 2; ponteiros = 2, se todos corretos)

[Escore 0-5] ☐

HABILIDADES PERCEPTIVAS

➢ Peça ao indivíduo para contar os pontos sem apontá-los.

[Escore 0-1]

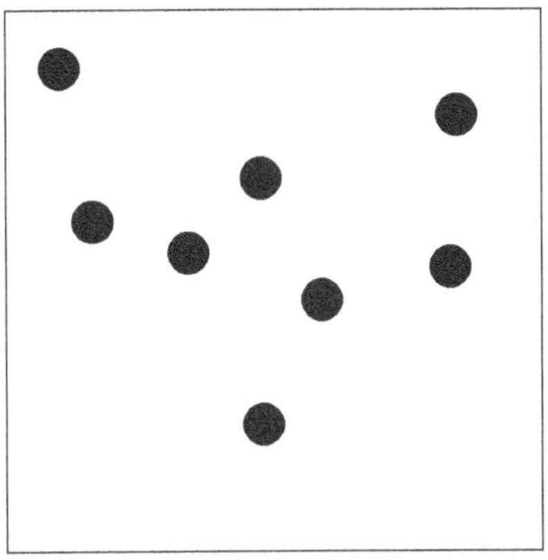

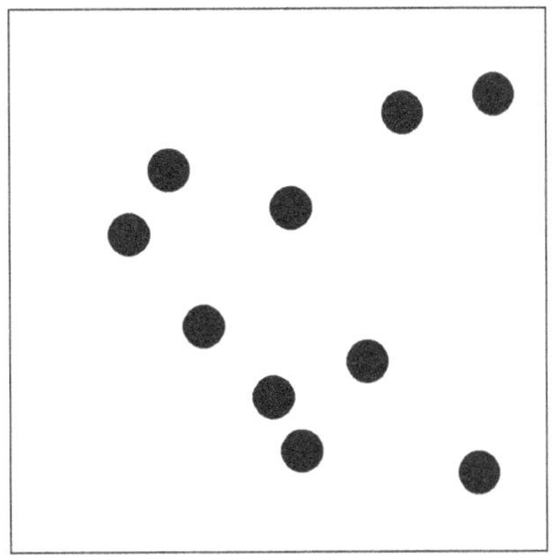

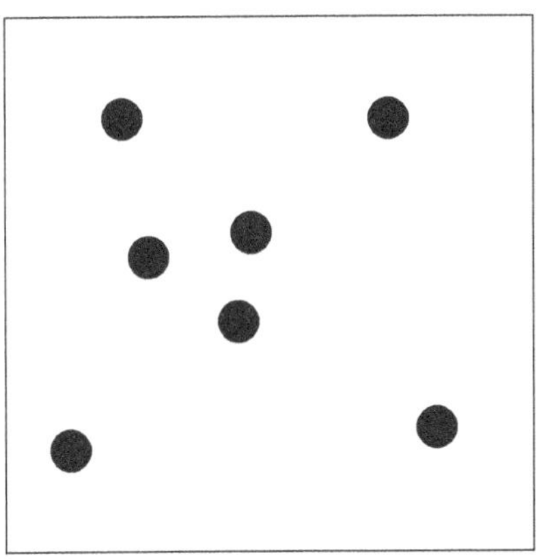

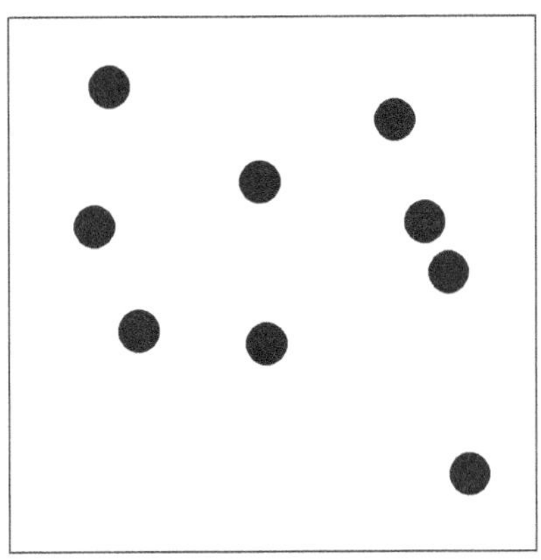

VISUAL-ESPACIAL

HABILIDADES PERCEPTIVAS

VISUAL-ESPACIAL

- Peça ao indivíduo para identificar as letra:

[Escore 0-4] ☐

☐ ☐

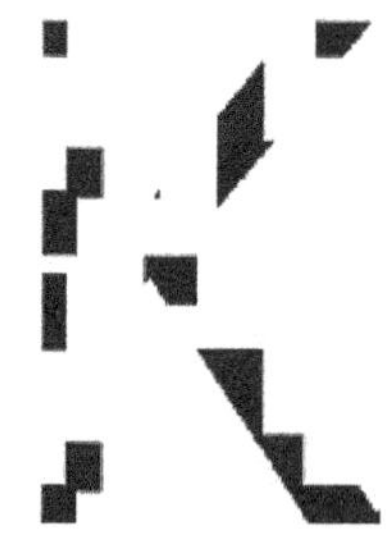

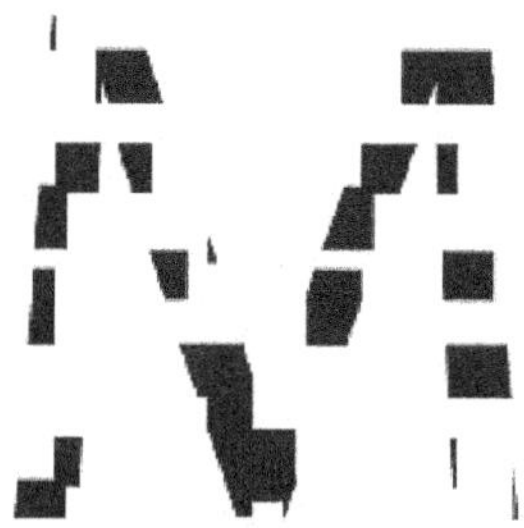

☐ ☐

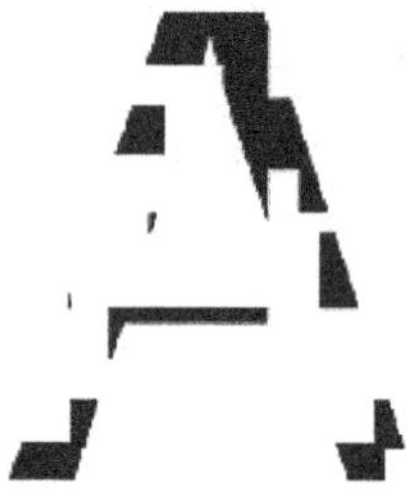

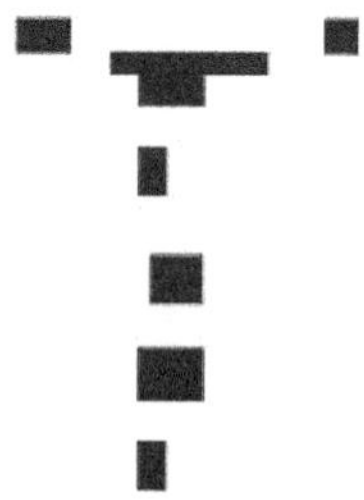

RECORDAÇÃO & RECONHECIMENTO

MEMÓRIA

- Peça "Agora você vai me dizer o que você se lembra daquele nome e endereço que nós repetimos no começo"

Renato Moreira	....	[Escore 0-7] ☐
Rua Bela Vista 73	....	
Santarém	....	
Pará	....	

- Este teste deve ser realizado caso o indivíduo não consiga se recordar de um ou mais itens. Se todos os itens forem recordados, salte este teste e pontue 5. Se apenas parte for recordada, assinale os itens lembrados na coluna sombreada do lado direito. A seguir, teste os itens que não foram recordados dizendo ·som, eu vou lhe dar algumas dicas: o nome 1 endereço era X, Y ou Z?" e assim por diante. Cada item reconhecido vale um ponto que é adicionado aos pontos obtidos pela recordação.

[Escore 0-5] ☐

Ricardo Moreira		Renato Moreira		Renato Nogueira		Recordação	
Bela Vida		Boa Vista		Bela Vista		Recordação	
37		73		76		Recordação	
Santana		Santarém		Belém		Recordação	
Pará		Ceará		Paraíba		Recordação	

ESCORES

Escores Gerais	
MEEM	/30
ACE-R	/100
Subtotais	
Atenção	**/18**
Memória	**/26**
Fluência	**/14**
Linguagem	**/26**
Visual-espacial	**/16**

ANEXO B (Vitiello, AP et al., Arq Neuropsiquiatr 2007;65(2-A):299-303).

BATERIA BREVE DE RASTREIO COGNITIVO

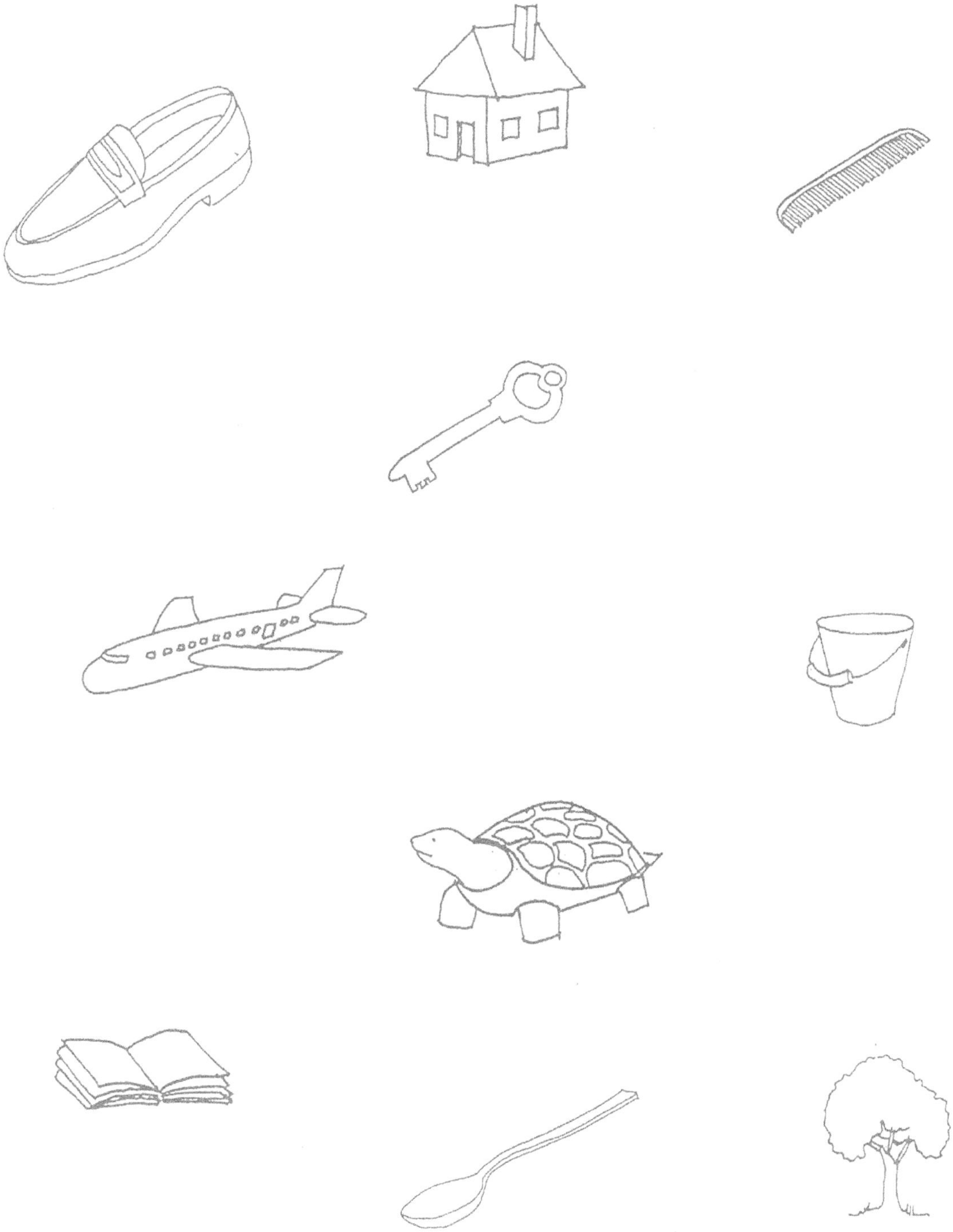

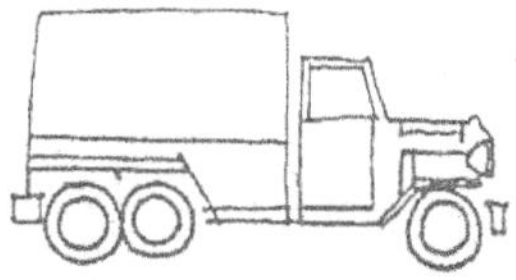 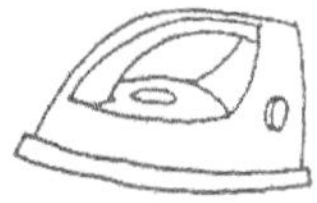 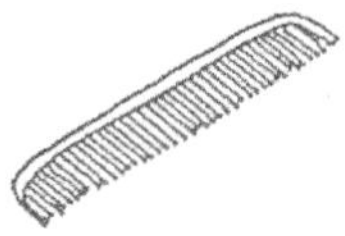 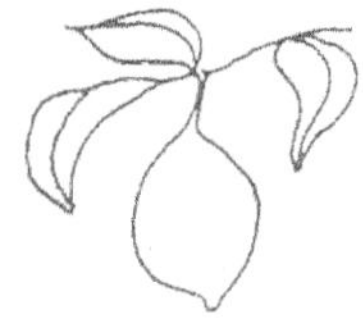

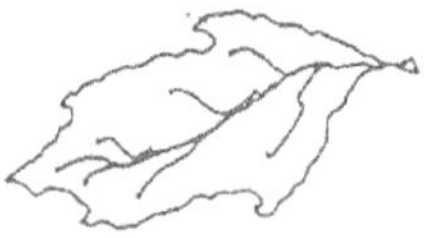 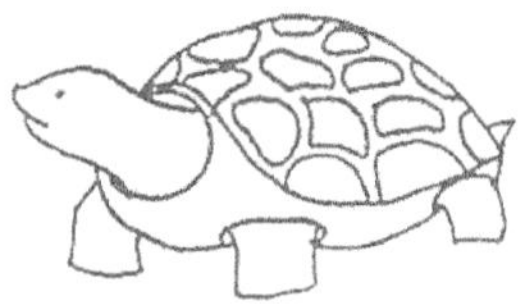 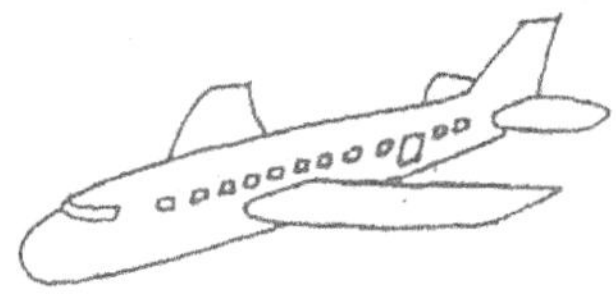 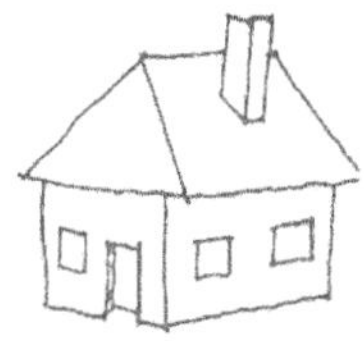

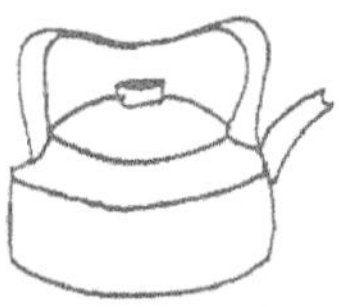 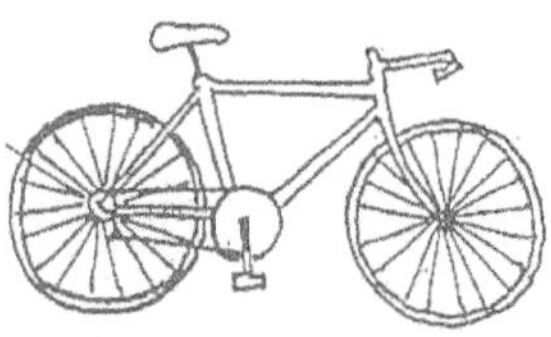 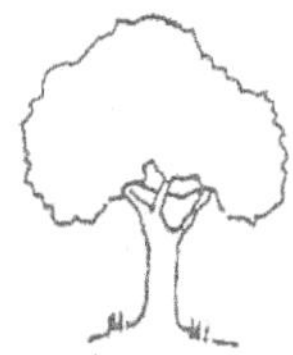 

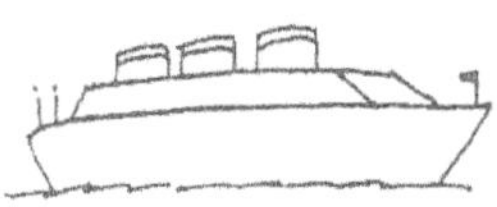 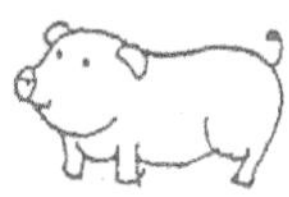 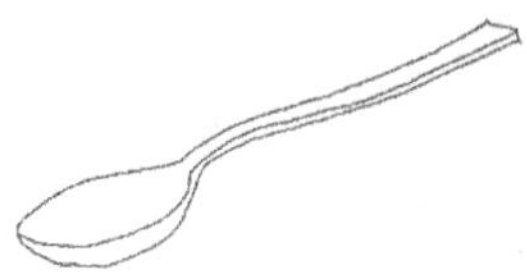 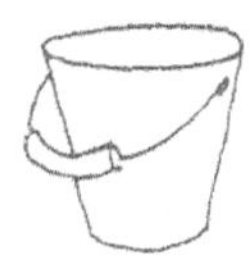

 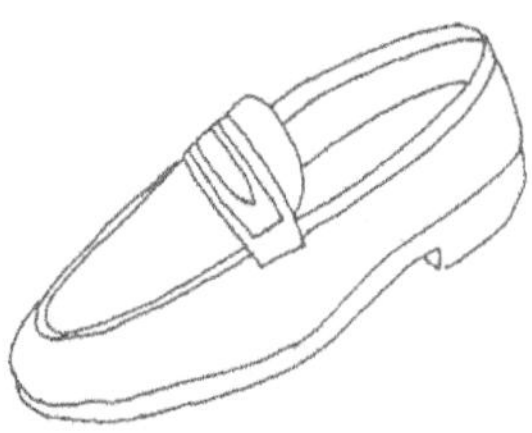 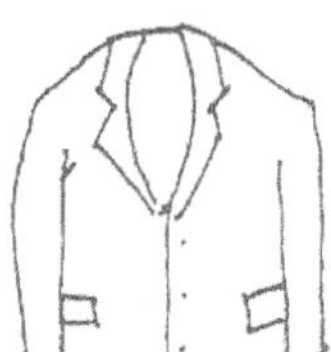 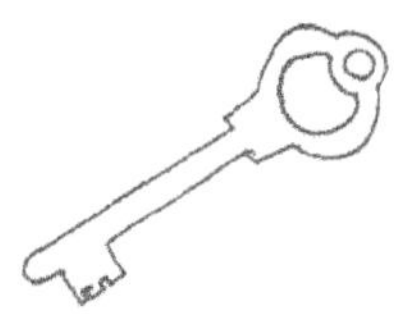

Bateria Breve de Rastreio Cognitivo

Nomeação

Mostre a folha contendo as 10 figuras e pergunte: "Que figuras são estas? (**se necessário apontar**)". Faça um x dentro dos parênteses correspondentes a cada palavra nomeada corretamente pelo idoso/a. Corrija eventuais erros de nomeação para a evocação posterior.

( ) Sapato	( ) Casa	( ) Pente	( ) Chave	( ) Avião
( ) Balde	( ) Tartaruga	( ) Livro	( ) Colher	( ) Árvore

Escore (figuras nomeadas corretamente): ______

Memória Incidental

Esconda as figuras e pergunte: "Que figuras eu acabei de lhe mostrar?". Nesta questão é importante saber em que ordem as figuras foram lembradas, motivo pelo qual você escreverá dentro de cada parêntese, o número de ordem da resposta, da 1ª a 10ª. Nas cinco linhas que aparecem depois das dez palavras com os parênteses você deverá escrever eventuais nomeações feitas pelo(a) idoso(a) que não se referem as 10 figuras apresentadas (intrusões).

( ) Sapato	( ) Casa	( ) Pente	( ) Chave	( ) Avião
( ) Balde	( ) Tartaruga	( ) Livro	( ) Colher	( ) Árvore

______________ ______________ ______________ ______________ ______________

Escore (número de acertos): ________ **Intrusões**: ________

Memória Imediata

Mostre as figuras novamente durante 30 segundos dizendo:
"Olhe bem e procure memorizar estas figuras" (Se houver déficit visual importante, peça que memorize as palavras que você vai dizer; diga os nomes dos objetos lentamente, um nome por segundo; fale a série toda duas vezes.) "Que figuras eu acabei de lhe mostrar?". Escreva dentro de cada parênteses, o número de ordem da resposta, da 1ª a 10ª. Nas cinco linhas que aparecem depois das dez palavras com os parênteses você deverá escrever eventuais nomeações feitas pelo(a) idoso(a) que não se referem as 10 figuras apresentadas (intrusões). Não é necessário anotar a ordem em que estas palavras (intrusões) foram ditas.

( ) Sapato	( ) Casa	( ) Pente	( ) Chave	( ) Avião
( ) Balde	( ) Tartaruga	( ) Livro	( ) Colher	( ) Árvore

______________ ______________ ______________ ______________ ______________

Escore (número de acertos): ________ **Intrusões**: ________

Aprendizado

Mostre as figuras novamente durante 30 segundos dizendo:
"Olhe bem e procure memorizar estas figuras" (Se houver déficit visual importante, peça que memorize as palavras que você vai dizer; diga os nomes dos objetos lentamente, um nome/segundo; fale a série toda duas vezes.) "Que figuras eu acabei de lhe mostrar?". Escreva dentro de cada parênteses, o número de ordem da resposta, da 1ª a 10ª. Nas cinco linhas que aparecem depois das dez palavras com os parênteses você deverá escrever eventuais nomeações feitas pelo(a) idoso(a) que não se referem as 10 figuras apresentadas (intrusões). Não é necessário anotar a ordem em que estas palavras (intrusões) foram ditas.

( ) Sapato	( ) Casa	( ) Pente	( ) Chave	( ) Avião
( ) Balde	( ) Tartaruga	( ) Livro	( ) Colher	( ) Árvore

______ ______ ______ ______ ______

Escore (número de acertos): ______ **Intrusões** : ______

Teste de Fluência Verbal

"O senhor deve falar todos os nomes de animais de que se lembrar, o mais rápido possível. Quanto mais você falar, melhor. Pode começar". Anote os nomes de animais falados pelo(a) idoso(a) a cada 15 segundos (use o cronômetro e guie-se pelos relógios indicadores que aparecem abaixo para anotar as respostas do(a) idoso(a)).

⏱ ______________________________

____

⏱ ______________________________

____

⏱ ______________________________

____

⏱ ______________________________

____

Escore (número de animais lembrados em 1 minuto): ______

Desenho do relógio

"Desenhe um círculo bem grande, como se fosse o mostrador de um relógio e coloque todos os números. Em seguida, coloque os ponteiros marcando 11 horas e 10 minutos". **Se necessário desenhar o círculo para o/a idoso/a. O idoso(a) deverá desenhar o relógio nesta folha (VERSO). Antes de apresentar-lhe o protocolo para que desenhe, cubra estas instruções com papel branco, para não haver interferência.**

Pontuação: ______

Observação: Se o idoso(a) não for capaz ou não quiser desenhar o relógio, perguntar o nome do presidente, governador e prefeito, atuais e imediatamente anteriores. **Atenção: apenas se o(a) idoso(a) não desenhar o relógio.**

Atual Presidente da República: ____________________
Quem foi o Presidente da República antes do atual? ______________________
Atual Governador do Estado: ____________________
Quem foi o Governador do Estado antes do atual? ______________________
Atual Prefeito: ____________________
Quem foi o Prefeito antes do atual? ______________________ **Pontuação**: __________

Memória tardia (5 minutos)

"Que figuras eu lhe mostrei há 5 minutos?" Se necessário, reforce, dizendo "figuras desenhadas numa folha de papel plastificada". Escreva dentro de cada parênteses, o número de ordem da resposta, da 1ª a 10ª. Nas cinco linhas que aparecem depois das dez palavras com os parênteses você deverá escrever eventuais nomeações feitas pelo(a) idoso(a) que não se referem às 10 figuras apresentadas (intrusões).

( ) Sapato	( ) Casa	( ) Pente	( ) Chave	( ) Avião
( ) Balde	( ) Tartaruga	( ) Livro	( ) Colher	( ) Árvore

__________ __________ __________ __________ __________

Escore (número de acertos): ________ **Intrusões** : ________

Reconhecimento

Mostre a folha contendo as 20 figuras e diga: "Aqui estão as figuras que eu lhe mostrei hoje e outras figuras novas; quero que o/a senhor/a me diga quais já tinha visto há alguns minutos". Marque as figuras lembradas corretamente com um x dentro dos parênteses à esquerda de cada uma. Não é preciso anotar o número de ordem.

( ) Sapato	( ) Casa	( ) Pente	( ) Chave	( ) Avião
( ) Balde	( ) Tartaruga	( ) Livro	( ) Colher	( ) Árvore

__________ __________ __________ __________ __________

Escore (número de acertos): ____ **Intrusões** : _____

Anexo C

Protocolo treino cognitivo para idosos analfabetos no Brasil

(extraídos de: Salmazo-Silva, H., Yassuda, MS. Memory Training for Older Adults with Low Education: Mental Images Versus Categorization. Educational Gerontology, v. 35, p. 890-905, 2009; Salmazo-Silva, H. Treino Cognitivo para idosos analfabetos. Trabalho de Conclusão de Curso, Gerontologia, Universidade de São Paulo).

Cronograma – Grupo Categorização (GCAT)

Os encontros que envolvem a categorização de dados verbais foram subdivididos em:

1º encontro – descrição dos objetivos dos encontros, informações sobre memória, atenção e envelhecimento; e a avaliação das principais queixas de memorização relatadas pelo grupo. Tarefa: itens de supermercado (objetos tridimensionais e caixas vazias) na qual os participantes foram solicitados a agrupá-los de acordo com a função, características e outros tipos de categorização. Serão apresentados 15 a 20 itens;

2º encontro – revisão do papel da atenção nas tarefas de memorização e exercício de fluência verbal. Tarefa: revisão do encontro anterior, agrupamento dos itens tridimensionais de supermercado e posterior evocação (apresentação de 10 depois 15 itens diferentes do encontro anterior); atividade de fluência verbal "Eu vou pra lua e vou levar...";

3º encontro - exercícios de categorização. Tarefa: memorização de uma lista itens de supermercado (representados através de 12 figuras coloridas separadas que poderiam ser agrupadas na mesa). Depois os participantes foram solicitados a evocar os itens ao buscar os objetos (encontrando objetos que estavam representados nas figuras e os que não estavam, considerados como distratores). Os idosos foram estimulados a categorizar as figuras antes de ir buscar os produtos (a lista foi composta por itens que são categorizáveis entre si: produtos de limpeza, alimentos, artigos domésticos);

4º encontro – exercícios de categorização e memorização. Tarefa: revisão do encontro anterior através da apreciação dos objetos e figuras do supermercado; apresentação de pranchas de figuras (objetos bidimensionais) em que os idosos foram solicitados a categorizarem os itens e a atribuir características singulares a cada grupo de itens a serem armazenados. Neste encontro as pranchas foram compostas por 12 figuras e três grupos proeminentes de categorização (meios de transporte, utensílios de casa e frutas). As figuras dispostas nas pranchas foram recortadas e categorizadas individualmente por cada participante;

5º encontro – exercícios de atenção e categorização. Tarefa: exercício de atenção auditiva por meio de atividade grupal, na qual os idosos foram estimulados a baterem palmas e falarem o nome de outro integrante do grupo. Antes de baterem as palmas os idosos deveriam memorizar o nome dos outros integrantes e os participantes foram estimulados a prestarem atenção caso os seus respectivos nomes sejam chamados. Ao ouvir o próprio nome o participante foi estimulado a falar o nome de outro integrante e a bater palmas; revisão do encontro anterior através da apresentação de pranchas e listas com 12, 16 e 18 itens, as figuras foram categorizadas e após a evocação das figuras os idosos foram solicitados a discutir de que modo agruparam os dados (considerando, por exemplo, as características funcionais, as utilidades, formas e nomes);

6º encontro – exercícios de fluência verbal, categorização e memorização. Tarefa: atividade de fluência verbal "Eu vou pra lua e vou levar..."; apresentação de pranchas com 12, 16 e 18 itens para categorização e posterior evocação;

7º encontro – exercícios de categorização e recordação livre. Tarefa: foram apresentados embalagens e objetos tridimensionais. Após a apresentação os idosos foram convidados a categorizar os itens para posterior evocação livre. Na mesma sessão este exercício foi repetido com maior quantidade de objetos (25 objetos diferentes) e com intervalos mais longos entre o armazenamento e o posterior resgate das informações.

8º encontro – revisão geral dos encontros e finalização das atividades;

Cronograma – Grupo Criação de Imagens Mentais (GVI)

1º encontro – encontro foi destinado para explicação dos objetivos do programa, o papel da atenção e as alterações da memória com o envelhecimento (semelhante ao grupo GCAT). Tarefa: imaginação de objetos individuais e que possuem relevância para o universo dos idosos participantes (uma maçã vermelha com umas folhas pequenas, depois com uma mordida e imaginação de uma minhoca saindo de dentro dela; um guarda-chuva aberto, depois fechado); após a imaginação de objetos individuais e em diferentes condições, os idosos foram estimulados a imaginar objetos em movimento, sem movimento, o barulho dos objetos e possíveis odores;

2º encontro – tarefas de imaginação e criação de imagens mentais. Tarefa: revisão do encontro anterior – evocação dos objetos imaginados no encontro anterior; visualização de dois objetos criando relações entre si e criação de imagens mentais sobre frases curtas.

3º encontro – tarefas de imaginação e criação de imagens mentais. Tarefa: revisão do encontro anterior, apresentação de novas frases e recordação das mencionadas no encontro anterior; imaginação de dois e três objetos estabelecendo conexão entre si (guarda-chuva, livro e caixa; camiseta, colher e cachorro). Os idosos foram convidados a criar imagens mentais de frases curtas e a estabelecer conexão entre objetos aparentemente sem relação;

4º encontro – tarefas de imaginação, evocação e criação de imagens mentais. Tarefa: imaginação de uma história curta, composta por sete linhas e com cenários que envolvem uma fazenda; apresentação de fragmentos de uma música, estímulo para a criação de imagens mentais e posterior evocação (intervalo curto entre os trechos)

5º encontro – tarefas de imaginação, evocação e criação de imagens mentais. Tarefa: revisão do encontro anterior, exercícios de atenção para detecção de palavras; imaginação de frases compostas por duas ou mais orações e de histórias curtas. Ao imaginar as histórias e os itens os idosos eram convidados a destacar as diferenças entre as figuras e o que foi imaginado pelos integrantes do grupo. Nas histórias os participantes foram convidados a reconhecer a sequência e a ordem em que foram apresentadas;

6º encontro – tarefas de imaginação, evocação e criação de imagens mentais. Tarefa: exercícios de atenção e detecção de palavras em histórias e revistas; imaginação de histórias curtas e longas, na qual o desafio consistia em criar imagens mentais que reuniriam todos os itens numa espécie de "minifilme". Após o intervalo em que criaram os participantes foram submetidos a tarefas de atenção, atividade distratora entre a criação das imagens mentais e a posterior evocação;

7º encontro – tarefas de imaginação, evocação e criação de imagens mentais. Tarefa: revisão do encontro anterior e imaginação mental de um "minifilme" das histórias do encontro anterior; imaginação e criação de imagens mentais de histórias longas (Milan, 2001);

8º encontro – revisão geral dos encontros e finalização das atividades;

MATERIAIS UTILIZADOS NAS SESSÕES DO TREINO COGNITIVO PARA IDOSOS ANALFABETOS.

Tarefas de atenção usada no GCAT e GVI

Detecção de palavras em textos de jornais, letras de músicas ou fragmentos de livros:

"(...) Do Corredor dos Pescadores para o calçadão, Ana corre porque a areia queima os seus pés. Senta-se aliviada à sombra de uma das tantas barraquinhas do Leme. Bem na frente de uma penca verde-amarela de **coco**. Beber o quê? Uma água de **coco** olhando o Pão de Açúcar, estranhando o nome Pão de Açúcar... E os turistas para que tomam o bondinho que desce e sobe desce e sobe até o topo? Querem ver o Rio lá de cima ou estar suspensos por um fio no céu? Querem o sentimento de ter escapado por um fio, ter renascido...

A água de **coco** chega trazida pela dona da barraca, Maria, que fala cantando: Geladinha. Pode tomar que está boa.

Obrigada, responde Ana, voltando-se para a praia onde há mais de uma mulher estendida de bruços, como a ilha sobre o mar. (...)" (Milan, 2001, p.26)

Tarefas de memória episódica GCAT

Repetição inversa de sequências de três palavras (Alvarez, 2002)

Violino	Bateria	Piano
Feijão	Arroz	Farinha
Flor	Folha	Caule
Pato	Marreco	Cisne
Vinagre	Azeite	Óleo
Computador	Monitor	Teclado
Mês	Ano	Dia
Verão	Outono	Inverno
Água	Gelo	Vapor
Círculo	Bola	Circunferência
Livro	Revista	Jornal
Celular	Telefone	Orelhão
Mosquito	Abelha	Vespa
Quadro	Pôster	Mural

Repetição inversa de sequências de quatro palavras (Alvarez, 2002)

Avião	Trem	Carro	Ônibus
Rua	Avenida	Alameda	Rodovia
Loira	Morena	Ruiva	Grisalha
Queimar	Carbonizar	Tostar	Chamuscar
Ouro	Bronze	Prata	Latão
Água	Chá	Café	Leite
Preto	Branco	Azul	Cinza
Prêmio	Recompensa	Troféu	Medalha
Martelo	Prego	Parafuso	Porca
Repolho	Espinafre	Alface	Rúcula
Pomba	Andorinha	Águia	Bem-te-vi
Sabonete	Toalha	Chuveiro	Esponja
Quadro	Mural	Painel	Tela
Música	Disco	Fita	Cantor
Porta	Maçaneta	Rodapé	Fechadura

Categorização de grupos 16 palavras, divididas em 4 categorias (Alvarez, 2002):

Rato	Amarelo	Cadeira	Leão
Sofá	Baleia	Papel	Vermelho
Preto	Caneta	Cachorro	Armário
Lápis	Escrivaninha	Branco	Borracha
Leite	Feijão	Calça	Olhos
Camisa	Boca	Café	Cerveja
Batata	Meia	Orelhas	Bife
Nariz	Água	Arroz	Cinto

Tarefas de memória episódica GVI:

Criação de imagens mentais de objetos isolados ou em interação:

Maçã (uma maçã aberta, fechada, fatiada em quatro pedaços).
Guarda-Chuva (aberto, fechado, inclinado, preto, molhado).
Brócolis (refogado e cru).
Sabão em Pó (tipos de marcas, configuração das marcas e dos rótulos).
Cerveja (formas, tamanhos e qualidades).
Lustra-móveis (tipos de marcas, qualidade, forma das tampas, rótulos e recipientes).
Xícara, pão e figo.
Prato de Castanhas e Nozes.
Tênis e cabide.
Bolsa e celular.
Escova de dente e lápis.
Calça e moeda.
Escova de dente e lápis.
Pássaro e moto.
Óculos e sofá.
Bolsa e barco.

Criação de imagens mentais de frases curtas:

A mulher dança tango.
O cachorro lambeu a garotinha.
Os homens trabalham na marcenaria.
A mulher come o doce.
A rainha conversa com o rei.
O bebê brinca com a chupeta.
O carro passeia pela estrada.

Criação de imagens mentais de uma ou duas frases:

O índio atira a flecha e a menina indiazinha sorri.
A menina conversa com o menino na Escola e o filme aparece na lousa.
A mulher foi ao supermercado e pagou as compras com cartão de crédito.
O modelo está com um relógio de marca e uma pulseira de prata.
O gatinho brinca e olha para o dono com carinho.
A empregada doméstica organiza as roupas.

Criação de imagens mentais de duas ou mais frases e que possuem sequência:

A família se jogou na lama e depois tirou uma foto. O pai está com um cacho de uvas na cabeça e o rapaz segura a máquina fotográfica.

A professora estuda em frente ao computador enquanto vários livros estão ao lado dela. Ela escreve e olha para o computador.

O leite e o copo estão sobre a mesa. A mulher possui vontade de beber o leite, mas de repente muda de ideia e escolhe o iogurte da geladeira.

O cachorro e o gato brincam. Logo após brincar o cachorro morde o sapato! Nervosa, a dona leva o cachorro para passear.

O Papai-Noel visita a família. A família era composta por quatro pessoas, o pai, a mãe e dois filhos: um menino e uma menina. O cachorro olha para o Papai-Noel.

Na cadeia acontece a rebelião. Do lado de fora, os familiares ligam desesperados para as autoridades.

O casal vai até um programa de televisão e dança a dança do gelo. O homem segura a esposa pelos braços, enquanto ela faz pose.

Criação de imagens mentais de pequenas histórias:

Os bailarinos dançam no gelo. O homem segura a mulher nos braços enquanto ele faz pose e sorri. Após dançar e rodopiar, ela se desiquilibra e escorrega no chão. Ao cair ela se levanta e dá risadas.

A apresentadora de televisão faz comidas todas as manhãs. O programa é de culinária. Hoje a apresentadora faz alguns bolinhos que se assemelham com croquetes de carne. A cozinha está limpa e a apresentadora expõe os bolinhos, que estão cheirosos e bonitos.

Um homem está maluco. Ele pinta o rosto com bastante tinta e corre para todos os lados. Assustado, ele grita sem parar! Ao vê-lo assustado, alguns homens começam a conversar com ele para tentar convencê-lo a se acalmar. Os homens vestem roupas longas e parecem padres.

Em um programa de televisão os artistas apresentam uma prova de tiro ao alvo. O rapaz atira as flechas e de repente algo dá errado! Uma das flechas vai em direção ao rosto do outro rapaz que está no alvo, ele grita sem parar!

Criação de imagens mentais de histórias longas, extraídas do livro de Milan (2001):

"(...) [Ana] Precisa fazer o pedido logo, entregar a rosa para Iemanjá. Por que não subir na Pedra do Leme e de lá jogar a oferenda? Lá de cima, lá do alto? Caminha ouvindo o barulho e observando o raio de sol que segue os seus passos. Já na base da Pedra se detém porque vê nela um seio monumental (...).

Sabe como é grave o momento; sabe que o pedido depende a graça. Pode a atriz ignorar a força da palavra? Não, e ela não quer que a fala lhe escape. Porém, é isso o que acontece e Ana se ouve dizendo:

João não é mudo, ele está mudo. Murmura a frase até se dar conta de que expressa o desejo de ver o amigo restabelecido. Não, não é mudo. Apenas está. Vai se curar (...)" (p.18 e 19).

"(...) Quando Marco chega, já é quase madrugada e Ana está dormindo no sofá do escritório. Pela desordem, os livros no chão e as folhas de papéis amassadas, supõe que algo de estranho aconteceu, mas prefere deixar a esposa dormir.

Deita e acorda às oito. Ana ao seu lado, ansiosa para falar:

4) Bom dia, diz ela.

5) Que horas são?

6) Não sei...

7) Então é hora de *tomar café* [trecho adaptado]

8) Não, agora não, protesta ela já mostrando a carta de João, que Marco lê depois de escovar os dentes. Lê e se limita a indagar quando ela pretende ir para São Paulo.

9) Hoje mesmo. - Já telefonei para a caçula de João. Você me acompanha?

10) O quê? Impossível. (...)" (p.134-135)

"(...) [Ana] Atravessa a rua e para novamente olhar o bloco que passa. Três mulheres que são três imensos corações. Uma morena, uma loira e uma negra. Além do rosto, só mostram as pernas e os pés nos tamancos de Carmem Miranda. Virando-se exibem o traseiro porque estão de fio dental.

O bloco se aproxima e Ana ouve o samba:

Linda morena, morena
Morena que me faz penar
A lua cheia que tanto brilha
Não brilha tanto quanto o teu olhar (...)"

"(...) O amigo chega na cadeira de rodas. Está vestido normalmente mas sem sapato. De meias vermelhas. Apesar da cabeça raspada e da magreza extrema, pela intensidade do olhar, ele é o mesmo.

Bom dia, diz ela, esquecida de que ele não fala.

João só faz indicar com um gesto o sofá. Ele me olha como se fosse pela última vez, pensa Ana ao se sentar. O enfermeiro encosta a cadeira no sofá. Porque esta disposição que me impede de olhar para João? Como se já não bastasse não poder escutá-lo.

Teria mudado de lugar se o enfermeiro não encaixasse logo nos braços da cadeira um retângulo, onde estão o alfabeto impresso, as letras em quadrinhos. Olha para elas e se sente aliviada. Basta João associar uma à outra para se comunicar. Ele parece renascer quando recebe do enfermeiro uma varinha. De condão, se diz ela, atentando para a mão do amigo que, embora trêmula, se descola com energia de uma letra a outra. Tamanha a rapidez que Ana não consegue ler:

- Devagar. Repete.

E, como João não atende, ela brinca:

- Você precisa aprender a ter paciência com os amigos.

O humor faz a mão ir contidamente do S para o E e para o I.

SEI, diz Ana em voz alta, antes que a varinha toque o D, o I, O S e depois na letra O

- DISO? Indaga, olhando a mão que então bate duas vezes no S.

- Entendi. Não é DISO, é DISSO, SEI DISSO, exclama, antes de rir, lembrando que para João o humor é a delicadeza do desespero (...) (p.168 e 169)"

27 Índice remissivo

F

G

I

L

V